蔡浔远中医内科学讲义

蔡浔远 著

科学出版社
北京

内 容 简 介

将书本由厚读薄，而又不失书中之精髓，是每一位求知者必须掌握的读书技巧。本书遵照基于教材，精于教材的原则，将学习《中医内科学》教材时应该掌握的重点、难点、知识点从文字叙述中撷取出来，全部病证的病因病机用示意图表述，每一个病证的病因、病位、病机、病性、病理因素、治疗原则等单独列出，大部分病证的鉴别诊断以图表的方式阐述，辨证论治注重抓要点，病证证型强调抓主证。全书重点突出，简洁精练，直观明了，易学易记，能大大地节约学习者的阅读时间，缩减阅读量，有利于读者能在较短的时间内尽快掌握书本中的主要内容，节约学习时间，提高学习效率。

本书适宜在校的中医药专业的本科生、硕士生、教师及临床医师、中医内科爱好者，以及参加中医药专业考试者学习参考。

图书在版编目(CIP)数据

蔡浔远中医内科学讲义/蔡浔远著. —北京：科学出版社，2018.6
ISBN 978-7-03-057704-7

Ⅰ.①蔡… Ⅱ.①蔡… Ⅲ.①中医内科学 Ⅳ.①R25

中国版本图书馆CIP数据核字（2018）第115676号

责任编辑：陈若菲 董 林 黄建松／责任校对：张小霞
责任印制：赵 博／封面设计：龙 岩

科学出版社 出版
北京东黄城根北街16号
邮政编码：100717
http://www.sciencep.com
中国科学院印刷厂 印刷
科学出版社发行 各地新华书店经销
*
2018年6月第 一 版 开本：787×1092 1/16
2018年6月第一次印刷 印张：17 1/4
字数：367 000

定价：78.00 元
（如有印装质量问题，我社负责调换）

前　言

中医内科学是运用中医学理论，阐述内科所属病证的病因病机及其证治规律，采用中医药治疗为主的一门临床学科，是中医学学科的主干课程，是必须要学好的一门临床专业课程，也是临床其他各学科的基础，在中医药专业教育中占有极其重要的位置。

本人从事中医内科学课堂教学及临床带教30余年，历届学生普遍反映的一个共同问题就是中医内科学病证多、证型多、方剂多，重点、难点、知识点不易把握，学习时存在费时费力的情况，事实也确是如此。中医内科学含有50多个病证、数百个证型、近400首方剂、将近80万字的内容，如何能在较短的时间内尽快地掌握书中的知识点，是所有中医内科学学习者共同面临的一个难题，也是对教师教学工作的一项极大的挑战。为此，许多讲授中医内科学的教师花费了大量的心思，想了不少的办法来进行这门学科的教学尝试。本人亦曾撰写过《怎样学习中医内科学》（1990年）、《中医内科学教学刍议》（1992年）等文章。2000年将中医内科学中的350余首方剂及涉及内科学病证的名老中医经验方合计600首方剂编成歌诀出版，深受学生的喜爱。2005年主持完成了“强化临床教学，提高综合素质”的省级课题，为如何提高中医内科学的教学质量做了一些探索与尝试。自2006年来到香港后，便萌发了编写一本重点突出、简明实用、易于掌握的中医内科学教学辅助用书的想法，将书本由厚变薄，去繁化简，撷取精要，以供学习中医内科学的读者参考使用。于是，根据新版的全国高等中医药院校规划教材《中医内科学》，结合自己多年来的教学经验和教案，编著了《蔡浔远中医内科学讲义》一书。

本书遵照基于教材、精于教材的原则，将学习教科书时应掌握的重点、难点、知识点从文字叙述中撷取出来，全部病证的病因病机用示意图形式表达，每一个病证的病因、病位、病理因素、病机要点、病理性质等单独列出，大部分病证的鉴别诊断采用图表对比的方式阐述，辨证论治注重抓要点，病证证型注重抓主证。全书力求重点突出，简洁精练，直观明了，易学易记。全书30余万字，冀望在全面掌握教科书精髓的基础上，能大大地提高阅读者的阅读效率，节约阅读时间，方便读者在较短的时间内掌握教材中的主要内容，以期达到良好的学习效果。

本书适宜在校的中医药专业的本科生、硕士生、教师及临床医师、中医内科爱好者，以及参加中医药专业考试者学习参考。

由于编者水平有限，本书存有的不足之处，恳请读者指正。

蔡浔远

2018年5月

目　录

第 1 章　肺系病证 …… 1

第一节　感冒 …… 1

附　虚体感冒 …… 5

第二节　咳嗽 …… 5

第三节　哮病 …… 11

第四节　喘证 …… 17

第五节　肺痈 …… 22

第六节　肺痨 …… 27

第七节　肺胀 …… 31

第八节　肺痿 …… 35

第 2 章　心系病证 …… 39

第一节　心悸 …… 39

第二节　胸痹 …… 43

附　真心痛 …… 48

第三节　不寐 …… 49

附　健忘 …… 52

附　多寐 …… 54

第四节　癫狂 …… 55

第五节　痫病 …… 59

第六节　痴呆 …… 63

第七节　厥证 …… 67

第 3 章　脾胃系病证 …… 72

第一节　胃痛 …… 72

附　吐酸 …… 76

附　嘈杂 …… 77

第二节　痞满 …… 78

第三节　呕吐 …… 83

第四节　噎膈 …… 87

附　反胃…………91
第五节　呃逆…………92
第六节　腹痛…………95
第七节　泄泻…………100
第八节　痢疾…………104
第九节　便秘…………110
第 4 章　肝胆系病证…………115
第一节　胁痛…………115
第二节　黄疸…………118
附　萎黄…………123
第三节　积聚…………123
第四节　鼓胀…………127
附　变证…………131
第五节　头痛…………132
附　其他头痛…………137
第六节　眩晕…………138
第七节　中风…………141
第八节　瘿病…………148
第九节　疟疾…………152
第 5 章　肾系病证…………157
第一节　水肿…………157
第二节　淋证…………162
附　尿浊…………168
第三节　癃闭…………169
附　关格…………173
第四节　阳痿…………175
第五节　遗精…………178
附　早泄…………180
第 6 章　气血津液病证…………183
第一节　郁证…………183
第二节　血证…………187
第三节　痰饮…………198
第四节　消渴…………203
第五节　自汗、盗汗…………207
第六节　内伤发热…………210
第七节　虚劳…………214
第八节　肥胖…………220

第九节 癌病 …… 223
第 7 章 肢体经络病证 …… 233
第一节 痹证 …… 233
第二节 痉证 …… 238
第三节 痿证 …… 242
第四节 颤证 …… 246
第五节 腰痛 …… 250
附录 中医内科学常用方剂 …… 255

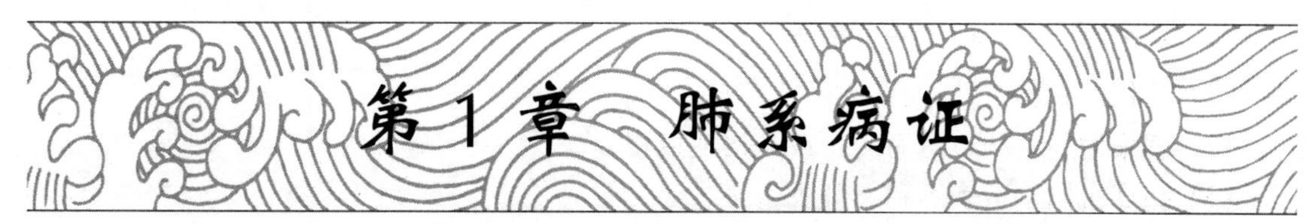

第1章 肺系病证

第一节 感 冒

一、概述

（一）含义

感冒是感受触冒风邪或时行疫毒，肺卫功能失调而导致的常见外感疾病，临床表现以鼻塞、流涕、喷嚏、咳嗽、头痛、恶寒、发热、全身不适、脉浮为其特征。

（二）发病特点

（1）四时皆有，冬春为多。

（2）病有轻重之别，时行感冒尤重。

（3）病邪少有传变，但亦可变生他病。

（三）病名释义

伤风、冒风：感受当令之气，风邪伤于卫表皮毛。

重伤风：感受非时之邪，病情较重。

冒寒：因寒邪触冒体表所致。

时行感冒：在一个时期内广泛流行、病情类似者。

（四）讨论范围

凡普通感冒（伤风）、流行性感冒（时行感冒）及其他上呼吸道感染而表现感冒特征者，皆可参照本节内容进行辨证论治。

二、病因病机

（1）示意图：见图1-1。

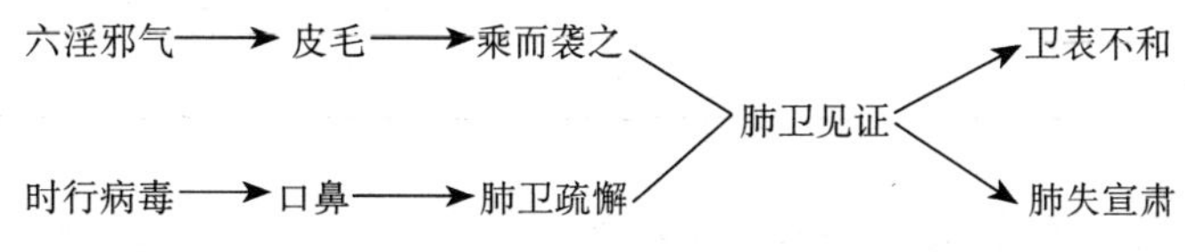

图1-1 感冒病因病机

卫表不和临床表现：恶寒、发热、头痛、身痛。

肺失宣肃临床表现：鼻塞、流涕、咳嗽、咽痛。

（2）病因：六淫之邪，时行疫毒。

（3）病位：在肺卫。

（4）感染途径：从口鼻而入，或从皮毛内侵。

（5）病理机制：卫表不和，肺失宣肃。

（6）发病条件：卫气的强弱与感邪的轻重。

（7）病理性质：有寒热之异，以表实证为多。

（8）预后转归：一般感冒病邪轻浅，预后良好，病程较短而易愈；老年、婴幼儿、体弱者以及时感重证者，可有传变，或同时夹杂其他疾病。

三、诊断与病证鉴别

（一）诊断依据

（1）本病初起以卫表及鼻咽症状为主，可见恶风或恶寒、鼻塞、流涕、多嚏、咽痒、咽痛、周身酸楚不适等，或有发热。若风邪夹暑、夹湿、夹燥，还可见相关症状。

（2）时行感冒多呈流行性，在同一时期发病人数剧增，且病证相似，多突然起病，恶寒、发热（多为高热）、周身酸痛、疲乏无力，病情一般较普通感冒为重。

（3）本病病程一般为 3 ～ 7 日，普通感冒一般不传变，时行感冒少数可传变入里，变生他病。

（4）本病四季皆可发病，而以冬、春两季为多。

（二）病证鉴别

（1）普通感冒与风温初起的鉴别：见表 1-1。

表 1-1　与风温初起的鉴别

病名	普通感冒	风温初起
临床特征	多不发热或发热不高，病势轻，不传变，服解表药后，多能汗出热退，脉静身凉，病程短，预后良好	寒战发热，甚至高热，服解表药后汗出热虽暂降，但脉数不静，身热旋即复起，咳嗽胸痛，头痛较甚，甚至出现神志昏迷、惊厥、谵妄等传变入里的证候
病机	正气不足，邪犯肺卫	正气不足，邪毒内犯
发病特点	四季皆有，但冬、春多发，有相兼性、转化性	有明显的季节性，传染性强，发病急骤，病情重笃

（2）普通感冒与时行感冒的鉴别：见表 1-2。

表 1-2 与时行感冒的鉴别

病名	普通感冒	时行感冒
病因	外感六淫，以风为主	时行疫毒
发病季节	四季可见，冬春季多发	季节不限
发病特点	病情较轻，一般呈散发性，全身症状不重	病情较重，发病急，全身症状显著，症状相似
临床表现	多见鼻塞、流涕、喷嚏、恶风，继则发热、咳嗽、咽痒或痛、身体不适等症	突然恶寒，甚则寒战、高热、周身酸痛
有无传变	少有传变，无明显的流行性特点	有广泛的传染性、流行性，有传变，化热入里，继发或合并他病

四、辨证论治

（一）辨证要点

1. 辨表寒表热

见表 1-3。

表 1-3 辨表寒表热

类型	恶寒	发热	咽红肿痛	出汗情况	症状	苔脉
表寒证	重	轻	无	无汗	流清涕，痰稀薄色白	苔薄白，脉浮紧
表热证	轻	重	多有	少汗或有汗	流黄涕，痰黏稠或黄	苔薄黄，脉浮数

2. 辨不同兼夹

见表 1-4。

表 1-4 辨不同兼夹

类型	好发季节	症状特点	苔脉
夹暑	多见于炎夏季节	身热有汗，或午后热甚，心烦口渴，肌肤灼热，小便短赤	苔薄白或薄黄，舌质微红，脉细数
夹燥	多见于秋季	身热头痛，鼻燥咽干，干咳无痰或痰少，痰质清稀	舌干苔薄，脉浮弦
夹湿	多见于梅雨季节	身热不甚，头胀如裹，肢体酸重疼痛，口淡或黏，胸膈闷胀，大便稀溏	苔白腻，脉浮濡

3. 辨普通感冒与时行感冒

见表 1-2。

4. 辨常人感冒与虚人感冒

（二）治疗原则

（1）表实证——解表达邪。

1）风寒证——辛温发汗。

2）风热证——辛凉清解。

3）暑湿夹杂者——清暑祛湿解表。

（2）表虚证——扶正解表。

（3）时行感冒——重视清热解毒。

治疗时须察虚实，审轻重，辨寒热，顺时令。

用药时须遵照“治上焦如羽，非轻不举”的原则。

发汗时，以周身微汗为好，汗出不宜太过。若服药后汗出不彻，病邪不退，此时可增加衣被，多饮热茶或米汤，助其汗出。

（三）证治分类

1．风寒束表证（风寒外束，腠理闭塞）

主症：恶寒重，发热轻，无汗，头痛，肢节酸痛。

兼症：鼻塞声重，或鼻痒喷嚏，时流清涕，咽痒，咳嗽，咳痰稀薄色白，口不渴或渴喜热饮。

苔脉：舌苔薄白而润，脉浮或浮紧。

治法：辛温解表。

方药：荆防达表汤或荆防败毒散加减。两方均为辛温解表剂，前方疏风散寒，用于风寒感冒轻证；后方辛温发汗，疏风祛湿，用于时行感冒，风寒夹湿证。

常用药：荆芥、防风、紫苏叶、淡豆豉、葱白、生姜——解表散寒；杏仁、前胡、桔梗、甘草、橘红——宣通肺气。

2．风热犯表证（风热犯表，卫表失和）

主症：身热较著，微恶风，痰黏或黄，咽燥，或咽喉乳蛾红肿疼痛。

兼症：鼻塞，流黄浊涕，头胀痛，口干欲饮，汗泄不畅。

苔脉：舌苔薄白微黄，舌边尖红，脉浮数。

治法：辛凉解表。

方药：银翘散或葱豉桔梗汤加减。两方均有辛凉解表，清宣肺气的功能，但前方长于清热解毒，后方重在清宣解表。

常用药：金银花、连翘、黑山栀、淡豆豉、薄荷、荆芥——辛凉解表，疏风清热；竹叶、芦根——清热生津；牛蒡子、桔梗、甘草——宣利肺气，化痰利咽。

煎服法：肺药取其轻清，过煮则味厚而入中焦矣。病重者，约两时一服，日三服，夜一服；轻者三时一服，日二服，夜一服；病不解者，作再服。

3．暑湿伤表证（暑湿伤表，表卫不和）

主症：身热，微恶风，汗少，肢体酸重或疼痛，头昏重胀痛，咳嗽痰黏，鼻流浊涕。

兼症：心烦口渴，或口中黏腻，渴不多饮，胸闷脘痞，泛恶，腹胀，小便短赤，大便或溏。

苔脉：舌苔薄黄而腻，脉濡数。

治法：清暑祛湿解表。

方药：新加香薷饮加减。本方功能清暑化湿。

常用药：金银花、连翘、鲜荷叶、鲜芦根——清暑解热；香薷——发汗解表；厚朴、白扁豆——化湿和中。

附 虚体感冒

基本病机：正气不足，卫外不固。

症状特点：病情缠绵难愈，或反复不已，临床以肺卫不和与正虚症状并见。

治疗原则：扶正达邪，在疏散药中酌加补正之品。治疗不可过于辛散，单纯祛邪，强发其汗，重伤正气。

1. 气虚感冒（气虚卫弱，风邪乘袭）

主症：恶寒较甚，发热，无汗，头痛身楚。

兼症：咳嗽，痰白，咳痰无力，平素神疲体弱，气短懒言，反复易感。

苔脉：舌淡苔白，脉浮而无力。

治法：益气解表。

方药：参苏饮加减。本方益气解表，化痰止咳。

常用药：党参、甘草、茯苓——补气扶正以祛邪；紫苏叶、葛根、前胡——疏风解表；半夏、陈皮、枳壳、桔梗——宣肺化痰止咳。

2. 阴虚感冒（阴亏津少，外受风热）

主症：身热，微恶风寒，少汗。

兼症：头昏，心烦，口干，干咳少痰。

苔脉：舌红少苔，脉细数。

治法：滋阴解表

方药：加减葳蕤汤化裁。本方滋阴解表。

常用药：玉竹——滋阴，以资汗源；甘草、大枣——甘润和中；淡豆豉、薄荷、葱白、桔梗——疏表散邪；白薇——清热和阴。

[结语]

(1) 感冒是临床常见的外感疾病，主症为鼻塞、流涕、喷嚏、咳嗽、头痛、恶寒发热、全身不适等。

(2) 病因为外感六淫、时行疫毒，在人体卫外功能减弱，不能调节应变之时，从皮毛、口鼻入侵，邪犯肺卫，卫表不和而致病。

(3) 辨证属于表实，但必须根据证情，辨其病邪的性质，区别风寒、风热和暑湿兼夹之证。治疗以解表发汗为主，风寒宜予辛温，风热当用辛凉，暑湿则当清暑祛湿。

第二节 咳 嗽

一、概述

(一) 含义

咳嗽是指肺失宣降，肺气上逆作声，咳吐痰液而言，为肺系疾病的主要证候之一。分别言之，有声无痰为咳，有痰无声为嗽，一般多为痰声并见，难以截然分开，故以咳嗽并称。

（二）病名释义

干咳：是指无痰或痰量甚少的咳嗽，为肺气不清，多属燥邪、气火。

痰嗽：咳嗽时有声有痰，痰出嗽止，为脾家有湿，多属痰湿内蕴。

肺系：出自《灵枢·经脉》，其范围包括鼻、喉、气管等，相当于现代呼吸系统的总称。

（三）讨论范围

咳嗽既是独立性的病症，又是肺系多种疾病的一个症状。西医学中急慢性支气管炎、部分支气管扩张症、慢性咽炎等以咳嗽为主要表现者可参考本节辨证论治。其他疾病如肺痈、肺痿、风温、肺痨等兼见咳嗽者，须参阅有关章节辨证处理，亦可与本节互参。部分慢性咳嗽经久反复，可发展至咳喘，多表现为寒饮伏肺或肺气虚寒的证候，属痰饮病中的“支饮”或“喘证”，当参阅有关章节辨证论治。

二、病因病机

（1）示意图：见图 1-2。

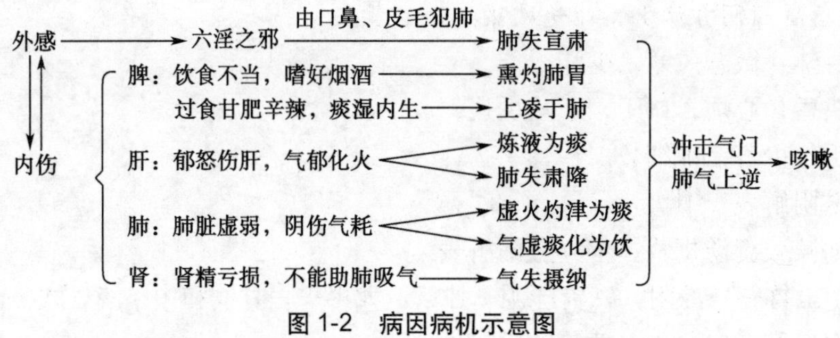

图 1-2　病因病机示意图

（2）病因：内外病邪犯肺，肺脏祛邪外达。

（3）病位：在肺，与肝、脾有关，久病及肾。

（4）入侵途径：口鼻、皮毛。

（5）入侵条件：气候突变，冷热失常，肺之卫外功能减退或失调。

（6）基本病机：邪犯于肺，肺气上逆，冲击声门。

（7）病理性质：有虚实之分。

1）外感咳嗽：属邪实，以风为先导，或夹寒，或夹热，或夹燥。

2）内伤咳嗽：属邪实与正虚并见。内伤咳嗽病理因素为痰与火。痰有寒痰、热痰之别；火有虚火、实火之分。痰可郁而化火（热），火能炼液灼津为痰。

外感、内伤咳嗽可相互为病，外感咳嗽可转内伤咳嗽，内伤咳嗽易受外邪引发或加重。

（8）转归及预后：外感咳嗽其病尚浅而易治，但燥与湿两者病程较为缠绵而难愈。内伤咳嗽多呈慢性反复发作，治疗难取速效，若延误失治，可成为劳损。部分患者病情逐渐加重，甚至累及于心，最终导致肺、脾、肾诸脏皆虚，痰浊、水饮、气滞、血瘀互结而演变成为肺胀。

三、诊断及病证鉴别

（一）诊断依据

（1）有咳嗽或喉痒咳痰等临床表现。

（2）外感咳嗽：起病急、病程短，常伴肺卫表证。

内伤咳嗽：常反复发作，病程长，多伴其他兼症。

（二）病证鉴别

了解咳嗽的时间、节律、性质、声音及加重的相关因素。

1．时间

咳嗽时作，白天多于夜间，咳而急剧，声重，或咽痒即咳——外感风寒、风热或风燥。

早晨咳嗽，阵发加剧，咳嗽连声重浊，痰出咳减——痰湿或痰热。

午后或黄昏咳嗽加重，或夜间时有单声咳嗽，咳声轻微短促——肺燥阴虚。

夜卧咳嗽较剧，持续不已，少气或伴气喘——久咳致喘的虚寒。

2．声音

咳声嘶哑，病势急，病程短——外感风寒、风热或风燥。

咳声嘶哑，病势缓，病程长——阴虚或气虚。

咳声粗浊——多为风热或痰热伤津。

咳而声低气怯——属虚。

咳而洪亮有力——属实。

3．加重因素

饮食肥甘，生冷加重者——痰湿。

情志郁怒加重者——气火。

劳累，受凉加重者——痰湿，虚寒。

4．咳痰特点

注意痰的色、质、量、味。应贯穿时间概念，因为无论是寒咳、热咳，初期均是稀痰。

咳而少痰者——多属燥热、气火、阴虚。

咳而痰多者——常属湿痰、痰热、虚寒。

痰白而稀薄者——属风、属寒。

痰白稠厚易出者——属湿。

痰黄而稠者——属热。

痰白质黏者——属阴虚，燥热。

痰白清稀，透明呈泡沫样者——属虚、属寒。

咯吐血痰——多属肺热或阴虚。

脓血相兼者——为痰热瘀结成痈之候。

咳嗽，咯吐粉红色泡沫痰，咳而气喘，呼吸困难者——心肺阳虚，气不主血。

咳痰有热腥味或腥臭气者——属痰热。

味甜者——属痰湿。

味咸者——属肾虚。

5．咳嗽与咳喘的鉴别

咳嗽是以咳嗽为主要临床表现，不伴喘证；咳喘则咳而伴喘，常因咳嗽反复发作，由咳致喘，临床以咳喘并作为特点。

四、辨证论治

（一）辨证要点

1. 辨外感、内伤

见表 1-5。

表 1-5 辨外感、内伤

类型	病势	病程	症状	病性
外感咳嗽	起病急	多为新病，病程短	伴肺卫表证	多属邪实
内伤咳嗽	起病缓慢	咳嗽病史较长，反复发作，久治不愈	伴其他脏腑失调证候	多见虚实夹杂，本虚标实

2. 辨证候虚实

外感咳嗽——一般均属邪实；内伤咳嗽——多虚实夹杂，本虚标实。其中痰湿、痰热、肝火多为邪实正虚；肺阴亏耗则属正虚，或虚中夹实。

（二）治疗原则

（1）外感咳嗽——祛邪利肺，重视化痰顺气。

（2）内伤咳嗽

1）标实为主者——祛邪止咳，兼扶正补虚。

2）本虚为主者——扶正补虚，补肺（脾、肾）养正，兼以止咳。

治表和治里用药有别，治表者，药不宜静，治内者，药不宜动。慎用收敛药，《医门法律·咳嗽门》曰："凡邪盛咳频，断不可用劫涩药。咳久势衰，其势不锐，方可涩之。误则伤肺，必致咳无休止。"

除直接治肺外，还应从整体出发，注意治脾、治肝、治肾等。

（三）证治分类

1．外感咳嗽

（1）风寒袭肺证（风寒袭肺，肺气失宣）

主症：咳嗽声重，气急，咽痒，咳痰稀薄色白。

兼症：鼻塞，流清涕，头痛，肢体酸楚，或见恶寒发热，无汗等表证。

苔脉：舌苔薄白，脉浮或浮紧。

治法：疏风散寒，宣肺止咳。

方药：三拗汤合止嗽散加减。两方均能宣肺止咳化痰，前方以宣肺散寒为主，后方以疏风润肺为主。

常用药：麻黄——宣肺散寒；杏仁、桔梗、前胡、甘草、陈皮、金沸草——宣肺利气，化痰止咳。

(2) 风热犯肺证（风热犯肺，肺失清肃）

主症：咳嗽频剧，气粗或咳声嘶哑，喉燥咽痛，咳痰不爽，痰黏稠或黄，咳时汗出。

兼症：鼻流黄涕，口渴，头痛，身楚，或见恶风，身热等表证。

苔脉：舌苔薄黄，脉浮数或浮滑。

治法：疏风清肺，化痰止咳。

方药：桑菊饮加减。本方疏风清热，宣肺止咳。

常用药：桑叶、菊花、薄荷、连翘——疏风清热；前胡、牛蒡子、杏仁、桔梗、浙贝母、枇杷叶——清肃肺气，化痰止咳。

(3) 风燥伤肺证（风燥伤肺，肺失清润）

1）温燥咳嗽

主症：干咳，连声作呛，喉痒，咽喉干痛，唇鼻干燥，无痰或痰少而黏，不易咯出，或痰中带有血丝。

兼症：口干，初起或伴鼻塞、头痛、微寒、身热等表证。

苔脉：舌质红干而少津，苔薄白或薄黄，脉浮数或小数。

治法：疏风清肺，润燥止咳。

方药：桑杏汤加减。本方清宣凉润。

常用药：桑叶、薄荷、淡豆豉——疏风解表；杏仁、前胡、牛蒡子——肃肺止咳；南沙参、浙贝母、天花粉、梨皮、芦根——生津润燥。

2）凉燥咳嗽

主症：干咳少痰或无痰，咽干鼻燥。

兼症：恶寒发热，头痛无汗。

苔脉：舌苔薄白而干，脉浮紧。

治法：疏散风寒，润肺止咳。

方药：杏苏散加减。本方温而不燥，润而不凉，用于燥证与风寒并见者。

常用药：紫苏叶、杏仁、前胡——辛以宣散；桔梗、枳壳——开宣肺气；紫菀、款冬花、百部、甘草——温润止咳。

2．内伤咳嗽

(1) 痰湿蕴肺证（脾虚生痰，上渍于肺）

主症：咳嗽反复发作，咳声重浊，因痰而嗽，痰出咳平，痰黏腻或稠厚成块，色白或带灰色。

兼症：每于早晨或食后则咳甚痰多，进甘甜油腻食物后加重，胸闷脘痞，呕恶食少，体倦，大便时溏。

苔脉：舌苔白腻，脉象濡滑。

治法：燥湿化痰，理气止咳。

方药：二陈平胃散合三子养亲汤加减。二陈平胃散燥湿化痰，理气和中；三子养亲汤降气化痰。两方同治痰湿，前者重点在胃，痰多脘痞者适用；后者重点在肺，痰涌气急者较宜。

常用药：法半夏、陈皮、茯苓、苍术、川厚朴——燥湿化痰；杏仁、佛耳草、紫菀、款冬花——温肺降气。

(2) 痰热郁肺证（痰热壅肺，肺失肃降）

主症：咳嗽，气息粗促，或喉中有痰声，痰多质黏厚或稠黄，咯吐不爽，或有热腥味，或咯血痰，胸胁胀满，咳时引痛。

兼症：面赤，或有身热，口干而黏，欲饮水。

苔脉：舌质红，舌苔薄黄腻，脉滑数。

治法：清热肃肺，豁痰止咳。

方药：清金化痰汤加减。本方功在清热化痰。

常用药：黄芩、山栀子、知母、桑白皮——清泄肺热；杏仁、浙贝母、瓜蒌、海蛤壳、竹沥、半夏、射干——清肺化痰。

(3) 肝火犯肺证（肝郁化火，上逆侮肺）

主症：上气咳逆阵作，咳时面赤，咽干口苦，常感痰滞咽喉而咯之难出，量少质黏，或如絮条。

兼症：胸胁胀痛，咳时引痛，症状可随情绪波动而增减。

苔脉：舌红或舌边红，舌苔薄黄少津，脉弦数。

治法：清肺泻肝，顺气降火。

方药：黛蛤散合加减泻白散加减。前方清肝化痰，后方顺气降火、清肺化痰。两方相合，使气火下降，肺气得以清肃，咳逆自平。

常用药：桑白皮、地骨皮、黄芩——清肺热；山栀子、牡丹皮——泻肝火；青黛、海蛤壳——化痰热；粳米、甘草——和胃气，使泻肺而不伤脾胃；紫苏子、竹茹、枇杷叶——降逆气。

(4) 肺阴亏耗证（阴虚内燥，肺失润降）

主症：干咳，咳声短促，痰少黏白，或痰中带血丝，或声音逐渐嘶哑。

兼症：口干咽燥，或午后潮热，颧红，盗汗，日渐消瘦，神疲。

苔脉：舌质红少苔，脉细数。

治法：滋阴润肺，化痰止咳。

方药：沙参麦冬汤加减。本方有甘寒养阴、润燥生津之功。

常用药：沙参、麦冬、天花粉、玉竹、百合——滋养肺阴；甘草——甘缓和中；川贝母、甜杏仁——润肺化痰；桑白皮、地骨皮——清肺泻热。

[结语]

(1) 咳嗽是肺系疾病的主要证候之一，指肺失宣降，肺气上逆作声，咯吐痰液而言。

(2) 病因有外感、内伤之分。外感咳嗽为六淫外邪犯肺，有风寒、风热、风燥等不同。内伤咳嗽为脏腑功能失调，有肝火、痰湿、痰热、肺虚等区别。病机为邪气干肺、肺失宣降、肺气上逆，发为咳嗽。病位在肺，与肝、脾、肾等脏器有关。

(3) 辨证当辨外感内伤。外感新病多属邪实，治当祛邪利肺；内伤多属邪实正虚，治当祛邪止咳、扶正补虚，分清主次处理。咳嗽的治疗，除直接治肺外，还应注意治脾、治肝、治肾等整体治疗。

第三节 哮 病

一、概述

（一）含义

哮病是一种发作性的痰鸣气喘疾患。发作时喉中有哮鸣声，呼吸气促困难，甚则喘息不能平卧。

（二）发病特点

（1）呼吸急促（喘）。

（2）痰鸣有声，喉间喝喝，声若拽锯（痰）。

（3）病有宿根，反复发作（因）。

（三）病名释义

呷嗽：是以发作特点命名的哮证，其发作特征是咳嗽气急痰鸣，呀呷有声。

哮吼：是以发作特点命名的哮证，“夫哮吼以声音名，喉中如水鸡声是也”。

齁船：两字意均指气喘时鼻息声高气粗而言。

齁呵：病证名，指哮喘发作时痰鸣，喉间如拽锯声。

夙根：指旧有的病根，在哮证发作中，夙根被认为是内在的伏痰。

（四）讨论范围

哮病是一种发作性疾病，属于痰饮病的“伏饮”证，包括西医学的支气管哮喘、喘息性支气管炎、嗜酸性粒细胞增多症或其他急性肺部过敏性疾患引起的哮喘。若因肺系或其他多种疾病引起的痰鸣气喘症状，则属于喘证、肺胀等病证范围，但亦可与本节辨证论治内容联系互参。

二、病因病机

（1）示意图：见图1-3。

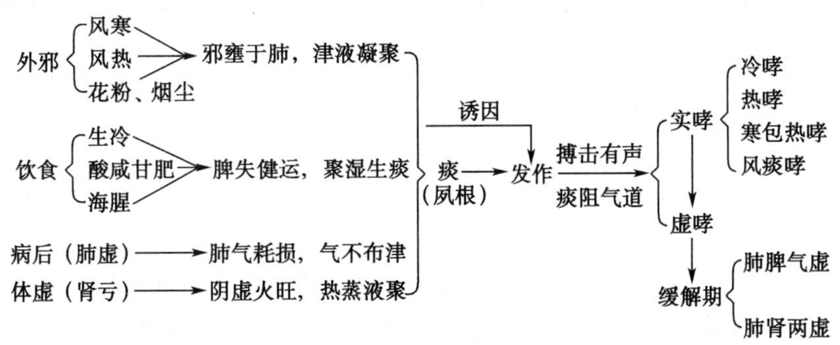

图1-3 病因病机示意图

（2）病位：在肺系，关系到脾、肾。

（3）病理因素：以痰为主。

痰的产生{肺不能布散津液 / 脾不能输化水精 / 肾不能蒸化水液}津液凝聚而成，伏藏于肺——“夙根”

(4) 发病机理：伏痰触发，痰随气升，气因痰阻，相互搏结，壅塞气道，肺管狭窄，通畅不利，肺失宣降，引动停积之痰，而致痰鸣如吼，气息喘促。

(5) 病理性质：有寒热、虚实的不同。

1) 发作期以邪实为主，自觉呼吸困难，呼出为快。

病因于寒（素体阳虚，痰从寒化）——寒痰——冷哮。

病因于热（素体阳盛，痰从热化）——痰热——热哮。

“痰热内郁，风寒外束”——寒包热哮。

痰浊伏肺，肺气壅实，风邪触发——风痰哮。

反复发作，正气耗伤或素体肺肾不足——虚哮。

2) 间歇期以正虚为主，但有阴阳之别。

A. 病久从实转虚，在平时表现肺、脾、肾等脏气虚弱之候。

寒痰——伤及脾肾之阳，

痰热——耗灼肺肾之阴。

长期反复发作，则可从实转虚，在平时表现为肺、脾、肾等脏气虚弱之候。

B. 虚实互为因果：因痰致虚，因虚生痰，虚中夹实。

肺虚——气不化津，痰浊内蕴。

脾虚——不能运化，积湿生痰，上贮于肺。

肾虚——精气亏乏，摄纳失常——阳虚水泛为痰；或阴虚虚火灼津成痰。

3) 大发作时正虚与邪实并见，肺肾同病，病及于心，甚则喘脱。

邪实——痰浊壅盛。

正虚——肺不能治理调节心血的运行；或肾虚命门之火不能上济于心，心阳受累，甚至发生喘脱危候，表现出喘急鼻扇，胸高气促，张口抬肩，汗出肢冷，面色青紫，肢体浮肿，烦躁昏昧等症状。如长期不愈，反复发作，病由肺脏影响及脾、肾、心，可导致肺气胀满、不能敛降之肺胀重证。

三、诊断与病证鉴别

（一）诊断依据

(1) 本病呈反复发作性。

(2) 发时常突然，可见鼻痒、喷嚏、咳嗽、胸闷等先兆。喉中有明显哮鸣声，呼吸困难，不能平卧，甚至面色苍白，唇甲青紫，约数分钟、数小时后缓解。

(3) 平时可一如常人，或稍感疲劳、纳差。但病程日久，反复发作，导致正气亏虚，可常有轻度哮鸣，甚至在大发作时持续难平，出现喘脱。

(4) 多与先天禀赋有关，家族中可有哮病史。常由气候突变，饮食不当，情志失调，劳累等诱发。

（二）病证鉴别

（1）与喘证的鉴别：见表 1-6。

表 1-6　与喘证的鉴别

病名	相同点	不同点	联系
哮证	均有呼吸急促、困难	指声响言，必见喉中哮鸣有声，是一种反复发作的独立性疾病	哮必兼喘
喘证		指气息言，为呼吸急促困难，甚则张口抬肩，摇身撷肚，是多种肺系急慢性疾病的一个症状	喘未必兼哮

（2）与支饮的鉴别：见表 1-7。

表 1-7　与支饮的鉴别

病名	相同点	病因	发病特点
哮证	均有痰鸣气喘	病有“夙根”，遇感触发	间歇发作，突然起病，迅速缓解，喉中哮鸣有声，轻度咳嗽或不咳
支饮		大多由于慢性咳嗽经久不愈，逐渐加重而成	病情时轻时重，发作与间歇的界限不清，以咳嗽和气喘为主

四、辨证论治

（一）辨证要点

本病总属邪实正虚。

发时——邪实为主；未发——正虚为主；病久——多虚实错杂。

1．辨虚实

实证：新病，哮喘气粗声高，呼吸深长，呼出为快，脉象有力，体质不虚。

虚证：久病，哮喘气怯声低，呼吸短促难续，吸气不利，脉沉细或细数，体质虚弱。

2．实证当辨寒热及有无表证

冷哮：喉中哮鸣如水鸡声，呼吸急促，喘憋气逆，胸膈满闷如塞，痰少咯吐不爽，色白而多泡沫。

热哮：喉中痰鸣如吼，喘而气粗息涌，胸高胁胀，咳呛阵作，咳痰色黄或白，黏浊稠厚，排吐不利。

寒包热哮：喉中鸣息有声，胸膈烦闷，呼吸急促，喘咳气逆，咳痰不爽，痰黏色黄，或黄白相兼，烦躁，发热，恶寒。

风痰哮：喉中痰涎壅盛，声如拽锯，或鸣声如吹哨笛，喘急胸满，但坐不得卧，咳痰黏腻难出，或为白色泡沫痰液。

3．虚证应审其脏腑之所属

肺气虚：自汗畏风，少气乏力，极易感受外邪。

脾气虚：食少、便溏、痰多、少气懒言，四肢欠温而困乏。

肾气虚：腰酸耳鸣，动则喘促加剧。

（二）治疗原则

（1）基本原则：发时治标顾本，平时治本顾标。

（2）具体治疗原则：见图 1-4。

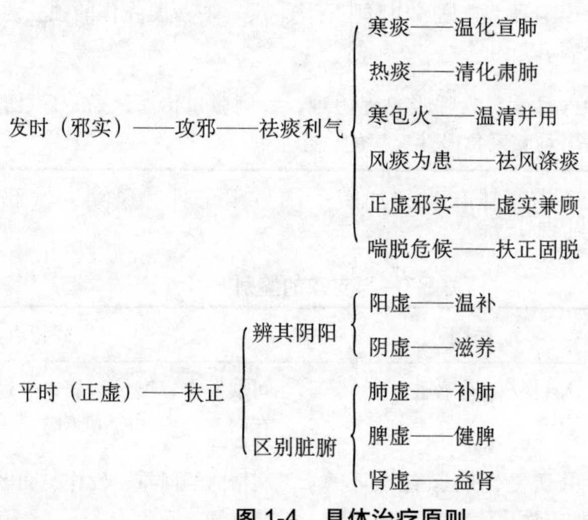

图 1-4 具体治疗原则

（三）证治分类

1. 发作期

（1）冷哮证（寒痰伏肺，遇感触发）

主症：喉中哮鸣如水鸡声，呼吸急促，喘憋气逆，胸膈满闷如塞。

兼症：咳不甚，痰少咯吐不爽，色白而多泡沫，口不渴或渴喜热饮，形寒怕冷，天冷或受寒易发，面色青晦。

苔脉：舌苔白滑，脉弦紧或浮紧。

治法：宣肺散寒，化痰平喘。

方药：射干麻黄汤或小青龙汤加减。两方皆能温肺化饮、止哮平喘。前方长于降逆平哮，用于哮鸣喘咳，表证不著者；后方解表散寒力强，用于表寒里饮，寒象较重者。

常用药：麻黄、射干——宣肺平喘，化痰利咽；干姜、细辛、半夏——温肺化饮降逆；紫菀、款冬花——化痰止咳；五味子——收敛肺气；大枣、甘草——和中。

（2）热哮证（痰热壅肺，肺失清肃）

主症：喉中痰鸣如吼，喘而气粗息涌，胸高胁胀，咳呛阵作，咳痰色黄或白，黏浊稠厚，排吐不利。

兼症：口苦，口渴喜饮，汗出，面赤，或有身热，甚至有好发于夏季者。

苔脉：舌质红，苔黄腻，脉滑数或弦滑。

治法：清热宣肺，化痰定喘。

方药：定喘汤或越婢加半夏汤加减。两方皆能清热宣肺、化痰平喘。前方长于清化痰

热，用于痰热郁肺，表证不著者；后者偏于宣肺泄热，用于肺热内郁，外有表证者。

常用药：麻黄——宣肺平喘；黄芩、桑白皮——清热肃肺；杏仁、半夏、款冬花、紫苏子——化痰降逆；白果——敛肺，并防麻黄过于耗散；甘草——调和诸药。

(3) 寒包热哮证（痰热壅肺，复感风寒，客寒包火）

主症：喉中哮鸣有声，胸膈烦闷，呼吸急促，喘咳气逆。

兼症：咳痰不爽，痰黏色黄，或黄白相兼，烦躁，发热，恶寒，无汗，身痛，口干欲饮，大便偏干。

苔脉：舌尖边红，苔白腻罩黄，脉弦紧。

治法：解表散寒，清化痰热。

方药：小青龙加石膏汤或厚朴麻黄汤加减。前方用于外感风寒，饮邪内郁化热，而以表寒为主，喘咳烦躁者；后方用于饮邪迫肺，夹有郁热，咳逆喘满，烦躁而表寒不显者。

常用药：麻黄——散寒解表、宣肺平喘，石膏——清泄肺热，两药相合，辛凉配伍，外散风寒，内清里热；厚朴、杏仁——平喘止咳；生姜、半夏——化痰降逆；甘草、大枣——调和诸药。

(4) 风痰哮证（痰浊伏肺，风邪引触，肺气郁闭）

主症：喉中痰涎壅盛，声如拽锯，或鸣声如吹哨笛，喘急胸满，但坐不得卧，咳痰黏腻难出，或为白色泡沫痰液。

兼症：无明显寒热倾向，面色青黯，起病多急，常倏忽来去，发前自觉鼻、咽、眼、耳发痒，喷嚏，鼻塞，流涕，胸部憋塞，随之迅即发作。

苔脉：舌苔厚浊，脉滑实。

治法：祛风涤痰，降气平喘。

方药：三子养亲汤加味。本方涤痰利窍，降气平喘。

常用药：白芥子——温肺利气涤痰；紫苏子——降气化痰、止咳平喘；莱菔子——行气祛痰；麻黄——宣肺平喘；杏仁、僵蚕——祛风化痰；厚朴、半夏、陈皮——降气化痰；茯苓——健脾化痰。

(5) 虚哮（哮病久发，肺肾两虚，摄纳失常）

主症：喉中哮鸣如鼾，声低，气短息促，动则喘甚，发作频繁，甚则持续喘哮，口唇爪甲青紫，咳痰无力。

兼症：痰涎清稀或质黏起沫，面色苍白或颧红唇紫，口不渴或咽干口渴，形寒肢冷或烦热。

苔脉：舌质淡或偏红，或紫黯，脉沉细或细数。

治法：补肺纳肾，降气化痰。

方药：平喘固本汤加减。本方可补益肺肾，降气平喘。

常用药：党参、黄芪——补益肺气；胡桃肉、沉香、坎脐、冬虫夏草、五味子——补肾纳气；紫苏子、法半夏、款冬花、陈皮——降气化痰。

(6) 喘脱危证（痰浊壅盛，上蒙清窍，肺肾两亏，心肾阳衰）

主症：哮病反复久发，喘息鼻扇，张口抬肩，气短息促。

兼症：烦躁，昏蒙，面青，四肢厥冷，汗出如油。

苔脉：脉细数不清，或浮大无根，舌质青黯，苔腻或滑。

治法：补肺纳肾，扶正固脱。

方药：回阳急救汤合生脉饮加减。前者长于回阳救逆，后者重在益气养阴。

常用药：人参、附子、甘草——益气回阳；山茱萸、五味子、麦冬——固阴救脱；龙骨、牡蛎——敛汗固脱；冬虫夏草、蛤蚧——纳气归肾。

若喘急面青、躁烦不安、汗出肢冷、舌淡紫、脉细，另吞黑锡丹镇纳虚阳、温肾平喘固脱，每次服用 3 ~ 4.5g，温水送下。

2. 缓解期

(1) 肺脾气虚证（肺脾气虚，气不化津，痰饮蕴肺）

主症：气短声低，喉中时有轻度哮鸣，痰多质稀，色白。

兼症：自汗，怕风，常易感冒，倦怠无力，食少便溏。

苔脉：舌质淡，苔白，脉细弱。

治法：健脾益气，补土生金。

方药：六君子汤加减。本方可补脾化痰。

常用药：党参、白术——健脾益气；山药、薏苡仁、茯苓——甘淡补脾；法半夏、陈皮——燥湿化痰；五味子——敛肺气；甘草——补气调中。

(2) 肺肾两虚证（哮病久发，精气亏乏，气不归元，津凝为痰）

主症：短气息促，动则为甚，吸气不利。

兼症：咳痰质黏起沫，脑转耳鸣，腰酸腿软，心慌，不耐劳累。或五心烦热，颧红，口干，或畏寒肢冷，面色苍白。

苔脉：舌质红少苔，脉细数；或舌苔淡白，质胖，脉沉细。

治法：补肺益肾。

方药：生脉地黄汤合金水六君煎加减。两方都可用于久哮肺肾两虚。但前方以益气养阴为主，后方以补肾化痰为主。

常用药：熟地黄、山茱萸、胡桃肉——补肾纳气；人参、麦冬、五味子——补益肺之气阴；茯苓、甘草——益气健脾；半夏、陈皮——理气化痰。

[结语]

(1) 哮病是一种发作性的痰鸣气喘疾患，以喉中哮鸣有声、呼吸急促困难为特征。

(2) 病理因素以痰为主，痰伏于肺，遇感诱发。发病机理为痰气搏结、壅阻气道、肺失宣降。

(3) 发时以邪实为主，治当祛痰利气、攻邪治标，寒痰者温化宣肺，热痰者清化肃肺，寒热错杂者当温清并施，表证明显者兼以解表，属风痰者又当祛风涤痰。反复发作者，则由实转虚，且虚实之间常互为因果，邪实与正虚错杂为患，而见痰气瘀阻、肺肾两虚、摄纳失常之虚哮，治当补正祛邪兼施。若发生喘脱危证，又当以扶正固脱为主。平时以正虚为主者，当区别肺脾气虚和肺肾两虚，分别予以补肺健脾或补肺益肾。

(4) 哮病的预后与转归。部分青少年患者，随着年龄的增长，正气渐充，肾气日盛，

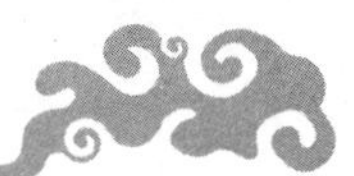

再辅以药物治疗，可以终止发作，而中老年及体弱患者，肾气渐衰，发作频繁，则不易根除，或在平时亦有轻度哮鸣气喘。如长期不愈，反复发作，病由肺脏影响及脾、肾、心，可导致肺气胀满、不能敛降之肺胀重证。

第四节　喘　　证

一、概述

（一）含义

喘证是以呼吸困难，甚至张口抬肩、鼻翼扇动、不能平卧为特征的病证。

喘证的症状表现不一，轻者仅表现为呼吸困难，不能平卧；重者稍动则喘息不已，甚则张口抬肩，鼻翼扇动；严重者，喘促持续不解，烦躁不安，面青唇紫，肢冷，汗出如油，脉浮大无根，甚则发为喘脱。

（二）病名释义

上气：是指气喘肩息，不能平卧的证候。

上实下虚：是指痰浊壅盛于上，肾虚于下的肺实肾虚的喘证。

摇身撷肚：撷，指翻转衣襟，插于腰带以纳物。撷肚，形容喘剧时腹壁肌肉紧张，随之而起伏的动作。其形容有喘证者身体摆动，腹部呼吸起伏较大的意思。

辊：形容像车轮样很快转动。辊肚形容腹部起伏急促。

（三）讨论范围

喘证可见于多种急慢性疾病过程中，西医学的肺炎、喘息性支气管炎、肺气肿、肺源性心脏病、心源性哮喘、肺结核、硅沉着病以及癔症等以呼吸困难为主要表现时，均可参照本节辨证论治。

二、病因病机

（1）示意图：见图 1-5。

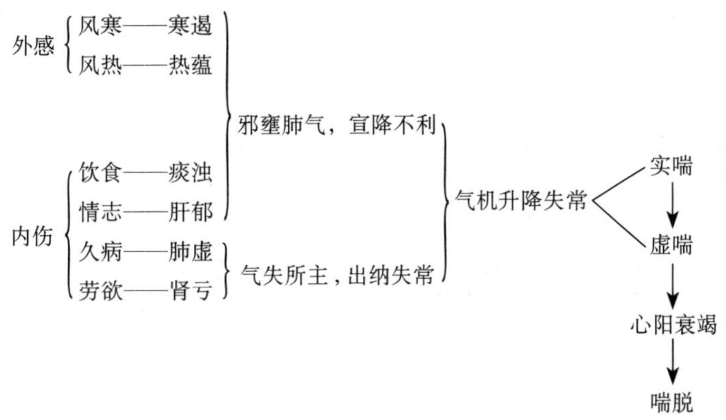

图 1-5　病因病机示意图

（2）病位：主要在肺、肾，涉及肝、脾。

(3) 病因：因外感六淫、内伤饮食、情志及久病体虚所致。

(4) 病理机制：气机升降失常（升多降少）。

(5) 病理性质：有虚、实之分。

1）实喘在肺：为外邪、痰浊、肝郁气逆、邪壅肺气、宣降不利所致（有邪者属实）。

2）虚喘责之肺、肾两脏：因阳气不足，阴精亏耗，而致肺肾出纳失常，尤以气虚为主（无邪者属虚）。

3）实喘久病伤正，或虚喘复感外邪，或夹痰浊，多表现为邪气壅阻于上、肾气亏虚于下的上盛下虚证候。

4）重证每多影响及心，出现面色、唇舌、指甲青紫，甚至出现喘汗致脱，亡阳、亡阴的危局。

5）喘证的预后与病程的长短、病邪的性质、病位的深浅有关。

6）危候：实喘见喘息上气，胸闷如，呼吸窘迫，身热不得卧，脉急数；虚喘见足冷头汗，如油如珠，喘息鼻扇，摇身撷肚，张口抬肩，胸前高起，面赤躁扰，便溏，脉浮大急促无根者，须及时救治。

三、诊断与病证鉴别

（一）诊断依据

(1) 以喘促短气，呼吸困难，甚至张口抬肩，鼻翼扇动，不能平卧，口唇发绀为特征。

(2) 多有慢性咳嗽、哮病、肺痨、心悸等病史，每遇外感及劳累而诱发。

（二）病证鉴别

(1) 与气短的鉴别：见表 1-8。

表 1-8　与气短的鉴别

病名	共同点	不同点
喘证	气息短促，胸闷不畅	呼吸困难，张口抬肩，摇身撷肚，实证气粗声高，虚证气弱声低
气短		即少气，表现为呼吸浅促，或短气不足以息，似喘而无声，亦不抬肩撷肚，若进一步发展，可有虚喘表现

(2) 与咳嗽的鉴别：见表 1-9。

表 1-9　与咳嗽的鉴别

病名	相同点	不同点	相互联系
喘证	可相兼并见，但有轻重之别	喘证以呼吸困难、气促为临床表现，较重	喘证亦常伴有咳嗽
咳嗽		咳嗽以气逆有声、咯吐痰涎为基本特征，较轻	咳剧时可见短时间喘促

四、辨证论治

（一）辨证要点

1. 辨实喘、虚喘

见表 1-10。

表 1-10　辨实喘、虚喘

类型	实喘	虚喘
呼吸	深长有余，呼出为快	短促难续，深吸为快
声音	气粗声高，伴有痰鸣咳嗽	气怯声低，少有痰鸣咳嗽
脉象	数而有力	微弱或浮大中空
病势	急骤	徐缓，时轻时重，遇劳则甚

2. 辨寒热

见表 1-11。

表 1-11　辨寒热

证型	痰色	伴随症状	舌苔	脉象
属寒者	痰清稀如水或痰白有沫	面色青灰，口不渴或渴喜热饮，或四肢不温，全身酸楚	舌淡，苔白滑	脉浮紧，或弦迟
属热者	痰色黄，黏稠或色白而黏，咯吐不利	身热面赤，口渴饮冷，便干尿黄，或颧红唇赤，烦热	舌红或干红，苔黄腻，或黄燥，或少苔	脉滑数，或浮数，或细数

3. 实喘当辨外感与内伤

见表 1-12。

表 1-12　实喘当辨外感与内伤

证型	病因病机	病症特点
外感	邪壅肺气，宣降不利	起病急，病程短，多有表证
内伤	肺肾亏虚，摄纳无权	病程久，反复发作，无表证

4. 虚喘应辨病变脏器

见表 1-13。

表 1-13　虚喘应辨病变脏器

类型	肺虚	肾虚	心气（阳）虚
喘息程度	劳作后气短不足以息，喘息较轻	静息时亦有气喘，动则更甚	喘息持续不已
伴有症状	面色㿠白，自汗，易感冒	面色苍白，颧红，怯冷，腰酸膝软	发绀，心悸，浮肿，脉结代

（二）治疗原则

（1）实喘的治疗原则：见图 1-6。

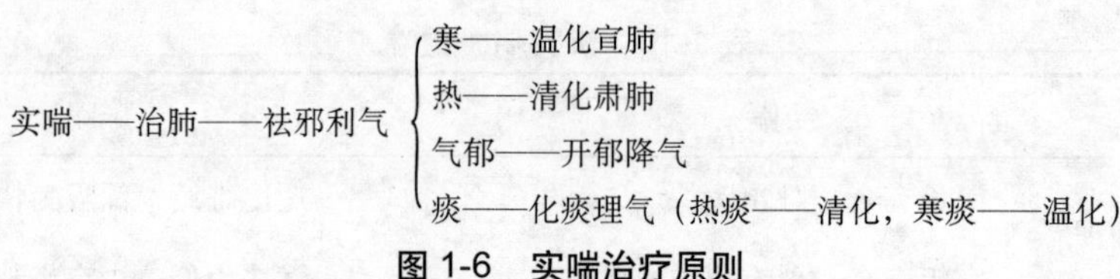

图 1-6　实喘治疗原则

（2）虚喘的治疗原则：见图 1-7。

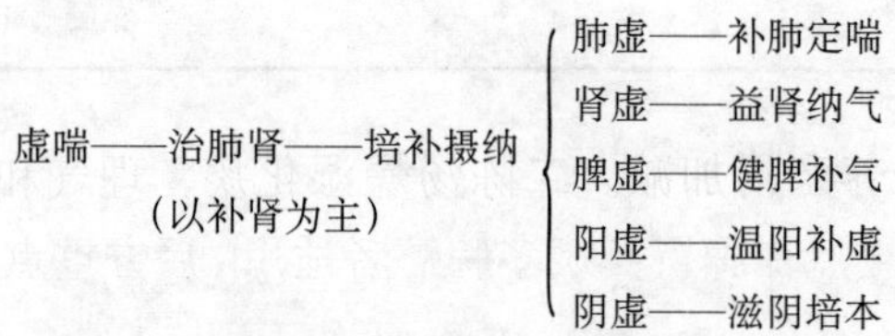

图 1-7　虚喘治疗原则

（3）虚实夹杂，上实下虚者，当分清主次，权衡标本，适当处理。

（三）证治分类

1. 实喘

（1）风寒壅肺证（风寒入肺，邪实气壅）

主症：喘息咳逆，呼吸急促，胸部胀闷，痰多稀薄而带泡沫，色白质黏。

兼症：常有头痛，恶寒，或有发热，无汗，口不渴。

苔脉：苔薄白而滑，脉浮紧。

治法：宣肺散寒。

方药：麻黄汤合华盖散加减。麻黄汤宣肺平喘，散寒解表；华盖散宣肺化痰。两方比较，前方解表散寒力强，后方降气化痰功著。

常用药：麻黄、紫苏——温肺散寒；半夏、橘红、杏仁、紫苏子、紫菀、白前——化痰利气。

（2）表寒肺热证（寒束于外，热郁于肺）

主症：喘逆上气，胸胀或痛，息粗，鼻扇，咳而不爽，吐痰稠黏。

兼症：形寒，身热，烦闷，身痛，有汗或无汗、口渴。

苔脉：苔薄白或罩黄，舌边红，脉浮数或滑。

治法：解表清里，化痰平喘。

方药：麻杏石甘汤加减。本方有宣肺泄热、降气平喘的功效。

常用药：麻黄——宣肺解表；黄芩、桑白皮、石膏——清泄里热；紫苏子、杏仁、半夏、款冬花——降气化痰。

（3）痰热郁肺证（痰热郁肺，肃降无权）

主症：喘咳气涌，胸部胀痛，痰多质黏色黄，或夹有血色。

兼症：胸中烦闷，身热，有汗，口渴喜冷饮，面赤，咽干，小便赤涩，大便或秘。

苔脉：舌质红，苔薄黄或腻，脉滑数。

治法：清热化痰，宣肺平喘。

方药：桑白皮汤加减。本方有清热肃肺化痰之功。

常用药：桑白皮、黄芩——清泄肺热；知母、贝母、射干、瓜蒌皮、前胡、地龙——清化痰热定喘。

(4) 痰浊阻肺证（中阳不运，痰浊壅肺）

主症：喘而胸满闷塞，甚则胸盈仰息，咳嗽，痰多黏腻色白，咯吐不利。

兼症：呕恶，食少，口黏不渴。

苔脉：苔白腻，脉滑或濡。

治法：祛痰降逆，宣肺平喘。

方药：二陈汤合三子养亲汤加减。二陈汤燥湿化痰，理气和中；三子养亲汤降气化痰。两方同治痰湿，前方重点在脾胃，痰多脘痞者适用；后方重点在肺，痰涌气急者较宜。

常用药：半夏、陈皮、茯苓——燥湿化痰；紫苏子、白芥子、莱菔子——化痰下气平喘；杏仁、紫菀、旋覆花——肃肺化痰降逆。

(5) 肺气郁痹证（肝郁犯肺，肺失肃降）

主症：每遇情志刺激而诱发，发时突然呼吸短促，息粗气憋，胸闷胸痛，咽中如窒，但喉中痰鸣不著，或无痰声。

兼症：平素常多忧思抑郁，失眠，心悸。

苔脉：苔薄，脉弦。

治法：开郁降气平喘。

方药：五磨饮子加减。本方行气开郁降逆。

常用药：沉香、木香、川朴花、枳壳——行气解郁；紫苏子、金沸草、代赭石、杏仁——降逆平喘。

2. 虚喘

(1) 肺气虚耗证（肺气虚弱，气无所主）

主症：喘促短气，气怯声低，喉有鼾声，咳声低弱，痰吐稀薄，自汗畏风。

兼症：或见呛咳，痰少质黏，烦热而渴，咽喉不利，面颧潮红。

苔脉：舌质淡红或苔剥，脉软弱或细数。

治法：补肺益气养阴。

方药：生脉散合补肺汤加减。两方同属补肺剂，前方益气养阴，以气阴不足为宜；后方重在补肺益肾，适用于肺肾气虚之证。

常用药：黄芪——益气固表；党参——健脾补气；麦冬——润肺养阴；五味子——敛肺益气；炙甘草——调和诸药，并增强补气之力。

(2) 肾虚不纳证（肺病及肾，气失摄纳）

主症：喘促日久，动则喘甚，呼多吸少，气不得续。

兼症：形瘦神惫，跗肿，汗出肢冷，面青唇紫；或见喘咳，面红烦躁，口咽干燥，足冷，汗出如油。

苔脉：舌淡苔白或黑而润滑，脉微细或沉弱；或舌红少津，或脉细数。

治法：补肾纳气。

方药：金匮肾气丸合参蛤散加减。前方温补肾阳，后方补气纳肾。前方偏于温阳，后方长于益气；前方用于久喘而势缓者，后方适于喘重而势急者。

常用药：附子、肉桂——壮阳益火；冬虫夏草、山茱萸、胡桃肉、紫河车——温肾纳气；熟地黄、山药、当归——滋阴助阳。牡丹皮、茯苓、泽泻——泻火利湿，以泻肾浊；人参——大补元气；蛤蚧——补肺益肾。

肾阴虚者：七味都气丸合生脉散加减。

常用药：生地黄、天冬、麦冬、龟胶、当归——养阴；五味子、诃子——敛肺纳气。

(3) 正虚喘脱证（肺气欲绝，心肾阳衰）

主症：喘逆剧甚，张口抬肩，鼻扇气促，端坐不能平卧，稍动则咳喘欲绝。

兼证：或有痰鸣，心慌动悸，烦躁不安，面青唇紫，肢冷，汗出如珠。

苔脉：脉浮大无根，或见歇止，或模糊不清。

治法：扶阳固脱，镇摄肾气

方药：参附汤送服黑锡丹，配合蛤蚧粉。前方扶阳固脱，后方用以镇摄肾气，而蛤蚧粉可温肾阳，散阴寒，降逆气，定虚喘。黑锡丹一般用 3 ~ 5 天，中病即止。

常用药：人参、黄芪、炙甘草——补益肺气；山茱萸、五味子、冬虫夏草、蛤蚧粉——摄纳肾气；龙骨、牡蛎——敛汗固脱。

[结语]

(1) 喘证以呼吸困难，甚则张口抬肩，鼻翼扇动，不能平卧为其临床特征，严重者可致喘脱。

(2) 病因为外感六淫、内伤饮食、情志不舒及久病体虚。

(3) 病变主要在肺肾，亦与肝、脾、心有关。

(4) 病理性质有虚实之分。实喘在肺，为邪气壅盛，气失宣降；虚喘主要在肾，为精气不足，肺肾出纳失常。

(5) 辨证治疗以虚实为纲。实喘有邪，其治在肺，当祛邪利肺，分别邪气的不同，予以温宣、清泄、化痰、降气；虚喘正虚，其治主要在肾，当培补摄纳，辨其所病脏腑，予以补肺纳肾，或兼养心健脾。喘脱危症应予急救，当扶正固脱，镇摄潜纳。

第五节　肺　痈

一、概述

(一) 含义

肺痈是肺叶生疮，形成脓疡的一种病证。临床上以咳嗽、胸痛、发热、咯吐腥臭浊痰，甚至脓血相兼为主要特征，属于内痈之一。

(二) 病名释义

外痈：多发于躯干、四肢等体表部位，如颈痈、腋痈、乳痈等。

内痈：多发于脏腑，如肺痈、肠痈、肝痈等。肺痈属于内痈。

（三）讨论范围

本病与西医学的肺脓肿基本相同，其他如化脓性肺炎、肺坏疽、支气管扩张、支气管囊肿、肺结核空洞伴化脓感染而表现肺痈证候者，可参照本节辨证施治。

二、病因病机

（1）示意图：见图 1-8。

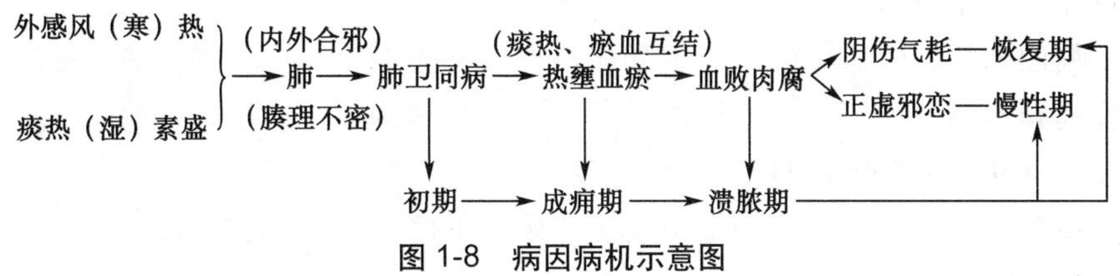

图 1-8　病因病机示意图

（2）病位：在肺，肺叶生疮，形成脓疡。

（3）病因：感受风热，痰热素盛，内外合邪。

（4）成痈化脓的病理基础：血瘀热聚，血败肉腐酿脓。

（5）病理性质：初中期主要为邪盛的实热证，脓疡溃破后，可见阴伤气耗之象。

（6）病理演变过程：有初期、成痈期、溃脓期、恢复期等不同阶段。

1）初期（表证期）：出现恶寒、发热、咳嗽等肺卫表证。

2）成痈期：表现为高热、振寒、咳嗽、气急、胸痛等痰瘀热毒蕴肺的证候。

3）溃脓期：主要因脓疡内溃外泄，排出大量腥臭脓痰或脓血痰。

4）恢复期：表现为邪去正虚，阴伤气耗的病理过程，随着正气的逐渐恢复，病灶趋向愈合。

5）迁延期：溃后脓毒不净，阴伤气耗，邪恋正虚，每致迁延反复，转为慢性。

（7）预后：溃脓期是病情顺与逆的转折点。

1）顺证：溃后声音清朗，脓血稀而渐少，腥臭味转淡，饮食知味，胸胁稍痛，身体不热，坐卧如常，脉象缓滑。

2）逆证：溃后音嘎无力，脓血如败卤，腥臭异常，气喘，鼻扇，胸痛，坐卧不安，饮食少进，身热不退，颧红，爪甲青紫带弯，脉短涩或弦急，为肺叶腐败之恶候。

3）险证：溃后大量咯血，可出现血块阻塞气道，或气随血脱，汗出肢冷，脉微细数的危象。痈脓破溃流入胸腔，可形成脓胸的恶候，表现为持续高热，咳嗽困难，气促胸痛，面色皖白，脉细而数，其预后较差。

三、诊断与病证鉴别

（一）诊断依据

（1）有外感风热及痰热内盛之病史。

(2) 起病急骤，突然寒战高热，咳嗽胸痛，咯吐黏浊痰，经旬日左右，咯吐大量腥臭脓痰，或脓血相兼。身热遂降，症情好转，经数周逐渐恢复。如脓毒不净，持续咳嗽，咯吐脓血臭痰，低热，消瘦，则为转成慢性。

(3) 验口味：吃生黄豆或生豆汁不觉腥味者应考虑为肺痈。

(4) 体征：可见舌下生细粒；迁延之慢性患者，还可见指甲紫而带弯，指端形如鼓槌。脓肿接近胸壁部位者，叩诊可呈浊音，听诊呼吸音减弱，或闻及湿啰音。

(5) 验痰法：脓血浊痰腥臭，吐入水中，沉者是痈脓，浮者是痰。

色：黄绿色或脓血状。

质：黏稠如米粥。

味：腥臭异常。

量：较多 (300 ~ 500ml/d)。

静置后痰分三层：上层：泡沫；中层：清稀；下层：黄稠，有脓血。

(二) 病证鉴别

(1) 与痰热蕴肺证的鉴别：见表 1-14。

表 1-14　与痰热蕴肺证的鉴别

类型	痰热蕴肺证	肺痈
病机	气分邪热动血伤络，病情较轻	瘀热蕴结成痈酿脓溃破，病情较重
病理	血热	血瘀
临床特征	发热、咳嗽、胸痛，咳吐黄稠脓痰，量多，夹有血色	发热、咳嗽、胸痛、咯吐大量腥臭脓血浊痰
联系	迁延失治可形成肺痈	

(2) 肺痈初期与风温的鉴别：见表 1-15。

表 1-15　肺痈初期与风温的鉴别

联系	肺痈初期	风温
相同点	发热，咳嗽，烦渴或伴气急胸痛	
不同点	病经一周，身热不退或更甚，或退而复升，振寒，咯吐浊痰明显，喉中有腥味	经正确及时治疗，多在气分而解，如经一周身热不退，或退而复升，咯吐浊痰，应考虑肺痈之可能

四、辨证论治

(一) 辨证要点

1. 掌握病性

属实热之证。本病起病急骤，病程短。临床表现为寒战高热，咳嗽胸痛，痰量由少渐多，气味腥臭，严重时咳吐黄绿色脓血痰，甚至完全咯血。

2. 辨别病期

见表 1-16。

表 1-16　辨别病期

分期	发热特点	痰色	痰质	痰量	气味	病性
初期	发热恶寒	白或黄	黏	少	无特殊	表实证
成痈期	壮热振寒	黄绿	稠	增多	有腥味	里实热证
溃脓期	身热面赤	脓或脓血	稠厚或如米粥	骤增、大量	腥臭异常	实证为主，可虚实夹杂
恢复期	身热渐退	转黄或白	清稀	渐减	腥臭渐轻	虚证为主
迁延期	潮热盗汗	脓血浊痰	清稀复转臭浊	少	有臭味	虚中夹实

（二）治疗原则

（1）基本原则——清热解毒，化瘀排脓。

脓未成——重在清肺消痈。

脓已成——排脓解毒，“有脓必排”。

（2）审病程，分阶段施治。

初期：风热侵犯肺卫——清肺散邪。

成痈期：热壅血瘀——清热解毒，化瘀消痈。

溃脓期：血败肉腐——排脓解毒。

恢复期：阴伤气耗——养阴益气。

邪恋正虚——扶正祛邪。

（三）证治分类

1. 初期（风热袭表，邪热壅肺）

主症：恶寒发热，咳嗽，咳白色黏痰，痰量日渐增多，胸痛，咳时痛甚。

兼症：呼吸不利，口干鼻燥。

苔脉：苔薄黄，脉浮数而滑。

治法：清肺散邪。

方药：银翘散加减。本方疏散风热，轻宣肺气。

常用药：金银花、连翘、芦根、竹叶——疏风清热解毒；桔梗、贝母、牛蒡子、前胡、甘草——利肺化痰。

2. 成痈期（热毒蕴肺，血瘀成痈）

主症：身热转甚，时时振寒，继则壮热，汗出烦躁，咳嗽气急，胸满作痛，转侧不利，咳吐浊痰，呈黄绿色。

兼症：自觉喉间有腥味，口干咽燥。

苔脉：苔黄腻，脉滑数。

治法：清肺解毒，化瘀消痈。

方药：千金苇茎汤合如金解毒散加减。前方偏于化痰泄热，通瘀散结消痈；后方长于降火解毒，清肺消痈。

常用药：薏苡仁、冬瓜仁、桃仁、桔梗——化浊行瘀散结；金银花、黄芩、鱼腥草、蒲公英、红藤、紫花地丁、甘草、芦根——清肺解毒消痈。

3．溃脓期（血败肉腐，脓液外泄）

主症：咳吐大量的脓痰，或如米粥，或痰血相兼，腥臭异常，有时咯血，胸中烦满而痛，甚则气喘不能卧。

兼症：身热面赤，烦渴喜饮。

苔脉：舌质红，苔黄腻，脉滑数或数实。

治法：排脓解毒。

方药：加味桔梗汤加减。本方清肺化痰，排脓泄壅。

常用药：桔梗、薏苡仁、冬瓜仁——排脓散结化浊；鱼腥草、金荞麦根、败酱草——清热解毒排脓；金银花、黄芩、芦根——清肺热。

这一期的治疗应紧紧抓住清热解毒、化痰排脓这两个关键，因为前者能清除蕴结的脓毒，后者能促使脓液得以排出。

4．恢复期

(1) 邪退正复证（邪毒渐去，阴伤气耗）

主症：身热渐退，咳嗽减轻，咯吐脓痰渐少，臭味亦淡，痰液转为清稀。

兼症：精神渐振，食纳好转。

苔脉：舌质红或淡红，苔薄，脉细或细数无力。

治法：清养补肺。

方药：沙参清肺汤加减。本方益气养阴、清肺化痰，为肺痈恢复期调治之良方。

常用药：北沙参、麦冬、百合、玉竹——滋阴润肺；太子参、黄芪——益气生肌；当归——养血和营；薏苡仁、冬瓜仁——清肺化痰；白及——收敛生肌。

(2) 邪恋正虚证（邪气已去，正气未复）

主症：咳吐脓血浊痰虽减，然日久不净，胸胁隐痛，难以平卧，身热缠绵，或痰液一度清稀而复转臭浊。

兼症：面色无华，形瘦神萎，气短纳差，自汗盗汗，低热，午后潮热，心烦，口燥咽干，病情时轻时重，迁延不愈。

苔脉：舌红，苔少或黄，脉细数或虚数。

治法：益气养阴，扶正托邪。

方药：桔梗杏仁煎加减。本方益气养阴，排脓解毒。

常用药：百合、麦冬、阿胶——养阴补肺；杏仁、贝母、夏枯草、枳壳——化痰散结行气；金银花、连翘、红藤、桔梗、甘草——清热解毒排脓。

[结语]

(1) 肺痈的临床特征为咳吐大量腥臭脓血浊痰。

（2）病因为风热犯肺，或痰热素盛，以致热伤肺气，蒸液成痰，热壅血瘀，血败肉腐，成痈化脓。

（3）病变部位主要在肺，属于实热证候。根据病理演变过程，可分为初期、成痈期、溃脓期、恢复期，如邪恋正虚，则转成慢性。

（4）治疗应以清热消痈、解毒排脓为主。针对不同病期，分别采取相应治法。未成脓前应予大剂清热消痈之品，以力求消散。已成脓者，按照"有脓必排"的原则，解毒排脓，尤以排脓为首要措施。脓毒消除后，再予补虚养肺。

第六节　肺　　痨

一、概述

（一）含义

肺痨是具有传染性的慢性虚弱性疾病。以咳嗽、咯血、潮热、盗汗及身体逐渐消瘦为临床特征。约而言之，有"二因"、"三性"和"四大主症"。

（1）二因：正气虚弱（内）；感染痨虫（外）。

（2）三性：传染性（痨虫感染）；慢性（绝大多数由渐而起，呈急性发作者少）；虚弱性（见全身虚弱不足之症）。

（3）四大主症：咳嗽（久延不已的慢性咳嗽）；咯血（轻者为痰中带血，重者可大口咯血）；潮热（下午发热，傍晚为著，子时后渐轻，上午热清）；盗汗（寐中出汗，寤时汗濈然而止）。

（二）病名释义

1．以其具有传染性而命名

尸注："注"，指传入或久留之意，与"传"同义。"尸注"是指肺痨患者死后，体内之痨虫可传染给他人而发病，又称为"传尸"。

鬼疰：疰与注同义。本病因痨虫传染，有如鬼魅，无形迹可见而得名。

劳疰：肺痨之人生前将其痨虫传染给别人而发病。

虫疰、毒疰："虫"指痨虫，"毒"指病邪，亦指痨虫。本病因感受痨虫邪毒而致病。

2．以其症状特点而命名

肺痿：肺痨重症，后期可发展为肺痿不用，故名。

骨蒸：形容发热犹如从骨髓蒸发而出。

劳嗽：肺痨久咳不已，形体消瘦虚弱。

急痨：指肺痨发病过程中，病情急剧恶化，迅速出现败症。

伏连：指痨虫伏藏于内脏，接连传注，最后形成五脏俱损的痨病。

马刀：是指耳下至缺盆或腋窝部的瘰疬，连在一起狭长如马刀状。

挟瘿：是指分布于颈之两旁的瘰疬。

痨瘵：指具有传染性的虚弱性疾病，现一般称之为"肺痨"。

（三）讨论范围

根据本病临床表现及其传染特点，本病与西医学的肺结核基本相同。若因肺外结核引起的劳损，也可参照本节辨证论治。

二、病因病机

（1）示意图：见图 1-9。

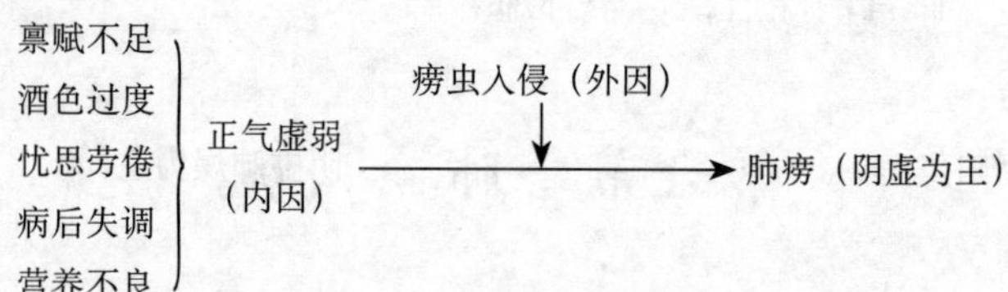

图 1-9　病因病机示意图

（2）病位：在肺，传及脾肾，涉及心肝。

（3）病理基础：肺阴亏虚。

（4）病理性质：早期肺阴亏损为主；中期阴虚火旺，气阴两虚；晚期阴损及阳，阴阳两虚。

（5）“其邪辗转，乘于五脏”之关系：见图 1-10。

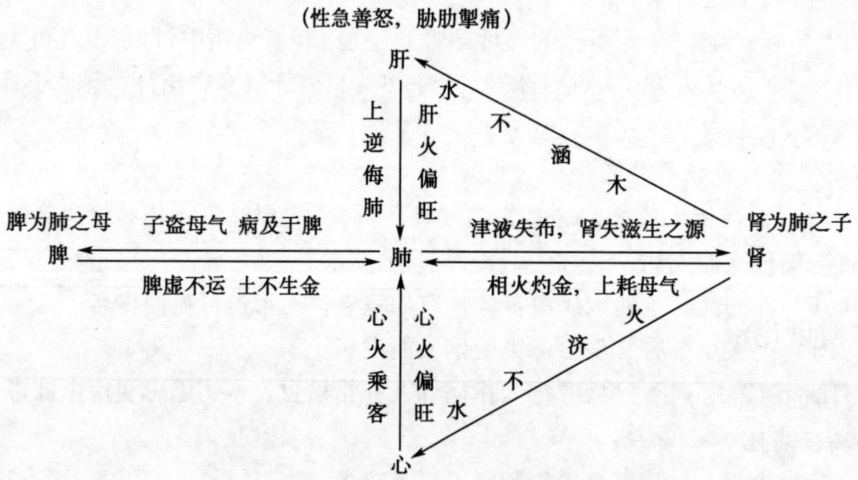

（性急善怒，胁肋掣痛）
肝
上逆侮肺
肝火偏旺
水不涵木
脾为肺之母
脾
子盗母气　病及于脾
脾虚不运　土不生金
肺
津液失布，肾失滋生之源
相火灼金，上耗母气
肾为肺之子
肾
心火乘客
心火偏旺
水不济火
心

图 1-10　“其邪辗转，乘于五脏”之关系图

三、诊断与病证鉴别

（一）诊断依据

（1）有与肺痨患者长期密切接触史。

（2）以咳嗽、咯血、潮热、盗汗及形体明显消瘦为主要临床表现。

（3）初期患者仅感疲劳乏力、干咳、食欲不振，形体逐渐消瘦。

（二）病证鉴别

（1）与虚劳的鉴别：见表 1-17。

表 1-17 与虚劳的鉴别

类型	虚劳	肺痨
病因	内伤亏损	感染痨虫
病位	病在五脏，以肾为主	肺（后期可及脾肾）
性质	为多种病证后期的转归证候，极少有原发性虚劳	是一个独立的病种
基本病机	气血阴阳俱虚	阴虚肺燥为主
临床特点	缺乏固定的脉证特点	以潮热、盗汗、咳嗽、咯血、躯体消瘦为特征
治法	虚则补之，重在脾肾	杀虫补虚，着重治肺
传染性	无	有
联系	肺痨发展到后期，可导致患者身体日益消瘦，体虚不复，形成劳损	

（2）与肺痿的鉴别：见表 1-18。

表 1-18 与肺痿的鉴别

类型	肺痨	肺痿
联系	病位均在肺部，肺痨后期，肺叶痿弱不用，可转成肺痿	
病因	感染痨虫	肺部多种慢性疾病后期转归而成，肺叶痿弱不用
症状	咳嗽、咯血、潮热、盗汗	干咳，咳吐浊唾涎沫
传染性	有	无

四、辨证论治

（一）辨证要点

1. *辨病位病性*

见表 1-19。

表 1-19 辨病性病位

分期	病位	病性
早期	肺	肺阴亏虚
中期	肺、脾、肺、肾（肝）	气阴两虚、阴虚火旺
晚期	肺脾肾俱亏，病久及心	气虚，阴损及阳，阴阳两虚

2. 注意四大主症的主次轻重及病理特点

(1) 咳嗽：咳声轻微而短促，多干咳无痰，或痰少质稀，咳吐不畅，午后夜间为剧，有时伴有胸痛。

(2) 咯血：多有不同程度的咯血，常痰中带血，少数为血痰，亦有大咯血者，其色鲜红，常夹泡沫。

(3) 潮热：多为低热（38℃以下），有时觉手足心热，每于午后（下午 4 ~ 5 时）开始，暮夜加重，早晨热退如常人。

(4) 盗汗：因虚热蒸迫、津液外泄所导致，观察盗汗的多少、有无可测病势进退之机。

(5) 消瘦：有先消瘦而后发现肺痨者，亦有先发现肺痨后见消瘦者，其消瘦往往是逐步的，一般是四肢先行消瘦，渐见颈部纤细，两颧高突，肋骨暴露，精神萎靡。

（二）治疗原则

基本原则：补虚培元，抗痨杀虫。

治疗大法：滋阴为主，兼降火、补气。

两大治则："一则杀其虫，以绝其根本；一则补其虚，以复其真元"。

（三）证治分类

1. 肺阴亏损证（阴虚肺燥，肺伤络损）

主症：干咳，咳声短促，或咳少量黏痰，或痰中带有血丝，色鲜红，午后自觉手足心热，或见少量盗汗。

兼症：胸部隐隐闷痛，皮肤干灼，口干咽燥，疲倦乏力，纳食不香。

苔脉：舌边尖红，苔薄白，脉细数。

治法：滋阴润肺。

方药：月华丸加减。本方养阴润肺止咳、化痰抗痨止血，为治痨名方。

常用药：北沙参、麦冬、天冬、玉竹、百合——滋阴补肺；白及——补肺生肌止血；百部——润肺止咳、抗痨杀虫。

2. 虚火灼肺证（肺肾阴伤，燥热内灼）

主症：呛咳气急，痰少质黏，或吐痰黄稠量多，时时咯血、血色鲜红、混有泡沫痰涎，午后潮热，骨蒸，五心烦热，颧红，盗汗量多。

兼症：口渴心烦，失眠，性情急躁易怒，或胸胁掣痛。男子可见遗精，女子月经不调，形体日益消瘦。

苔脉：舌干而红，苔薄黄而剥，脉细数。

治法：滋阴降火。

方药：百合固金汤合秦艽鳖甲散加减。前方滋养肺肾，后方滋阴清热除蒸。

常用药：南沙参、北沙参、麦冬、玉竹、百合——养阴润肺止咳；百部、白及——补肺止血，抗痨杀虫；生地黄、五味子、玄参、阿胶、龟板、冬虫夏草——滋养肺肾之阴，培其本元。

3. 气阴耗伤证（阴伤气耗，肺脾两虚）

主症：咳嗽无力，气短声低，咳痰清稀色白，量较多，偶或夹血，或咯血，血色淡红，午后潮热。

兼症：伴有畏风、怕冷，自汗与盗汗可并见，纳少神疲，便溏，面色㿠白，颧红。

苔脉：舌质光淡，边有齿印，苔薄，脉细弱而数。

治法：益气养阴。

方药：保真汤合参苓白术散加减。前方补气养阴，兼清虚热；后方健脾补气，培土生金。

常用药：党参、黄芪、白术、甘草、山药——补肺益脾，培土生金；北沙参、麦冬——滋养肺阴；地黄、阿胶、五味子、冬虫夏草——滋肾水以润肺燥；白及、百合——补肺止咳，抗痨杀虫；紫菀、款冬花、紫苏子——温润肺金，止咳化痰。

4．阴阳虚损证（肺痨病久，阴伤及阳，肺、脾、肾受损）

主症：咳逆喘息，少气，咳痰色白有沫，或夹血丝，血色暗淡，潮热，自汗，盗汗。

兼症：声嘶或失音，面浮肢肿，心慌，唇紫，肢冷，形寒，或见五更泄泻，口舌生糜，大肉尽脱，男子遗精阳痿，女子经闭。

苔脉：舌质光淡隐紫，少津，苔黄而剥，脉微细而数，或虚大无力。

治法：滋阴补阳。

方药：补天大造丸加减。本方功在温养精气，培补阴阳。

常用药：人参、黄芪、白术、山药——补益肺脾之气；麦冬、生地黄、五味子——滋养肺肾之阴；阿胶、当归、枸杞子、山茱萸、龟板——培补阴精；鹿角胶、紫河车——助真阳而填精髓。

[结语]

(1) 肺痨是具有传染性的慢性虚弱疾患，以咳嗽、咯血、潮热、盗汗及身体逐渐消瘦为主要临床特征。

(2) 病由感染“痨虫”所致，病位主要在肺，并与脾、肾等脏有关。病理性质主要为阴虚，进而可见阴虚火旺，或气阴两虚，甚则阴损及阳，在临床先后表现为各个不同证候类型。

(3) 治疗应以补虚培元和治痨杀虫为原则，调补脏器重点在肺，并应注意脏腑整体关系，同时补益脾肾。根据病理“主乎阴虚”的特点，应以滋阴为主法，火旺者兼以清火，如合并气虚、阳虚见证者，则当同时兼顾。

第七节　肺　　胀

一、概述

（一）含义

肺胀是多种慢性肺系疾患反复发作，迁延不愈，导致肺气胀满，不能敛降的一种病证。

其临床表现为胸部膨满，憋闷如塞，喘息上气，咳嗽痰多，烦躁，心悸，面色晦暗，或唇甲紫绀，脘腹胀满，肢体浮肿等。其病程缠绵，时轻时重，经久难愈，常因感受外邪而反复发作，严重者可出现神昏、痉厥、出血、喘脱等危重证候。

病证特点：咳、喘、痰、胀、瘀。

（二）讨论范围

根据本病的临床表现，本病与西医学中的慢性支气管炎合并肺气肿、肺源性心脏病相类似，肺性脑病则常见于肺胀的危重变证，可参考本节内容进行辨治。

二、病因病机

（1）示意图：见图 1-11。

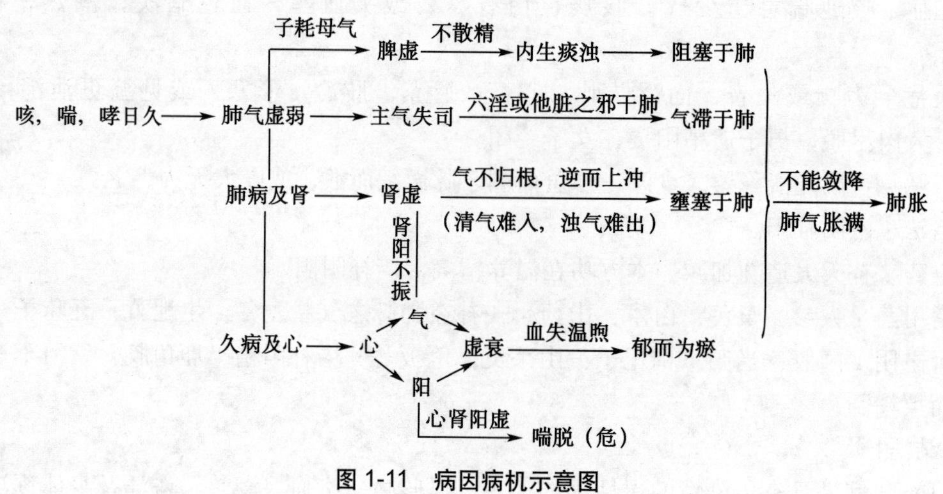

图 1-11　病因病机示意图

（2）病变部位：在肺，累及脾、肾，后期及心。

（3）病理因素：痰浊、水饮、瘀血互为影响，兼见同病。

（4）基本病机：气道壅塞，肺气胀满，不能敛降。

（5）病理演变：早期痰浊为主，渐而痰瘀并见，晚期痰浊、水饮、瘀血错杂为患。

（6）病理性质：多属本虚标实（上实下虚），但有偏实偏虚的不同。

1）外感诱发时以邪实为主。

2）平时缓解以正虚为主。

3）早期由肺而及脾、肾，多属气虚、气阴两虚；晚期以肺、肾、心为主，气虚及阳，或阴阳两虚，但纯属阴虚者罕见。

4）虚实错杂互为因果。

三、诊断与病证鉴别

（一）诊断依据

（1）有慢性肺系疾患病史多年，反复发作，经久难愈。多见于老年人。

（2）常因外感而诱发，其他如劳倦过度、情志刺激等也可诱发。

（3）临床表现为咳逆上气，痰多，胸中憋闷如塞，胸部膨满，喘息，动则加剧，甚则鼻扇气促，张口抬肩，目胀如脱，烦躁不安，日久可见心慌动悸，面唇紫绀，脘腹胀满，肢体浮肿，严重者可出现喘脱。

（二）病证鉴别

（1）与哮病、喘证的鉴别：见表 1-20。

表 1-20　与哮病、喘证的鉴别

类型	哮病	喘证	肺胀
共同点	均有咳而上气，喘满		
病理因素	以痰为主（夙根）	气机升降失常	痰浊、水饮、瘀血相兼为患
病证特点	是呈反复发作性的一个病种	为多种急慢性疾病的一个症状	是多种慢性肺系疾病日久积渐而成
临床表现	以喉中哮鸣有声为特征，有明显的发作与缓解期	以呼吸急促困难为主要表现，甚则张口抬肩，鼻翼扇动，不能平卧	除咳喘外，尚有心悸，唇甲紫绀，胸腹胀满，肢体浮肿等症状

（2）哮、喘、肺胀三者的关系：见图 1-12。

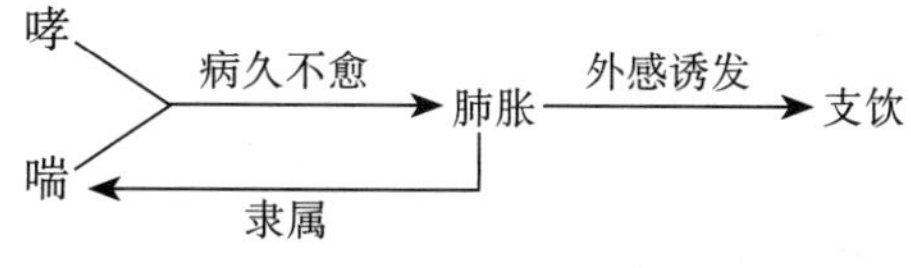

图 1-12　哮、喘、肺胀三者的关系

四、辨证论治

（一）辨证要点

辨标本虚实的主次

（1）感邪时偏于邪实，平时偏于本虚。

（2）偏实者须分清痰浊、水饮、瘀血的偏盛。早期：以痰浊为主；中期：痰瘀并重，可兼见气滞、水饮错杂为患；后期：痰瘀壅盛，正气虚衰，本虚与标实并重。

（3）偏虚者当区别气（阳）虚、阴虚的性质，肺、心、肾、脾病变的主次。早期：多为气虚，或气阴两虚，病在肺、脾、肾；后期：气虚及阳，甚则阴阳两虚，病变以肺、肾、心为主。

（二）治疗原则

治疗原则：祛邪扶正共施。发作期治标，缓解期治本，正虚邪实者，标本兼顾。

（1）治标法则：祛邪宣肺（辛温，辛凉），降气化痰（温化，清化），温阳利水（通

阳，淡渗），甚或开窍（凉开，温开），息风（清热息风，养阴息风），止血等。

(2) 治本法则：以补养心肺、益肾健脾为主，或气阴兼调，或阴阳两顾。正气欲脱时宜扶正固脱，救阴回阳。

（三）证治分类

1．痰浊壅肺证（肺虚脾弱，痰浊内生）

主症：胸膺满闷，短气喘息，稍劳即著，咳嗽痰多，色白黏腻或呈泡沫。

兼症：畏风易汗，脘痞纳少，倦怠乏力。

苔脉：舌暗，苔薄腻或浊腻，脉小滑。

治法：化痰降气，健脾益肺。

方药：苏子降气汤合三子养亲汤加减。二方均能降气化痰平喘，但前方偏温，以上盛兼有下虚，寒痰喘咳为宜；后方偏降，以痰浊壅盛，肺实喘满，痰多黏腻为宜。

常用药：紫苏子、前胡、白芥子——化痰降逆平喘；半夏、厚朴、陈皮——燥湿化痰，行气降逆；白术、茯苓、甘草——运脾和中。

2．痰热郁肺证（痰热壅肺，清肃失司）

主症：咳逆，喘息气粗，胸满，烦躁，目胀睛突，痰黄或白，黏稠难咯。

兼症：或伴身热，微恶寒，有汗不多，口渴欲饮，溲赤，便干。

苔脉：舌边尖红，苔黄或黄腻，脉数或滑数。

治法：清肺化痰，降逆平喘。

方药：越婢加半夏汤或桑白皮汤加减。前方宣肺泄热，后方清肺化痰。

常用药：麻黄——宣肺平喘；黄芩、石膏、桑白皮——清泄肺中郁热；杏仁、半夏、紫苏子——化痰降气平喘。

3．痰蒙神窍证（痰蒙神窍，引动肝风）

主症：神志恍惚，表情淡漠，谵妄，烦躁不安，撮空理线，嗜睡，甚则昏迷。

兼症：或伴肢体瞤动，抽搐，咳逆喘促，咳痰不爽。

苔脉：舌质暗红或淡紫，苔白腻或黄腻，脉细滑数。

治法：涤痰，开窍，息风。

方药：涤痰汤加减。本方可涤痰开窍，息风止痉。

常用药：半夏、茯苓、橘红、胆南星——涤痰息风；竹茹、枳实——清热化痰利膈；石菖蒲、远志、郁金——开窍化痰降浊。另可配服至宝丹或安宫牛黄丸以清心开窍。

4．阳虚水泛证（心肾阳虚，水饮内停）

主症：心悸，喘咳，咳痰清稀，面浮，下肢浮肿，甚则一身悉肿，腹部胀满有水。

兼症：脘痞，纳差，尿少，怕冷，面唇青紫。

苔脉：舌胖质黯，苔白滑，脉沉细。

治法：温肾健脾，化饮利水。

方药：真武汤合五苓散加减。前方温阳利水，用于脾肾阳虚之水肿；后方通阳化气利水，配合真武汤可加强利尿消肿的作用。

常用药：附子、桂枝——温肾通阳；茯苓、白术、猪苓、泽泻、生姜——健脾利水；赤芍——活血化瘀。

5．肺肾气虚证（肺肾两虚，气失所主）

主症：呼吸浅短难续，声低气怯，甚则张口抬肩，倚息不能平卧。

兼症：咳嗽，痰白如沫，咯吐不利，胸闷心慌，形寒汗出，或腰膝酸软，小便清长，或尿有余沥。

苔脉：舌淡或黯紫，脉沉细数无力，或有结代。

治法：补肺纳肾，降气平喘。

方药：平喘固本汤合补肺汤加减。前方补肺纳肾、降气化痰，后方功在补肺益气。

常用药：党参（人参）、黄芪、炙甘草——补肺；冬虫夏草、熟地黄、胡桃肉、坎脐——益肾；五味子——收敛肺气；灵磁石、沉香——纳气归元；紫菀、款冬花、紫苏子、法半夏、橘红——化痰降气。

[结语]

（1）肺胀是多种慢性肺系疾病后期转归而成。临床以喘咳上气，胸闷胀满，心慌等为主症。病久可见面唇紫绀，身肿，甚或昏迷、抽搐以至喘脱等危重证候。根据其症状表现，肺胀与咳喘、痰饮、心悸、水肿、喘厥等证有关。

（2）病因以久病肺虚为主，由于反复感邪，而使病情进行性加重。病位在肺，继则影响脾、肾，后期及心。病理性质多由气虚、气阴两虚发展为阳虚，且在病程中可形成痰、饮、瘀等病理产物。标本虚实常相兼夹或互为影响。最后因邪盛正虚，而发生气不摄血，痰蒙神窍，或喘脱等严重变端。

（3）治疗当根据感邪时偏于邪实，平时偏于正虚的不同，有侧重地分别选用扶正与祛邪的不同治法。

第八节 肺 痿

一、概述

（一）含义

肺痿，是指肺叶痿弱不用，临床以咳吐浊唾涎沫为主症，为肺脏的慢性虚损性疾患。

（二）病名释义

痿：通“萎”，形容如草木之枯萎不荣。

（三）讨论范围

凡某些慢性肺实质性病变如肺纤维化、肺不张等，临床表现肺痿特征者，均可参照本节辨证论治。

二、病因病机

（1）示意图：见图1-13。

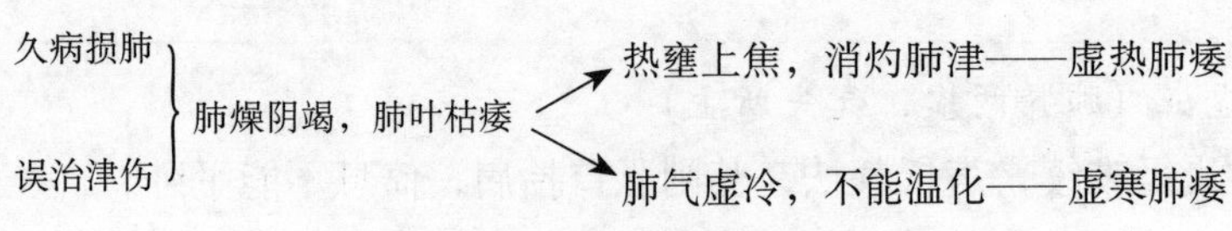

图 1-13　病因病机示意图

（2）病位：在肺，与脾、胃、肾等脏密切相关。

（3）基本病机：肺脏虚损，津气耗伤，肺失濡养，肺叶枯萎。

（4）病理性质：有肺燥津伤，肺气虚冷之分。

1）虚热肺痿：一为本脏自病所转归，一由失治误治或他脏之病导致。

2）虚寒肺痿：肺气虚冷，不能温化、固摄津液，由气虚导致津亏；或阴伤及阳，气不化津，以致肺失濡养，渐致肺叶枯萎不用。

三、诊断及病证鉴别

（一）诊断依据

（1）临床以咳吐浊唾涎沫为主症，唾呈细沫稠黏，或白如雪，或带白丝，咳嗽，或不咳，气短，动则气喘。

（2）常伴有面色㿠白或青苍，形体瘦削，神疲，头晕，或时有寒热等全身症状。

（3）有多种慢性肺系疾病史，久病体虚。

（二）病证鉴别

（1）与肺痈的鉴别：见表 1-21。

表 1-21　与肺痈的鉴别

类型	肺痈	肺痿
成因	热壅血瘀，肺叶生疮	虚热内灼或肺气虚冷，肺叶痿弱不用
病性	实热，病在肺之气血分	虚热（寒），病在肺之气分
病程	短，发病急	长，发病缓
症状	形体多实，咳则胸痛，咳痰腥臭，甚则咳吐脓血	形体多虚，咳嗽，胸不痛，咳吐浊唾涎沫或见痰血而不腥臭
脉象	滑数	虚数
联系	肺痈失治误治，可转为肺痿	

（2）与肺痨的鉴别：见表 1-22。

表 1-22　与肺痨的鉴别

类型	肺痿	肺痨
临床表现	咳吐浊唾涎沫为主症	咳嗽，咯血，潮热，盗汗为主症
联系	肺痨后期可以转为肺痿重症	

四、辨证论治

（一）辨证要点

辨虚热虚寒

虚热——易火逆上气，常伴咳逆喘息。

虚寒——常见上不制下，小便频数或遗尿。

（二）治疗原则

基本治则：补肺生津。

虚热证——生津清热，以润其枯。

虚寒证——温肺益气，而摄涎沫。

时刻注意保护津液，重视调理脾肾。

（三）证治分类

1. 虚热证（肺阴亏耗，虚火内炽）

主症：咳吐浊唾涎沫，其质较黏稠，或咳痰带血，咳声不扬，甚则音嗄。

兼症：气急喘促，口渴咽燥，午后潮热，形体消瘦，皮毛干枯。

苔脉：舌红而干，脉虚数。

治法：滋阴清热，润肺生津。

方药：麦门冬汤合清燥救肺汤加减。前方润肺生津，降逆下气；后方养阴润燥，清金降火。

常用药：太子参、甘草、大枣、粳米——益气生津，甘缓补中；桑叶、石膏——清泄肺经燥热；阿胶、麦冬、胡麻仁——滋肺养阴；杏仁、枇杷叶、半夏——化痰止咳，下气降逆。

2. 虚寒证（肺气虚寒，气不化津）

主症：咯吐涎沫，其质清稀量多，不渴，短气不足以息。

兼症：头眩，神疲乏力，食少，形寒，小便数，或遗尿。

苔脉：舌质淡，脉虚弱。

治法：温肺益气。

方药：甘草干姜汤或生姜甘草汤加减。前方甘辛合用，甘以滋液，辛以散寒；后方则以补脾助肺，益气生津为主。

常用药：甘草、干姜——温肺脾；人参、大枣、白术、茯苓——甘温补脾，益气生津。

[结语]

（1）肺痿是指肺叶痿弱不用的病证，为肺脏的慢性虚损性疾患，临床以咳吐浊唾涎沫为主症，系多种慢性肺系疾病后期发展而成。

（2）发病机理主要为热在上焦，肺燥津伤；或肺气虚冷，气不化津，以致津气亏损，肺失濡养，肺叶枯萎。其病位在肺，但与脾、胃、肾等脏密切相关。

（3）辨证有肺脏虚热和肺气虚冷两大类，以虚热证较为多见。治疗总以补肺生津为原则。虚热证，润肺生津，清金降火；虚寒证，温肺益气。但虚热久延伤气，亦可转为虚寒证，

治疗上也要法随证转。

(4) 肺痿属内伤虚证，病情较重而迁延难愈，如治疗对症，调理适宜，病情稳定改善，可带病延年，或可获愈。如治疗不当，或不注意调摄，则使病情恶化，以至不治。若见张口短气，喉哑，声嘶，咯血，皮肤干枯，脉沉涩而急或细数无神者，预后多不良。

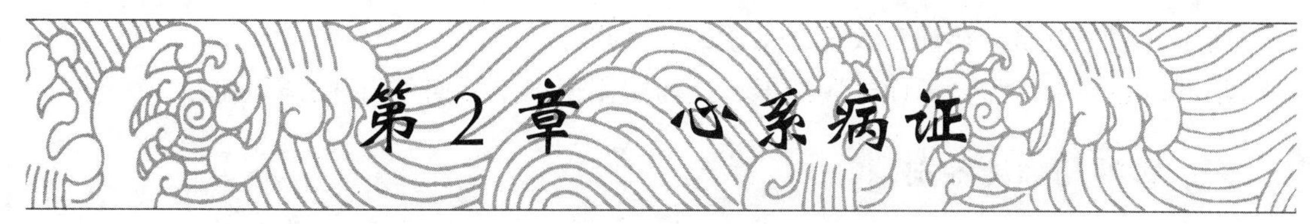

第2章 心系病证

第一节 心 悸

一、概述

（一）含义

心悸是指患者自觉心中悸动，惊惕不安，甚则不能自主的一种病证，临床一般多呈发作性，每因情志波动或劳累过度而发作，且常伴胸闷、气短、失眠、健忘、眩晕、耳鸣等症。

（二）病名释义

惊悸：指由于惊骇而见心悸，或心慌易惊、恐惧不安的病证，时发时止，病情较轻。

怔忡：是指无明显诱因而常见心中跳动不能自制，其发作无时，稍劳尤甚。病情较重。

（三）讨论范围

各种原因引起的心律失常，如心动过速、心动过缓、期前收缩、心房颤动或扑动、房室传导阻滞、病态窦房结综合征、预激综合征及心功能不全、心肌炎、一部分神经症等，如表现以心悸为主症者，均可参照本病证辨证论治，同时结合辨病处理。

二、病因病机示意图

（1）示意图：见图2-1。

体虚劳倦→耗损气阴，神气不守
七情所伤→内舍于心，耗气伤阴
感受外邪：突遇惊恐，忤犯心神；忧思不解，阴血暗耗；化火生痰，痰热扰心
药食不当：蕴热化火，痰火扰心；耗伤心气，损伤心阴
（以上）→心动不宁，心脉不畅→心悸

图2-1　病因病机示意图

（2）病位：在心，与肝、脾、肾、肺四脏关系密切。

（3）基本病机：气血阴阳亏虚，心失所养；邪扰心神，心神不宁。

（4）病理性质：有虚、实两个方面，两者可相互兼夹及转化。

虚：气、血、阴、阳亏虚，心失滋养。

实：气滞、血瘀、痰浊、火郁、水饮，邪气扰心。

早期以心气虚常见，渐而气阴两虚，进而阴阳俱损；后期可出现心阳欲脱的危候。

三、诊断与病证鉴别

（一）诊断依据

（1）一般症状：自觉心中悸动不安，心搏异常，或快速，或缓慢，或跳动过重，或忽跳忽止，呈阵发性或持续不解，神情紧张，心慌不安，不能自主。

（2）伴有症状：胸闷不舒，易激动，心烦寐差，颤抖乏力，头晕等。中老年患者，可伴有心胸疼痛，甚则喘促，汗出肢冷，或见晕厥。

（3）常见脉象：数、促、结、代、涩、缓、沉、迟等。

（4）诱发因素：情志刺激、劳倦、饮酒、饱食等。

（二）病证鉴别

（1）惊悸与怔忡的鉴别：见表 2-1。

表 2-1　惊悸与怔忡的鉴别

类型	惊悸	怔忡
病因	内因：心胆虚怯，思虑过度，或心虚停痰；外因：七情刺激	内因：惊悸日久或久病体虚；外因：或有所触
病机	气血阴阳亏虚，心失所养，或邪扰心神，心神不宁	久病体虚，心脏受损
病性	实证居多	虚证居多，或虚中夹实
症状	外有所触，发时心悸阵作，甚至有欲厥之状	无惊自悸，常持续心悸，心中惕惕，不能自控，活动后加重
病势	多为阵发性，病来虽速，病情较轻，可自行缓解，不发时如常人	病来虽渐，病情较重，不发时可有脏腑虚损之象
转化	惊悸日久不愈，渐成怔忡，怔忡外受惊扰则加重	

（2）与奔豚的鉴别：见表 2-2。

表 2-2　与奔豚的鉴别

类型	奔豚（肾积）	心悸
病因	七情内伤，寒水上逆	体质虚弱，饮食、情志、外邪所伤
病机	气机逆乱	心神不宁和（或）心脉不畅
症状	上下冲逆，发自少腹。发作时气从少腹上冲咽喉，心胸躁动不安，不发时如常人	心中剧烈跳动，发自于心

四、辨证论治

（一）辨证要点

1．辨虚实

虚：气血阴阳亏虚，心失所养。

实：痰饮、瘀血、火邪上扰。

2．辨病位

分清心脏与他脏的病变情况，有利于决定治疗的先后缓急。

（二）治疗原则

治分虚实：

虚证——补气、养血、滋阴、温阳，配以宁心安神。

实证——祛痰、化饮、清火、行瘀，配以镇心安神。

（三）证治分类

1．心虚胆怯证（气血亏损，心虚胆怯）

主症：心悸不宁，善惊易恐，恶闻声响，坐卧不安。

兼症：不寐多梦而易惊醒，食少纳呆。

苔脉：苔薄白，脉细略数或细弦。

治法：镇惊定志，养心安神。

方药：安神定志丸加减。本方益气养心，镇惊安神。

常用药：龙齿、琥珀——镇惊安神；酸枣仁、远志、茯神——养心安神；人参、茯苓、山药——益气壮胆；天冬、生地黄、熟地黄——滋养心血；肉桂——鼓舞气血生长；五味子——收敛心气。

2．心血不足证（心血亏耗，心失所养）

主症：心悸气短，头晕目眩，面色无华，失眠健忘。

兼症：倦怠乏力，纳呆食少。

苔脉：舌淡红，脉细弱。

治法：补血养心，益气安神。

方药：归脾汤加减。本方益气补血，健脾养心。

常用药：黄芪、人参、白术、炙甘草——益气健脾；熟地黄、当归、龙眼肉——补养心血；茯神、远志、酸枣仁——宁心安神；木香——理气醒脾，使补而不滞。

3．阴虚火旺证（水不济火，心火内动）

主症：心悸易惊，心烦失眠，五心烦热，口干，盗汗，思虑劳心则症状加重。

兼症：耳鸣腰酸，头晕目眩，急躁易怒。

苔脉：舌红少津，苔少或无，脉象细数。

治法：滋阴清火，养心安神。

方药：天王补心丹合朱砂安神丸加减。前方滋阴养血，补心安神；后方清心降火，重镇安神。

常用药：生地黄、玄参、麦冬、天冬——滋阴清热；当归、丹参——补血养心；人参、炙甘草——补益心气；黄连——清热泻火；朱砂、茯苓、远志、酸枣仁、柏子仁——养心安神；五味子——收敛耗散之心气；桔梗——引药上行，以通心气。

4．心阳不振证（心阳虚衰，心神失养）

主症：心悸不安，胸闷气短，动则尤甚。

兼症：面色苍白，形寒肢冷。

苔脉：舌淡苔白，脉象虚弱或沉细无力。

治法：温补心阳，安神定悸。

方药：桂枝甘草龙骨牡蛎汤合参附汤加减。前方温补心阳，安神定悸；后方益心气，温心阳。

常用药：桂枝、附子——温振心阳；人参、黄芪——益气助阳；麦冬、枸杞——滋阴，取“阳得阴助而生化无穷”之意；炙甘草——益气养心；龙骨、牡蛎——重镇安神定悸。

5．水饮凌心证（水饮内停，上凌于心）

主症：心悸眩晕，胸闷痞满，渴不欲饮，小便短少。

兼症：下肢浮肿，形寒肢冷，伴恶心，欲吐，流涎。

苔脉：舌淡胖，苔白滑，脉象弦滑或沉细而滑。

治法：振奋心阳，化气行水，宁心安神。

方药：苓桂术甘汤加减。本方通阳利水。

常用药：泽泻、猪苓、车前子、茯苓——淡渗利水；桂枝、炙甘草——通阳化气；人参、白术、黄芪——健脾益气助阳；远志、茯神、酸枣仁——宁心安神。

6．瘀阻心脉证（心脉瘀阻，心阳被遏）

主症：心悸不安，心痛时作，痛如针刺，唇甲青紫。

兼症：胸闷不舒。

苔脉：舌质紫暗或有瘀斑，脉涩或结或代。

治法：活血化瘀，理气通络。

方药：桃仁红花煎合桂枝甘草龙骨牡蛎汤。前方养血活血，理气通脉止痛；后方温通心阳，镇心安神。

常用药：桃仁、红花、丹参、赤芍、川芎——活血化瘀；延胡索、香附、青皮——理气通脉止痛；生地黄、当归——养血活血；桂枝、甘草——通心阳；龙骨、牡蛎——镇心神。

7．痰火扰心证（痰火扰心，心神不安）

主症：心悸时发时止，受惊易作，胸闷烦躁，失眠多梦。

兼症：口干口苦，大便秘结，小便短赤。

苔脉：舌红，苔黄腻，脉弦滑。

治法：清热化痰，宁心安神。

方药：黄连温胆汤加减。本方清心降火，化痰安中。

常用药：黄连、山栀子——苦寒泻火，清心除烦；竹茹、半夏、胆南星、全瓜蒌、陈皮——清化痰热、和胃降逆；生姜、枳实——下气行痰；远志、石菖蒲、酸枣仁、生龙骨、生牡蛎——宁心安神。

[结语]

（1）心悸多因体虚劳倦（久病失养或劳伤过度），情志内伤，外邪侵袭等，导致心神失宁而发病。

（2）心悸病位在心，根据病证的临床表现，应分辨病变有无涉及肝、脾、肺、肾，是病及一脏，抑或病及多脏。

（3）心悸病机有虚实之分，虚为气、血、阴、阳亏损，心神失养；实为气滞、血瘀、痰浊、火郁、水饮扰动心神。两者常相互夹杂。虚证之中，常兼痰浊、水饮或血瘀为患；实证之中，则多有脏腑虚弱的表现。

（4）治疗上，其虚证者，或补气血之不足，或调阴阳之盛衰，以求气血调和，阴平阳秘，心神得养；其实证者，或行气祛瘀，或清心泻火，或化痰逐饮，使邪去正安，心神得宁。因心中动悸不安为本病的主要临床特点，故可配合安神之品。因虚者，常配以养血安神之品；因实者，则多配用重镇安神药物。

第二节 胸 痹

一、概述

（一）含义

胸痹是指以胸部闷痛，甚则胸痛彻背，喘息不得卧为主症的一种疾病，轻者仅感胸闷如窒，呼吸欠畅；重者则有胸痛；严重者心痛彻背，背痛彻心。

（二）病名释义

真心痛：发病时“手足青至节，心痛甚，旦发夕死，夕发旦死”为本证的临床特征，是危及生命的急重之症。

（三）讨论范围

本病与西医学所指的冠状动脉粥样硬化性心脏病（心绞痛、心肌梗死）关系密切，其他如心包炎、二尖瓣脱垂综合征、病毒性心肌炎、心肌病、慢性阻塞性肺疾病、慢性胃炎等，出现胸闷、心痛彻背、短气、喘不得卧等症状者，亦可参照本病证内容辨证论治。

二、病因病机

（1）示意图：见图2-2。

（2）病位：在心，与肝、肺、脾、肾有关。

（3）病理因素：阴寒、痰浊、血瘀相互为患。

（4）病理基础：胸阳不振。

（5）基本病机：心脉痹阻，胸阳失旷。

（6）病理性质：本虚标实，虚实夹杂。

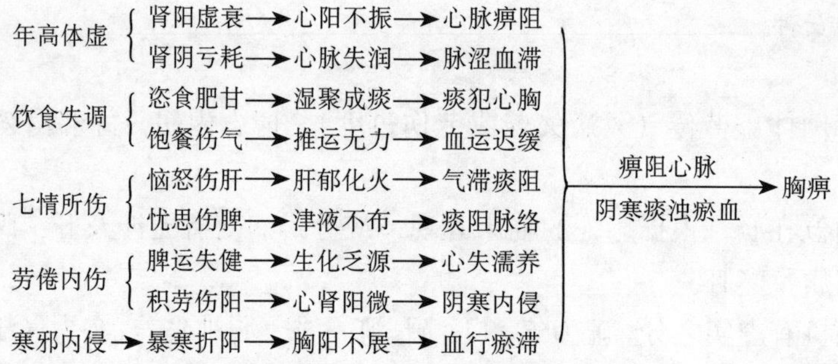

年高体虚：肾阳虚衰→心阳不振→心脉痹阻；肾阴亏耗→心脉失润→脉涩血滞

饮食失调：恣食肥甘→湿聚成痰→痰犯心胸；饱餐伤气→推运无力→血运迟缓

七情所伤：恼怒伤肝→肝郁化火→气滞痰阻；忧思伤脾→津液不布→痰阻脉络

劳倦内伤：脾运失健→生化乏源→心失濡养；积劳伤阳→心肾阳微→阴寒内侵

寒邪内侵→暴寒折阳→胸阳不展→血行瘀滞

以上→痹阻心脉、阴寒痰浊瘀血→胸痹

图 2-2　病因病机示意图

本虚：气虚、气阴两虚及阳气虚衰。

标实：血瘀、寒凝、痰浊、气滞，可相兼为病。

发作期以标实为主，以血瘀最为突出；缓解期主要有心、脾、肾之亏虚，尤以心气虚常见。

轻者多为胸阳不振，阴寒之邪上乘，阻滞气机；重者则为痰瘀交阻，壅塞胸中，气机闭阻。

三、诊断与病证鉴别

（一）诊断依据

1. 疼痛的位置及性质

本病多在膻中或心前区憋闷疼痛，甚则痛彻左肩背、咽喉、胃脘部、左上臂内侧等部位，呈反复发作性或持续不解。

2. 伴有症状

本病常伴有心悸，气短，自汗，甚则喘息不得卧。

3. 疼痛的时间

胸闷胸痛一般持续几秒到几十分钟，休息或用药后可缓解。严重者可见胸痛剧烈，持续不解，汗出肢冷，面色苍白，唇甲青紫，脉散乱或微细欲绝等危候，可发生猝死。

4. 年龄和诱因

多见于中年以上，常因操劳过度，抑郁恼怒或多饮暴食，或气候变化而诱发。

（二）病证鉴别

(1) 与悬饮的鉴别：见表 2-3。

表 2-3　与悬饮的鉴别

类型	胸痹	悬饮
共同点	均有胸痛	
病位	当胸闷痛，并可向左肩或左臂内侧等部位放射	胸胁胀痛，持续不解
兼症	常因受寒、饱餐、情绪激动、劳累而突然发作，历时短暂，休息或用药后得以缓解	多伴有咳唾，转侧、呼吸时疼痛加重，肋间饱满，并有咳嗽、咳痰等肺系证候

（2）与胃脘痛的鉴别：见表 2-4。

表 2-4　与胃脘痛的鉴别

类型	胸痹	胃脘痛
病位	膻中或胸膺部，不典型者，其疼痛在胃脘部	胃脘部
病机	心脉痹阻，胸阳失旷	胃失和降，不通则痛
症状	闷痛为主，为时极短	胀痛为主，局部有压痛，持续时间较长
与饮食关系	虽与饮食有关，但休息、服药后常可缓解	与饮食相关，常伴有泛酸、嘈杂、嗳气、呃逆等胃部症状

（3）与真心痛的鉴别：真心痛乃胸痹的进一步发展；症见心痛剧烈，甚则持续不解，伴有汗出、肢冷、面白、唇紫、手足青至节，脉微或结代等危重证候。

四、辨证论治

（一）辨证要点

1. *辨标本虚实*

（1）标实应区别气滞、痰浊、血瘀、寒凝的不同：

气滞——闷重而痛轻，兼见胸胁胀满，善太息，憋气，苔薄白，脉弦。

痰浊——胸部窒闷而痛，伴唾吐痰涎，苔腻，脉弦滑或弦数。

寒凝——胸痛如绞，遇寒则发，或得冷加剧，伴畏寒肢冷，舌淡苔白，脉细。

瘀血——刺痛固定不移，痛有定处，夜间多发，舌紫暗或有瘀斑，脉结代或涩。

（2）本虚应区别阴阳气血亏虚的不同：

心气不足——心胸隐痛而闷，因劳累而发，伴心慌、气短、乏力，舌淡胖嫩，边有齿痕，脉沉细或结代。

心阳不振——绞痛兼见胸闷气短，四肢厥冷，神倦自汗，脉沉细。

气阴两虚——隐痛时作时止，缠绵不休，动则多发，伴口干，舌淡红而少苔，脉沉细而数。

2. *辨病情轻重*

病轻——疼痛持续时间短暂，瞬息即逝。

病重——持续时间长，反复发作。

重症或危候——持续数小时甚至数日不休。

顺症——疼痛遇劳发作，休息或服药后能缓解。

危候——服药后难以缓解。

（二）治疗原则

（1）先治其标，后治其本。

（2）发作期标实为主——先祛其邪；缓解期本虚为主——予以扶正。

1）标实：气滞——疏理气机；血瘀——活血化瘀；寒凝——辛温通阳；痰浊——泄

浊豁痰。本法尤重活血通脉治法。

2）本虚：补气温阳；滋阴益肾；本法尤其重视补益心气之不足。

(3）脱证——益气固脱。

（三）证治分类

1．心血瘀阻证（血行瘀滞，胸阳痹阻）

主症：心胸疼痛，如刺如绞，痛有定处，入夜为甚，甚则心痛彻背，背痛彻心，或痛引肩背。

兼症：胸闷，日久不愈，可因暴怒、劳累而加重。

苔脉：舌质紫暗，有瘀斑，苔薄，脉弦涩。

治法：活血化瘀，通脉止痛。

方药：血府逐瘀汤加减。本方可祛瘀通脉，行气止痛。

常用药：川芎、桃仁、红花、赤芍——活血化瘀，和营通脉；柴胡、桔梗、枳壳、牛膝——调畅气机，行气活血；当归、生地黄——补养阴血；降香、郁金——理气止痛。

2．气滞心胸证（气滞心胸，心脉不和）

主症：心胸满闷，隐痛阵发，痛有定处，时欲太息，遇情志不遂时容易诱发或加重。

兼症：脘腹胀闷，得嗳气或矢气则舒。

苔脉：苔薄或薄腻，脉细弦。

治法：疏肝理气，活血通络。

方药：柴胡疏肝散加减。本方疏肝理气。

常用药：柴胡、枳壳——疏肝理气；香附、陈皮——理气解郁；赤芍、川芎——活血通脉。

3．痰浊闭阻证（痰浊盘踞，胸阳失展）

主症：胸闷重而心痛微，痰多气短，形体肥胖，遇阴雨天易发作或加重。

兼症：肢体沉重，倦怠乏力，纳呆便溏，咯吐痰涎。

苔脉：舌体胖大且边有齿痕，苔浊腻或白滑，脉滑。

治法：通阳泄浊，豁痰宣痹。

方药：瓜蒌薤白半夏汤合涤痰汤加减。两方均能温通豁痰。前方偏于通阳行气；后方偏于健脾益气，豁痰开窍。

常用药：瓜蒌、薤白——化痰通阳、行气止痛；半夏、胆南星、竹茹——清化痰热；人参、茯苓、甘草——健脾益气；石菖蒲、陈皮、枳实——理气宽胸。

4．寒凝心脉证（阴寒凝滞，心阳不振）

主症：猝然心痛如绞，心痛彻背，喘不得卧，甚则手足不温，冷汗自出。

兼症：形寒，心悸，胸闷气短，面色苍白，多因气候骤冷或骤感风寒而发病或加重。

苔脉：苔薄白，脉沉紧或沉细。

治法：辛温散寒，宣通心阳。

方药：枳实薤白桂枝汤合当归四逆散。两方皆能辛温散寒，助阳通脉。前方重在通阳理气，后方以温经散寒为主。

常用药：桂枝、细辛——温散寒邪，通阳止痛；薤白、瓜蒌——化痰通阳、行气止痛；当归、芍药、甘草——养血活血；枳实、厚朴——理气通脉；大枣——养脾和营。

5．气阴两虚证（心气不足，阴血亏耗）

主症：心胸隐痛，时作时休，心悸气短，动则益甚。

兼症：倦怠乏力，声息低微，面色皖白，易汗出。

苔脉：舌质淡红，舌体胖且边有齿痕，苔薄白，脉虚细缓或结代。

治法：益气养阴，活血通脉。

方药：生脉散合人参养荣汤加减。两者皆能补益心气。前方长于益心气，敛心阴；后方长于补气养血，安神宁心。

常用药：人参、黄芪、炙甘草——大补元气，通经利脉；肉桂——温通心阳；麦冬、玉竹——滋养心阴；五味子——收敛心气；丹参、当归——养血活血。

6．心肾阴虚证（水不济火，心失所养）

主症：心痛憋闷，心悸盗汗，腰酸膝软，头晕耳鸣。

兼症：虚烦不寐，口干便秘。

苔脉：舌红少津，苔薄或剥，脉细数或促代。

治法：滋阴清火，养心和络。

方药：天王补心丹合炙甘草汤加减。两方均为滋阴养心之剂。前方以养心安神为主，后方以养阴复脉见长。

常用药：生地黄、玄参、天冬、麦冬——滋水养阴，以降虚火；人参、炙甘草、茯苓——益助心气；柏子仁、酸枣仁、五味子、远志——交通心肾，养心安神；丹参、当归、芍药、阿胶——滋养心血而通心脉。

7．心肾阳虚证（阳气虚衰，血行瘀滞）

主症：心悸而痛，胸闷气短，自汗，动则更甚。

兼症：面色皖白，神倦怯寒，四肢欠温或肿胀。

苔脉：舌质淡胖，边有齿痕，苔白或腻，脉沉细迟。

治法：温补阳气，振奋心阳。

方药：参附汤合右归饮加减。两方均能补益阳气。前方大补元气，温补心阳；后方温肾助阳，补益精气。

常用药：人参——大补元气；附子——温补真阳；肉桂——振奋心阳；炙甘草——益气复脉；熟地黄、山茱萸、仙灵脾、补骨脂——温养肾气。

[结语]

（1）胸痹的临床特征为当胸闷痛，甚则胸痛彻背，短气，喘息，不得安卧。

（2）病因与寒邪内侵、饮食失调、情志失节、劳倦内伤、年迈体虚等有关。其病位在心，但与肺、肝、脾、肾有关。其病机总属于本虚标实，发作期以标实为主，缓解期以本虚为主，本虚为阴阳气血的亏虚，标实为瘀血、寒凝、痰浊、气滞交互为患。

（3）辨证当分清标本虚实。本着补其不足、泻其有余的原则，实证宜用活血化瘀、辛温散寒、泄浊豁痰、宣通心阳等法；虚证宜以补养扶正为主，用益气通脉、滋阴益肾、益气温阳等法。但临证所见，多虚实夹杂，故必须严密观察病情，灵活掌握，辨证论治，按虚实主次缓急而兼顾同治，并配合运用有效的中成药，可取得较好的效果。

附 真心痛

（1）发病特点：剧烈而持久的胸骨后疼痛，伴心悸、水肿、肢冷、喘促、汗出、面色苍白等症状，甚至危及生命。相当于西医学中的心绞痛、心肌梗死、心律失常、心力衰竭、心源性休克等病。

（2）发病基础：本虚。

（3）发病条件：标实（寒凝气滞、血瘀痰浊，闭塞心脉，心脉不通）。

（4）病位：在心，其本在肾。

（5）基本病机：心脉突然闭塞，气血运行中断。

（6）病理性质：本虚标实。急性期以标实为主。

本病在发作期必须选用有速效止痛作用之药物，以迅速缓解心痛症状。疼痛缓解后予以辨证施治。

1．气虚血瘀

主症：心胸刺痛，胸部闷窒，动则加重。

兼症：短气乏力，汗出心悸。

舌脉：舌体胖大，边有齿痕，舌质黯淡或有瘀点瘀斑，舌苔薄白，脉弦细无力。

治法：益气活血，通脉止痛。

方药：保元汤合血府逐瘀汤加减。

常用药：人参、黄芪——补益心气；桃仁、红花、川芎、失笑散——活血化瘀；丹参、赤芍、当归——养血活血；柴胡、枳壳、桔梗——行气豁痰宽胸；甘草——调和药物。

2．寒凝心脉

主症：胸痛彻背，心悸不宁，形寒肢冷。

兼症：神疲乏力，胸闷气短。

舌脉：舌质淡黯，苔白腻，脉沉无力，迟缓或结代。

治法：温补心阳，散寒通脉。

方药：当归四逆汤加味。

常用药：当归——补血活血；芍药——养血和营；桂枝、附子——温经散寒；细辛——散寒，除痹止痛；人参、甘草——益气健脾；通草、三七、丹参——通行血脉。

3．正虚阳脱

主症：心胸绞痛，胸中憋闷或有窒息感，喘促不宁，心慌，面色苍白，大汗淋漓。

兼症：烦躁不安或表情淡漠，重则昏迷，四肢厥冷，口开目合，手撒尿遗。

舌脉：脉疾数无力，或脉微欲绝。

治法：回阳救逆，益气固脱。

方药：四逆加人参汤加减。

常用药：红参——大补元气；附子、肉桂——温阳；山茱萸、龙骨、牡蛎——固脱；

玉竹、炙甘草——养阴益气。

阴竭阳亡，合生脉散，并可急用独参汤灌胃或鼻饲。

第三节 不寐

一、概述

（一）含义

不寐是以经常不能获得正常睡眠为特征的一类病证。主要表现为睡眠时间、深度的不足，轻者入睡困难，或寐而不酣，时寐时醒，或醒后不能再寐，重则彻夜不寐，常影响人们的正常工作、生活、学习和健康。

（二）讨论范围

西医学的神经症、更年期综合征、慢性消化不良、贫血、动脉粥样硬化症等以不寐为主要临床表现时，可参考本节内容辨证论治。

二、病因病机

（1）示意图：见图2-3。

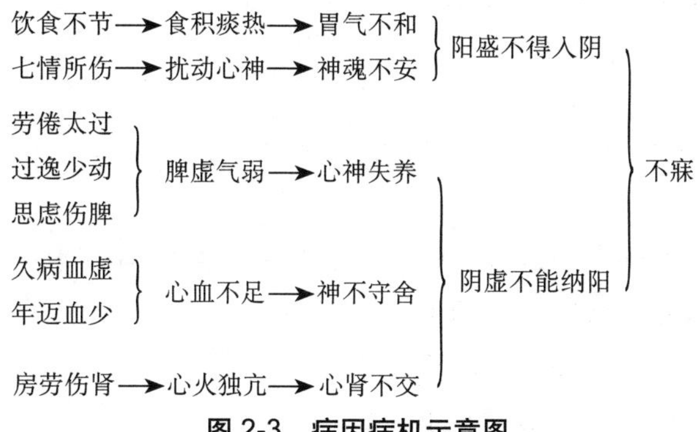

图2-3 病因病机示意图

（2）病位：在心，与肝、脾（胃）、肾密切相关。

（3）病机关键：阳盛阴衰，阴阳失交。

（4）病理性质：有虚实之别，而以虚者为多。

1）实——邪气扰乱，心神不宁。火（肝火、心火）、痰（痰热、痰湿）、食（饮食积滞，胃气不和）。

2）虚——阴血不足，心失所养。但久病可为虚实夹杂，或为瘀血所致。

人之寤寐，由心神控制，而营卫阴阳的正常运作是保证心神调节寤寐的基础。各种因素导致的神不守舍，不能由动转静，阴虚不能纳阳，或阳浮不得入于阴者皆可导致不寐（阳入于阴则寐，阳出于阴则寤）。

三、诊断与病证鉴别

（一）诊断依据

（1）轻者入寐困难或寐而易醒，醒后不寐，连续3周以上，重者彻夜难眠。

（2）常伴有头痛、头昏、心悸、健忘、神疲乏力、心神不宁、多梦等症。

（3）本病证常有饮食不节，情志失常，劳倦、思虑过度，病后，体虚等病史。

（二）病证鉴别

不寐应与一时性失眠、生理性少寐、他病痛苦引起的失眠相区别。

（1）不寐：指单纯以失眠为主症，表现为持续的、严重的睡眠困难，伴有头昏眼花，食纳乏味，精神萎顿或心慌、健忘等各种症状。

（2）生理性少寐：睡眠时间较少，但精神不减，并无其他不适感觉。老年人半夜醒后不能再睡，多为正常现象。

（3）一时性失眠：因一时情志影响，或生活环境改变，引起暂时性失眠，不属病态。

四、辨证论治

（一）辨证要点

1．*辨虚实*

虚证：多属阴血不足，心失所养。

临床特点：体质瘦弱，面色无华，神疲懒言，心悸健忘，多因脾失化源，肝失藏血，肾失藏精所致。

实证：邪热扰心。

临床特点：心烦易怒，口苦咽干，便秘溲赤，多因心火亢盛或肝郁化火所致。

2．*辨病位*

主要病位在心，且与肝、胆、脾、胃、肾的阴阳气血失调相关。

心：神不守舍而不寐，多属心神的失养或不安。

肝：急躁易怒而不寐，多为肝火内扰。

胆：触事易惊，心烦不寐，多属心胆气虚。

脾：面色少华、肢倦神疲而不寐，多属脾虚不运，心神失养。

胃：脘闷苔腻而不寐，多为胃腑宿食，痰热内盛。

肾：心烦心悸，头晕健忘而不寐，多为阴虚火旺，心肾不交。

（二）治疗原则

基本治则：补虚泻实，调整脏腑阴阳。

实证：泻其有余，如疏肝泻火，清化痰热，消导和中。

虚证：补其不足，如益气养血，健脾补肝益肾。

在此基础上配合安神定志之品。

（三）证治分类

1．*肝火扰心证（肝郁化火，上扰心神）*

主症：不寐多梦，甚则彻夜不眠，急躁易怒。

兼症：头晕头胀，目赤耳鸣，口干而苦，不思饮食，便秘溲赤。

舌脉：舌红苔黄，脉弦而数。

治法：疏肝泻火，镇心安神。

方药：龙胆泻肝汤加减。本方有泻肝胆实火、清下焦湿热之功效。

常用药：龙胆草、黄芩、栀子——清肝泻火；泽泻、车前子——清利湿热；当归、生地黄——滋阴养血；柴胡——疏畅肝胆之气；甘草——和中；生龙骨、生牡蛎、灵磁石——镇心安神。

2．痰热扰心证（郁痰生热，扰动心神）

主症：心烦不寐，胸闷脘痞，泛恶嗳气。

兼症：口苦，头重，目眩。

舌脉：舌偏红，苔黄腻，脉滑数。

治法：清化痰热，和中安神。

方药：黄连温胆汤加减。本方清心降火，化痰安中。

常用药：半夏、陈皮、茯苓、枳实——健脾化痰，理气和胃；黄连、竹茹——清心降火化痰；龙齿、珍珠母、磁石——镇惊安神。

3．心脾两虚证（脾虚血亏，神不安舍）

主症：不易入睡，多梦易醒，心悸健忘，神疲食少。

兼症：头晕目眩，四肢倦怠，腹胀便溏，面色少华。

舌脉：舌淡苔薄，脉细无力。

治法：补益心脾，养血安神。

方药：归脾汤加减。本方益气补血，健脾养心。

常用药：人参、白术、甘草——益气健脾；当归、黄芪——补气生血；远志、酸枣仁、茯神、龙眼肉——补心益脾安神；木香——行气舒脾。

4．心肾不交证（肾水不能上济于心，心火不能下交于肾）

主症：心烦不寐，入睡困难，心悸多梦，腰膝酸软，五心烦热。

兼症：头晕耳鸣，潮热盗汗，咽干少津，男子遗精，女子月经不调。

舌脉：舌红少苔，脉细数。

治法：滋阴降火，交通心肾。

方药：六味地黄丸合交泰丸加减。前方以滋补肾阴为主；后方清心降火，引火归原。

常用药：熟地黄、山茱萸、山药——滋补肝肾，填精益髓；泽泻、茯苓、牡丹皮——健脾渗湿，清泄相火；黄连——清心降火；肉桂——引火归原。

5．心胆气虚证（心胆虚怯，神魂不安）

主症：虚烦不寐，触事易惊，终日惕惕，胆怯心悸。

兼症：气短自汗，倦怠乏力。

舌脉：舌淡，脉弦细。

治法：益气镇惊，安神定志。

方药：安神定志丸合酸枣仁汤加减。前方重于镇惊安神，后方偏于养血清热除烦。

常用药：人参、茯苓、甘草——益心胆之气；茯神、远志、龙齿、石菖蒲——化痰宁心，镇惊安神；川芎、酸枣仁——调血养心；知母——清热除烦。

[结语]

（1）不寐多为情志所伤、饮食不节、劳倦或思虑过度、久病、年迈体虚等因素引起的脏腑机能紊乱，气血失和，阴阳失调，阳不入阴而发病。

（2）病位主要在心，涉及肝、胆、脾、胃、肾，病性有虚有实，且虚多实少。其实证者，多因肝郁化火，痰热内扰，引起心神不安所致，治当清肝泻火，清化痰热，佐以宁心安神；其虚证者，多由心脾两虚，阴虚火旺，心肾不交，心胆气虚，引起心神失宁所致，治当补益心脾，滋阴清热，交通心肾，益气镇惊，佐以养心安神。

（3）本病证宜重视精神调摄和讲究睡眠卫生，预后一般较好。

附 健 忘

一、含义

健忘是指记忆力减退，遇事善忘的一种病证，亦称“喜忘”、“善忘”、“多忘”等。

二、讨论范围

西医所称之神经衰弱、神经症、脑动脉硬化等疾病出现的健忘症状者，可参照本病证辨证论治。

三、病因病机

（1）示意图：见图 2-4。

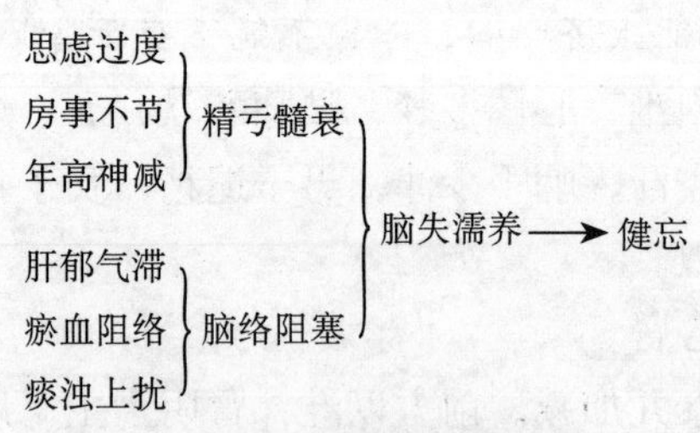

图 2-4 病因病机示意图

（2）病位：在脑。

（3）病理机制：心脾肾虚损，气血阴精不足，或气滞、血瘀、痰浊上扰。

（4）病理性质：本虚标实，虚多实少，而以虚实兼杂证者多见。

虚：以心、脾、肾虚损为主。

实：以肝郁气滞、瘀血阻络、痰浊上扰多见。

四、证治分类

1．心脾不足证

主症：健忘失眠，心悸神倦。

兼症：纳呆气短，脘腹胀满。

舌脉：舌淡，脉细弱。

治法：补益心脾。

方药：归脾汤加减。

常用药：人参、炙黄芪、白术、生甘草——益气补脾；当归、龙眼肉——养血和营；茯神、远志、酸枣仁——养心安神；木香——调气，使补而不滞。

2．肾精亏耗证

主症：健忘，头晕耳鸣，腰酸腿软。

兼症：遗精早泄，五心烦热，形体疲惫。

舌脉：舌红，脉细数。

治法：填精补髓。

方药：河车大造丸加减。

常用药：紫河车——大补精血；龟板、熟地黄、杜仲、牛膝——填精补髓；人参——益气生津；天冬、麦冬——养阴；黄柏——清相火；酸枣仁、五味子——养心安神；石菖蒲——开窍醒脑。

3．痰浊扰心证

主症：健忘嗜卧，咳吐痰涎。

兼症：呕恶，头晕胸闷。

舌脉：苔腻，脉弦滑。

治法：化痰宁心。

方药：温胆汤加减。

常用药：半夏、苍术、竹茹、枳实——化痰泄浊；白术、茯苓、甘草——健脾益气；石菖蒲、郁金——开窍解郁。

4．血瘀痹阻证

主症：遇事善忘，心悸胸闷。

兼症：言语迟缓，神思欠敏，表现呆钝，面唇暗红。

舌脉：舌质紫暗有瘀点，脉细涩或结代。

治法：活血化瘀。

方药：血府逐瘀汤加减。

常用药：桃仁、红花、当归、生地黄、赤芍、川芎、川牛膝——养血活血；柴胡、枳壳、桔梗——行气以助血行；甘草——益气护正。

附 多 寐

一、含义

多寐指不分昼夜，时时欲睡，呼之即醒，醒后复睡的病证，亦称“嗜睡”、“多卧”、“嗜眠”、“多眠”等。

二、讨论范围

西医学的发作性嗜睡病、神经症、某些精神病，其临床症状与多寐类似者，可参考本病证辨证论治。

三、病因病机概要

(1) 病位：在心、脾，与肾关系密切。

(2) 病机关键：阳虚阴盛。

(3) 发病机理：湿、浊、痰、瘀困滞阳气，心阳不振；或阳虚气弱，心神失荣。

(4) 病理性质：多属本虚标实。

本虚：心、脾、肾阳气虚弱，心窍失荣。

标实：湿邪、痰浊、瘀血等阻滞脉络、蒙塞心窍。各种病理机制可相互影响。

四、证治分类

1. 湿盛困脾证

主症：头蒙如裹，昏昏嗜睡，肢体沉重。

兼症：偶伴浮肿，胸脘痞满，纳少、泛恶。

舌脉：舌苔腻，脉濡。

治法：燥湿健脾，醒神开窍。

方药：平胃散加减。

常用药：苍术——燥湿健脾；藿香——芳香化浊；橘皮——理气和中；厚朴、生姜——宽中理脾祛湿；石菖蒲——醒脾化湿，提神开窍。

2. 瘀血阻滞证

主症：神倦嗜睡，头痛头晕。

兼症：病程较久，或有外伤史。

舌脉：舌质紫暗或有瘀斑，脉涩。

治法：活血通络。

方药：通窍活血汤加减。

常用药：赤芍、川芎、桃仁、红花——活血化瘀；生姜，黄酒——温通以助行血；老葱、麝香——开窍醒脑；红枣——顾护正气。

3．脾气虚弱证

主症：嗜睡多卧，倦怠乏力，饭后尤甚。

兼症：纳少便溏，面色萎黄。

舌脉：苔薄白，脉虚弱。

治法：健脾益气。

方药：香砂六君子汤加减。

常用药：党参、茯苓、白术、甘草——健脾益气；半夏、陈皮——化痰和中；木香、砂仁——理气醒脾。

4．阳气虚衰证

主症：心神昏浊，畏寒肢冷，面色皖白，健忘。

兼症：倦怠嗜卧，精神疲乏懒言。

舌脉：舌淡苔薄，脉沉细无力。

治法：益气温阳。

方药：附子理中丸合人参益气汤加减。

常用药：附子，干姜——温补脾肾之阳；炙黄芪、人参、白术、炙甘草——大补元气；熟地黄、五味子、川芎——滋补阴液，阴中求阳；升麻——升阳，以助清气上升。

第四节　癫　　狂

一、概述

（一）含义

癫狂为临床常见的精神失常疾病。

癫病：以精神抑郁，表情淡漠，沉默痴呆，语无伦次，静而多喜为特征（或静而多郁），俗称文痴。

狂病：以精神亢奋，狂躁不安，喧扰不宁，骂詈毁物，动而多怒为特征，俗称武痴。

两者在临床症状上不能截然分开，又能相互转化，故以癫狂并称。

（二）讨论范围

西医学精神分裂症、躁狂抑郁症，其临床表现与本病症类似者，可参考本节辨证论治。

二、病因病机

（1）示意图：见图 2-5。

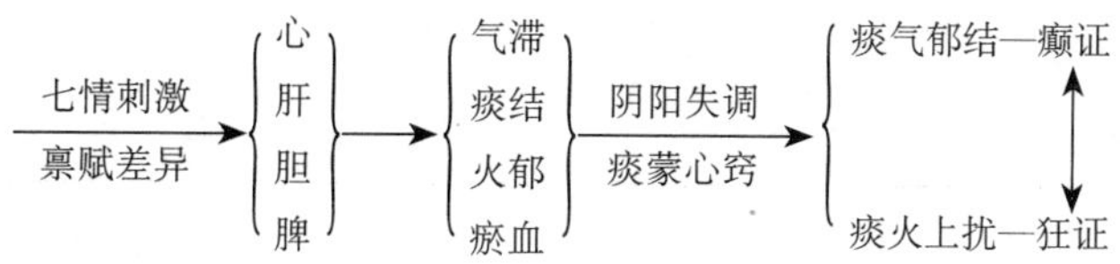

图 2-5　病因病机示意图

（2）病位：在心肝，涉及脾胃，久而伤肾。

（3）病理因素：气、痰、火、瘀，以气郁为先。

癫证病理：痰气郁结、蒙蔽神机，病变脏器主要在心脾，虚证为多。

狂证病理：痰火上扰、神明失主，病变脏器主要在心肝，实证为多。

癫证、狂证可互相转化，病久每兼瘀血为患。

（4）病理性质：初起多实证，久则虚实夹杂。

三、诊断与病证鉴别

（一）诊断依据

（1）有癫狂的家族史，或脑外伤史。其多发于青壮年女性，素日性格内向，近期情志不遂，或突遭变故，惊恐而心绪不宁者。

（2）神情抑郁，表情淡漠，静而少动，沉默痴呆，或喃喃自语，语无伦次；或突然狂奔，喧扰不宁，呼号打骂，不避亲疏。

（3）排除药物、中毒、热病原因所致。

（二）病证鉴别

（1）癫证与郁病的鉴别：见表2-5。

表2-5 癫证与郁病的鉴别

类型	癫证	郁病
共同点	均与五志过极，七情内伤有关，临床表现有相似之处	
症状特点	喜怒无常，多语或不语等症	心情抑郁，情绪不宁，胸胁胀闷，急躁易怒，心悸失眠，喉中如有异物，或悲伤欲哭，数欠伸
神志	一般已失去自我控制力，神明逆乱，神志不清	神志清楚，有自制力，不会自伤或伤及他人

（2）癫证与痴呆的鉴别：见表2-6。

表2-6 癫证与痴呆的鉴别

类型	癫证	痴呆
共同点	均有神情呆滞，表情淡漠，多疑善虑	
病因病机	痰气郁结，神机逆乱	髓减脑消，神机失调，或痰浊瘀血，阻痹脑脉
证候特征	精神抑郁，表情淡漠，语无伦次，喃喃自语	智能低下，神志呆滞，愚笨迟钝
自制能力	无自控能力	部分症状可自制

（3）狂证与蓄血发狂的鉴别：见表2-7。

表 2-7　狂证与蓄血发狂的鉴别

类型	狂证	蓄血发狂
共同点	均有精神失常，躁动狂乱	
病机	痰火壅盛所致	瘀热交阻所致，多见于伤寒热病
症状	突然喜怒无常，狂乱奔走，骂詈叫号	多见少腹硬满，小便自利，大便黑亮如漆

四、辨证论治

（一）辨证要点

1．区分癫证与狂证之不同

（1）癫证：初期以情感障碍为主，表现为情感淡漠、生活懒散、少与人交往、喜静恶动；中期思维障碍、情绪低下、沉默寡言、学习成绩下降，直至丧失生活和工作能力；后期淡漠不知、喃喃自语、终日闭户、不知饥饱。

（2）狂证：初期以情绪高涨为主，多见兴奋话多、夜不寐、好外走、喜冷饮，喜动恶静；中期渐至频繁外走、气力倍增、刚暴易怒、登高而歌、自高贤、自尊贵，或呼号骂詈、不避水火、不避亲疏；后期正气大亏、邪气犹存。

2．辨病性虚实

初病——属实；久病——多虚实夹杂。

癫——为气郁、痰阻、血瘀，久延则脾气心血亏耗。

狂——为火郁、痰壅、热瘀，久延心肾阴伤，水不济火，而致阴虚火旺。

（二）治疗原则

（1）总则：调整阴阳，以平为期。

（2）具体治疗原则

1）癫证：发作时——理气解郁，豁痰开窍为主；未发时——补益心脾，解郁化痰。

2）狂证：发作时——荡涤痰火、镇心开窍为主；未发时——调整阴阳，滋阴降火。

（三）证治分类

1．癫证

（1）痰气郁结证（痰郁气结，蒙蔽神窍）

主症：精神抑郁，表情淡漠，沉默痴呆，时时太息，言语无序，或喃喃自语，多疑多虑，喜怒无常。

兼症：不思饮食，秽洁不分。

舌脉：舌红苔腻而白，脉弦滑。

治法：理气解郁，化痰醒神。

方药：逍遥散合顺气导痰汤加减。前方以疏肝气、解郁结为主；后方以涤痰开窍见长。

常用药：柴胡、白芍、当归——疏肝养血；茯苓、白术、甘草——健脾益气；枳实、木香、香附——理气解郁；半夏、陈皮、胆南星——理气化痰；郁金、石菖蒲——解郁醒神。

(2) 心脾两虚证（气血俱衰，心神失养）

主症：神思恍惚，魂梦颠倒，心悸易惊，善悲欲哭。

兼症：肢体困乏，饮食锐减，言语无序。

舌脉：舌淡，苔薄白，脉沉细无力。

治法：健脾益气，养心安神。

方药：养心汤合越鞠丸加减。前方以健脾养心安神为主；后方以行气解郁、调畅气机为主。

常用药：人参、黄芪、炙甘草——健脾益气；香附、神曲、苍术、茯苓——醒脾化湿；当归、川芎——养心补血；远志、柏子仁、酸枣仁、五味子——宁心安神。

2. 狂证

(1) 痰火扰神证（五志化火，上扰清窍）

主症：先有头痛失眠，两目怒视，面红目赤，突发狂乱无知，骂詈号叫，不避亲疏，逾垣上屋，或毁物伤人，气力愈常，不食不眠。

兼症：平日性情急躁。

舌脉：舌质红绛，苔多黄腻或黄燥而垢，脉弦大滑数。

治法：清心泻火，涤痰醒神。

方药：生铁落饮加减。本方清心泻火、涤痰醒神。

常用药：龙胆草、黄连、连翘——清泻心肝实火；胆南星、贝母、橘红、竹茹——清涤痰浊；石菖蒲、远志、茯神——宣窍安神；生铁落、朱砂——镇心宁神；玄参、天冬、麦冬、丹参——养心血、固心阴、活瘀血，以防火热伤阴之弊。

(2) 痰热瘀结证（瘀热互结，神窍被塞）

主症：癫狂日久不愈，面色晦滞而秽，情绪躁扰不安，多言不序，恼怒不休，甚至登高而歌，弃衣而走，妄见妄闻，妄思离奇。

兼症：头痛，心悸而烦。

舌脉：舌质紫暗，有瘀斑，少苔或薄黄苔干，脉弦细或细涩。

治法：豁痰化瘀，调畅气血。

方药：癫狂梦醒汤加减。本方重在调畅气血，豁痰化瘀。

常用药：半夏、胆南星、陈皮——理气豁痰；柴胡、香附、青皮——疏肝理气；桃仁、赤芍、丹参——活血化瘀。

(3) 火盛伤阴证（心肾失调，神明受扰）

主症：癫狂久延，时作时止，势已较缓，妄言妄为，寝不安寐，烦惋焦躁，形瘦，面红而秽。

兼症：呼之已能自制，但有疲惫之象，口干便难。

舌脉：舌尖红无苔，有剥裂，脉细数。

治法：育阴潜阳，交通心肾。

方药：二阴煎合琥珀养心丹加减。前方重在滋阴降火，安神宁心；后方偏于滋养肾阴，镇惊安神。

常用药：川黄连、黄芩——清心泻火；生地黄、麦冬、玄参、阿胶、生白芍——滋阴养血，共奏泻南补北之用；人参、茯神、酸枣仁、柏子仁、远志、石菖蒲——交通心肾，安神定志；生龙齿、琥珀、朱砂——镇心安神。

[结语]

(1) 癫狂是一种精神失常疾病，系由七情内伤，饮食失节，禀赋不足，致痰气郁结，或痰火暴亢，使脏气不平，阴阳失调，闭塞心窍，神机逆乱。

(2) 其病位在心，与肝、胆、脾、胃关系密切。癫证以精神抑郁，表情淡漠，喃喃自语，语无伦次，静而多喜少动为特征，治以理气解郁、畅达气机为其大法；狂证以精神亢奋，狂躁不安，骂詈毁物，动而多怒少静为其特征，降（泻）火豁痰以治其标。

(3) 本病的治疗大法是调整阴阳，理气解郁，畅达气机，安神定志，恢复神机，同时，移情易性不但是防病治病的需要，也是防止反复或发生意外的措施，亦是药物治疗以外不可缺少的一环。

第五节　痫　　病

一、概述

(一) 含义

痫病是一种反复发作性神志异常的病证。临床以突然意识丧失，甚则仆倒，不省人事，强直抽搐，口吐涎沫，两目上视或口中怪叫，移时苏醒，一如常人为特征。发作前可伴眩晕、胸闷等先兆，发作后常有疲倦乏力等症状。其俗称“羊痫风”，又名“癫痫”。

(二) 分类

根据发病时的吼叫声——冠以马、牛、猪、羊、鸡等五痫之名。

根据发病原因——风痫、惊痫、食痫、痰痫（《诸病源候论》）。

根据脏腑辨证——心痫、肝痫、肺痫、肾痫、肠痫。

(三) 讨论范围

根据本病的临床表现，西医学的癫痫，无论原发性或继发性，均可参照本病辨证治治。

二、病因病机

(1) 示意图：见图2-6。

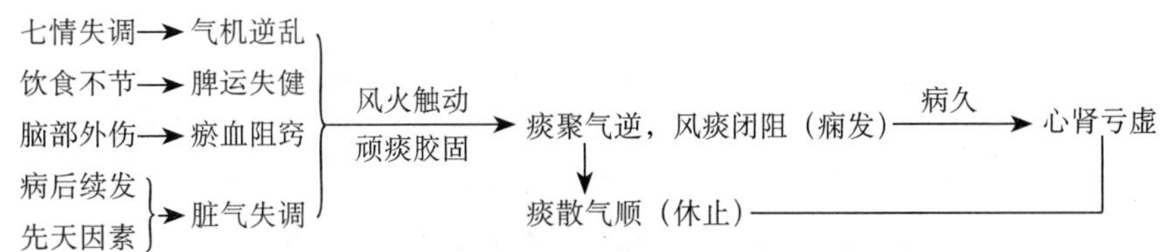

图2-6　病因病机示意图

（2）病位：责之心、肝，涉及脾、肾。

（3）病理因素：以痰为主，常兼气、火、风等邪。

（4）病机特点：顽痰闭阻心窍，肝经风火内动。

（5）病机关键：痰浊内阻，脏气不平，阴阳偏胜，神机受累，元神失控。

（6）病理基础：心脑神机失用是病之本，风、火、痰、瘀为致病之标。

（7）发病机理：

1）发作机理：痰聚气逆，闭阻清窍。

2）休止机理：痰降气顺，神志回苏。

3）反复发作的机理："顽痰"胶固于心胸，每遇情志、疲劳、饮食触动而诱发。

4）大发作的机理：风阳痰火逆而不降。

（8）痫病之痰特点：随风气而聚散和胶固难化。

（9）发作时间的久暂，间歇期的长短：与气机顺逆，痰浊内聚程度有关。

三、诊断与病证鉴别

（一）诊断依据

（1）任何年龄、性别均可发病，但多在儿童期、青春期或青年期发病，可有家族史，每因惊恐、劳累、情志过极等诱发。

（2）发作前可有眩晕、胸闷等先兆症状。

（3）典型发作时突然昏倒，不省人事，两目上视，四肢抽搐，口吐涎沫，或有异常叫声等，或仅有突然呆木，两眼瞪视，呼之不应，或头部下垂，肢软无力，面色苍白等。

（4）局限性发作可见多种形式，如口、眼、手等局部抽搐而无突然昏倒，或凝视，或语言障碍，或无意识动作等。多数在数秒至数分钟即止。

（5）发作突然，醒后如常人，醒后对发作时情况不知，反复发作。

（二）病证鉴别

与中风、厥证、痉证的鉴别：见表2-8。

表2-8　与中风、厥证、痉证的鉴别

病名	相同点	发病先兆	发病症状	后遗症状
中风	突然仆倒，昏不知人	头痛，头晕，手麻，胸闷等	仆地无声，昏迷时间较长，或见半身不遂，口舌㖞斜，言语不利	有半身不遂，口舌㖞斜，言语不利等
厥证		心悸，汗出，头晕等	面色苍白，四肢厥冷，口噤，握拳，手指拘急	无偏瘫失语，口舌㖞斜，移时苏醒
痫病		眩晕，胸闷，痰多，心情不悦	四肢抽搐，两目上视，口吐涎沫，或有异常叫声等	无后遗症状，昏迷时间较短，可自行苏醒，有反复发作史
痉证		双目不瞬，口角肌肉抽动，肌肉瞤动	身体强直，角弓反张，抽搐、痉挛发作多呈持续性	无后遗症状，难以自行恢复，恢复后，仍有原发病存在

四、辨证论治

（一）辨证要点

1. 确定病性

（1）属风——来势急骤，神昏猝倒，不省人事，口噤牙紧，颈项强直，四肢抽搐。

（2）属痰——发作时口吐涎沫，气粗痰鸣，呆木无知，发作后或有情志错乱，幻听，错觉，或有梦游。

（3）属热——猝倒啼叫，面赤身热，口流血沫，平素或发作后大便秘结，口臭苔黄。

（4）属瘀——发作时面色潮红、紫红，继则青紫，口唇紫绀，或有颅脑外伤、产伤史。

2. 辨病情轻重

见表2-9。

表2-9 辨病情轻重

病情	病程	正气	持续时间	间隔时间	痰浊	预后
轻	初起	盛	短	长	浅	较好
重	久延	衰	长	短	深	较差

（二）治疗原则

发时治标为主——清泻肝火，豁痰息风，开窍定痫。

平时补虚治本——益气养血，健脾化痰，滋补肝肾，宁心安神。

（三）证治分类

1. 风痰闭窍证（痰浊素盛，痰随风动，上干清窍）

主症：发作呈多样性，或见突然跌倒，神志不清，抽搐吐涎，或伴尖叫与二便失禁，或短暂神志不清，双目发呆，茫然所失，谈话中断，持物落地，或精神恍惚而无抽搐。

兼症：发病前常有眩晕，头昏，胸闷，乏力，痰多，心情不悦。

舌脉：舌质红，苔白腻，脉多弦滑有力。

治法：涤痰息风，开窍定痫。

方药：定痫丸加减。本方豁痰开窍，息风定惊。

常用药：天麻、全蝎、僵蚕——平肝息风镇痉；川贝母、胆南星、姜半夏、竹沥、石菖蒲——涤痰开窍降逆；琥珀、茯神、远志、朱砂——镇心安神定痫；茯苓、陈皮——健脾益气化痰；丹参——理血化瘀通络。

2. 痰火扰神证（痰火内盛，上扰脑神）

主症：猝然昏仆抽搐，吐涎，或有吼叫。

兼症：平时急躁易怒，心烦失眠，咳痰不爽，口苦咽干，便秘溲黄，病发后，症情加重，彻夜难眠，目赤。

舌脉：舌红、苔黄腻、脉弦滑而数。

治法：清热泻火，化痰开窍。

方药：龙胆泻肝汤合涤痰汤加减。前方以清泻肝火、调气开窍为主；后方以涤痰开窍

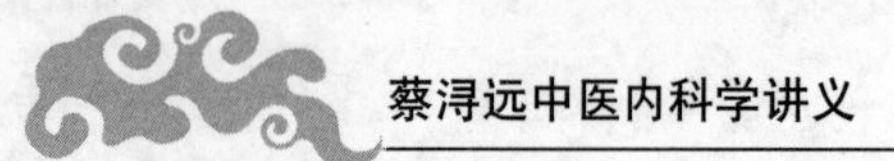

见长。

常用药：龙胆草、青黛、芦荟——直入肝经而泻肝火；大黄、黄芩、栀子——通泻上中下三焦之火；姜半夏、胆南星、木香、枳实——理气涤痰；茯苓、橘红、人参——健脾益气化痰；石菖蒲、麝香——走窜，清心开窍；当归——和血养肝。

3. 瘀阻脑络证（瘀血阻窍，脑神失养而风动）

主症：平素头晕头痛，痛有定处，常伴单侧肢体抽搐，或一侧面部抽动，颜面口唇青紫。

兼症：多继发于颅脑外伤、产伤、颅内感染性疾患后，或先天脑发育不全。

舌脉：舌质暗红或有瘀斑，舌苔薄白，脉涩或弦。

治法：活血化瘀，息风通络。

方药：通窍活血汤加减。本方活血化瘀，醒脑通窍。

常用药：赤芍、川芎、桃仁、红花——活血化瘀；麝香、老葱——通阳开窍，活血通络；地龙、僵蚕、全蝎——息风定痫。

4. 心脾两虚证（痫发日久，耗伤气血，心神失养）

主症：反复发痫，心悸气短，失眠多梦，体瘦纳呆，大便溏薄。

兼症：神疲乏力，面色苍白。

舌脉：舌质淡，苔白腻，脉沉细而弱。

治法：补益气血，健脾宁心。

方药：六君子汤合归脾汤加减。前方健脾益气，化痰降逆；后方益气养血，补心安神。

常用药：人参、茯苓、白术、炙甘草——健脾益气助运；陈皮、姜半夏——理气化痰降逆；当归、丹参、熟地黄——养血和血；酸枣仁——养心安神；远志、五味子——敛心气、宁心神。

5. 心肾亏虚证（痫病日久，心肾精血亏虚，脑失所养）

主症：痫病频发，神思恍惚，心悸，健忘失眠，面色晦暗，耳轮焦枯不泽，腰膝酸软。

兼症：头晕目眩，两目干涩，大便干燥。

舌脉：舌质淡红，脉沉细而数。

治法：补益心肾，潜阳安神。

方药：左归丸合天王补心丹加减。前方滋补肝肾，填精益髓；后方滋阴养血，安神宁心。

常用药：熟地黄、山药、山茱萸、菟丝子、枸杞子——补益肝肾；鹿角胶、龟板胶——峻补精血；川牛膝——补肾强腰；生牡蛎、鳖甲——滋阴潜阳。

[结语]

(1) 痫病是一种短暂性反复发作性神志异常疾病。

(2) 病因为骤受惊恐，先天禀赋不足，脑部外伤及感受外邪，饮食所伤等，致使脏腑功能失调，风痰闭阻，痰火内盛，心脾两亏，心肾亏虚，造成清窍被蒙，神机受累，元神失控而引发痫病。

(3) 病位与心、肝、脾、肾相关，主要责之于心肝。

(4) 治疗时当急则开窍醒神以治其标，控制其发作；缓则祛邪补虚以治其本，多以调气豁痰、平肝息风、清泻肝火、补益心脾、滋养肝肾、通络镇惊、宁心安神等法治之。突然发作以针刺及外治法开窍醒神以促苏醒，再投以煎剂。平日当根据疾病症状辨证论治的基本原则，调其脏腑气血阴阳。

（5）加强生活的调理及发作的护理，以免发生意外，至关重要。

第六节 痴 呆

一、概述

（一）含义

痴呆是由髓减脑消、神机失用所导致的一种神志异常的疾病，以呆傻愚笨，智能低下，善忘等为主要临床表现。

轻者：神情淡漠，寡言少语，反应迟钝，善忘。

重者：终日不语，或闭门独居，或口中喃喃，言辞颠倒，行为失常，忽笑忽哭，或不欲食，数日不知饥饿等。

（二）讨论范围

本节以讨论成年人痴呆为主，西医学中老年性痴呆、脑血管性痴呆及混合性痴呆、脑叶萎缩症、正压性脑积水、脑淀粉样血管病、代谢性脑病、中毒性脑病等疾病可参考本节内容辨证治疗，小儿先天性痴呆不在本节讨论之列。

二、病因病机

（1）示意图：见图2-7。

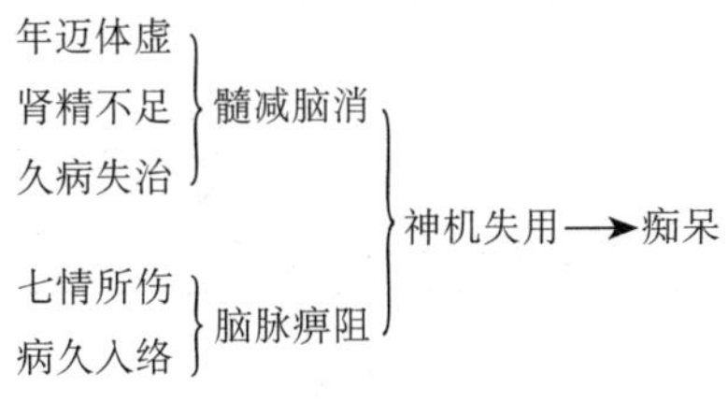

图2-7 病因病机示意图

（2）病位：在脑，与心、肝、脾、肾功能失调密切相关，尤以肾虚关系密切。

（3）病理因素：精、气、血亏损不足，髓海失充，脑失所养，或气、火、痰、瘀诸邪内阻，上扰清窍。

（4）基本病机：髓海不足，神机失用。

（5）病理性质：多属本虚标实，临床多见虚实夹杂之证。

本虚——阴精、气血亏虚。

标实——气、火、痰、瘀内阻于脑。

气、火、痰、瘀常相互转化，或相兼为病。

三、诊断与病证鉴别

（一）诊断依据

（1）一般症状：记忆力减退，记忆近事及远事的能力减弱，判定认知人物、物品、时间、地点能力减退，计算力与识别空间位置结构的能力减退，理解别人语言和有条理地回答问题的能力障碍等。

（2）伴有症状：性情孤僻，表情淡漠，语言重复，自私狭隘，顽固固执，或无理由地欣快，易于激动或暴怒。其抽象思维能力下降，不能解释或区别词语的相同点和不同点，道德伦理缺乏，不知羞耻，性格特征改变。

（3）发病特点：起病隐匿，发展缓慢，渐进加重，病程一般较长。但也有少数病例发病较急。患者可有中风、头晕、外伤等病史。

（二）病证鉴别

（1）与郁证的鉴别：见表 2-10。

表 2-10　与郁证的鉴别

类型	痴呆	郁证（脏躁）
年龄	多见于老年人，男女发病无明显差别	多发于青中年女性
病因	年老肾虚，痰瘀内结	情绪压抑，久不释怀
病机	髓海不足，神机失用	肝郁气滞
症状	记忆力、计算力减退逐渐加重，甚至人格情感变化，其心神失常症状不能自行缓解	情绪抑郁，悲伤欲哭。多在精神因素的刺激下呈间歇性发作，不发作时可如常人，无智能、人格、情感的变化

（2）与癫证的鉴别：见表 2-11。

表 2-11　与癫证的鉴别

类型	癫证	痴呆
病机	气、血、痰邪或三者互结蒙窍	髓减脑消，神机失用
年龄	成年人多见	老年人多见
症状	为精神失常的疾患，沉默寡言、情感淡漠、语无伦次、静而多喜	主要为智能活动障碍，神情呆滞、愚笨迟钝
预后	发作时症状不能自制，不发作时如常人	部分症状可自制，治疗后有不同程度恢复
联系	重症痴呆患者与癫证难以区分	

（3）与健忘的鉴别：见表 2-12。

表 2-12 与健忘的鉴别

类型	痴呆	健忘
临床特征	神情呆滞，或神志恍惚，告之不晓	记忆力减退，遇事善忘，神志如常
健忘特点	不知前事或问事不知	晓其事却易忘，明晓事理
预后	症状进行性加重，有智能减退	不伴有智能减退，可以是痴呆的早期临床表现，外伤、药物所致者经治疗后可以恢复

四、辨证论治

（一）辨证要点

1．*辨虚实*

虚：辨明精、气、血之别。以神气不足，面色失荣，形体消瘦，言行迟弱为特征。

实：辨明痰、瘀、火之异。以智能减退，表情反应迟钝，情志性格抑制或亢奋为特征，以及痰浊、瘀血、风火等实邪引起的相应证候。

2．*辨脏腑*

髓减脑消，以心、肝、脾、肾功能失调为主；老年性痴呆、早老性痴呆，以虚为主，兼有痰瘀。

（二）治疗原则

（1）治标：开郁逐痰，活血通窍，平肝泻火。

（2）治本：补虚扶正、充髓养脑，常加血肉有情之品。

脾虚气弱——补后天，充化源，益气血。肾虚髓枯——充先天，填精髓。

注意补虚切忌滋腻太过。配合移情易性，智力和功能训练与锻炼。

（3）兼夹：气——开郁理气；痰——豁痰开窍；火——平肝泻火；瘀——活血化瘀。

（三）证治分类

1．*髓海不足证（肾精亏虚，髓海失养）*

主症：智能减退，记忆力、计算力、定向力、判断力明显减退，神情呆钝，词不达意。

兼症：头晕耳鸣，懈惰思卧，齿枯发焦，腰酸骨软，步履艰难。

苔脉：舌瘦色淡，苔薄白，脉沉细弱。

治法：补肾益髓，填精养神。

方药：七福饮加减。本方益气养血，滋阴补肾，兼有化痰宣窍之功。

常用药：重用熟地黄——滋阴补肾；鹿角胶、龟板胶、阿胶、紫河车、猪骨髓——补髓填精；当归——养血补肝；人参、白术、炙甘草——益气健脾；石菖蒲、远志、杏仁——宣窍化痰。

2．*脾肾两虚证（气血亏虚，髓海失养）*

主症：表情呆滞，沉默寡言，记忆减退，失认失算，口齿含糊，词不达意。

兼症：腰膝酸软，肌肉萎缩，食少纳呆，气短懒言，口涎外溢，或四肢不温，腹痛喜按，鸡鸣泄泻。

苔脉：舌质淡白，舌体胖大，苔白，或舌红，苔少或无苔，脉沉细弱，双尺尤甚。

治法：补肾健脾，益气生精。

方药：还少丹加减。本方既能益气健脾，又能补肾益精。

常用药：熟地黄、枸杞子、山茱萸——滋阴补肾；肉苁蓉、巴戟天、小茴香——助命火，补肾气；杜仲、牛膝、楮实子——补益肝肾；党参、白术、茯苓、山药、大枣——益气健脾；石菖蒲、远志、五味子——宣窍安神。

3．痰浊蒙窍证（痰浊上蒙，清窍被阻）

主症：表情呆钝，智力衰退，或哭笑无常，喃喃自语，或终日无语，呆若木鸡。

兼症：不思饮食，脘腹胀痛，痞满不适，口多涎沫，头重如裹。

苔脉：舌质淡，苔白腻，脉滑。

治法：豁痰开窍，健脾化浊。

方药：涤痰汤加减。本方重在豁痰开窍，兼以益气健脾。

常用药：半夏、陈皮、茯苓、枳实、竹茹——理气化痰，和胃降逆；制天南星——去胶结之顽痰；石菖蒲、远志、郁金——开窍化浊；甘草、生姜——补中和胃。

4．瘀血内阻证（瘀血阻滞，脑脉痹阻）

主症：表情迟钝，言语不利，善忘，易惊恐，或思维异常，行为古怪。

兼症：肌肤甲错，口干不欲饮，双目晦暗。

苔脉：舌质暗或有瘀点瘀斑，脉细涩。

治法：活血化瘀，开窍醒脑。

方药：通窍活血汤加减。本方活血化瘀，开窍醒脑。

常用药：麝香——芳香开窍，并活血散结通络；当归、桃仁、红花、赤芍、川芎、丹参——活血化瘀；葱白、生姜、石菖蒲、郁金——通阳宣窍。

[结语]

(1) 痴呆属临床常见病。其病因以情志所伤、年迈体虚为主。病位在脑，与心、肝、脾、肾相关。

(2) 痴呆基本病机为髓减脑消、神机失用。病性则以虚为本、以实为标，临床多见虚实夹杂证。

(3) 痴呆的治疗首当分清虚实。实证以痰浊蒙窍及瘀血内阻为多，治疗当化痰开窍，活血祛瘀；而痰瘀内结日久，生热化火者，又当清热泻火。虚证以精、气、血、阴、阳亏虚为多，当根据病情不同分别采用补肾填精、滋阴温阳、补益气血等法。由于肾与髓密切相关，因而补肾是治疗虚证痴呆不可忽视的一面。至于虚实夹杂证，当分清主次，或先祛邪，后扶正，或标本同治，虚实兼顾。

(4) 在用药治疗的同时，又当重视精神调摄与智能训练。

第七节 厥 证

一、概述

（一）含义

厥证是以突然昏倒，不省人事，四肢厥冷为主要表现的一种病证。轻者短时间意识欠清，多能自行苏醒；重者昏愦无知，四肢逆冷；危者一厥不复而死亡。

（二）分类

（1）指突然昏倒、不知人事，如《素问·大奇论》说："暴厥者，不知与人言"。

（2）指肢体和手足逆冷，如《素问·厥论》说："寒厥之为寒也，必从五指而上于膝"。

（三）讨论范围

本节厥证所讨论的范围是以内伤杂病中具有突然发生的一时性昏倒不知人事为主症，伴有四肢逆冷的病证。至于外感病中以手足逆冷为主，不一定伴有神志改变的发厥，不属本节之讨论范围。暑厥系由感受暑热之邪而发病，本节亦不作讨论。

西医学中多种原因所致之晕厥，如癔症、高血压脑病、脑血管痉挛、低血糖、出血性或心源性休克等，均可参考本节进行辨证治疗。

二、病因病机

（1）示意图：见图2-8。

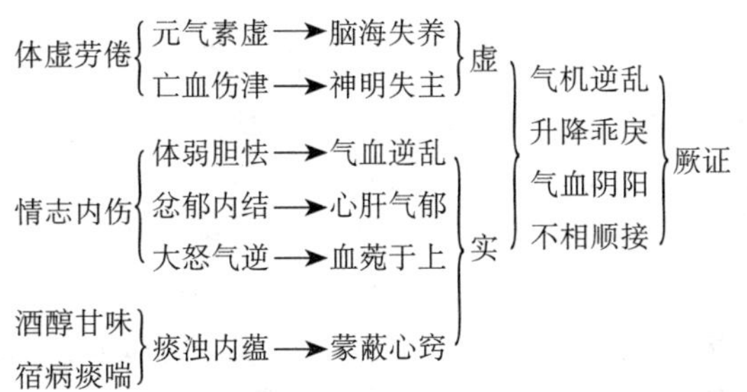

图2-8 病因病机示意图

（2）病位：在心、肝，涉及脾、肾。

（3）病机要点：气机突然逆乱，升降乖戾，气血阴阳不相顺接。

（4）病理性质：有虚实之分。

实证：气盛有余，情志突变，气逆上冲，血随气逆，或挟痰浊壅滞于上，以致清窍闭塞，不知人事。

虚证：气虚、气陷、血亏、气血一时不相顺接，以致神明失养，不知人事。

（5）病理转归

1）阴阳气血相失，进而阴阳离绝，发展为一厥不复之死证。

2）气机逆乱而阴阳尚未离绝，此类厥证之生死，取决于正气来复与否及治疗措施是否及时、得当，气复返而生，或气不复返而死。

3）各种证候之间互相转化。

(6) 预后：取决于正气的强弱、病情的轻重、抢救治疗是否及时得当。

发病后：①呼吸平稳，脉象有根——正气尚强——预后良好；②气息微弱，或见昏愦不语，或手冷过肘，足冷过膝，或脉象沉伏如一线游丝，或如屋漏，或散乱无根，或人迎、寸口、趺阳之脉全无——多属危候——预后不良。

三、诊断与病证鉴别

（一）诊断依据

(1) 突然昏仆，不省人事，或伴四肢逆冷的临床表现。

(2) 先兆症状：发病前有头晕、视物模糊、面色苍白、出汗等，而后突然发生昏仆，不知人事，“移时苏醒”，发病时常伴有恶心、汗出，或伴有四肢逆冷，醒后感头晕、疲乏、口干，但无失语、瘫痪等后遗症。

(3) 应了解既往有无类似病证发生，查询发病原因，发病前有无明显的情志刺激、情绪波动的因素，或有大失血病史，或有暴饮暴食史，或有痰盛宿疾。

（二）病证鉴别

与中风、痫证、昏迷、眩晕的鉴别见表 2-13。

表 2-13　与中风、痫证、昏迷、眩晕的鉴别

病名	神志	病因	兼证	预后
厥证	突然昏倒，不省人事，意识丧失时间较短	骤逢惊恐，暴感邪气，劳倦过度，饥饿疲劳，饱食饮酒，亡血失津	四肢厥冷	轻者预后良好，重者预后不良，可发于任何年龄
中风（中脏腑）	突然昏仆，不省人事，神昏时间较长	素有肝阳亢盛，有恼怒、紧张、激动等诱因，多见于中老年人	口眼㖞斜，半身不遂	有失语、偏废不用等后遗症
痫证	发作性精神恍惚，或突然昏仆，不省人事，意识丧失时间短暂	遗传、痰浊内蕴，以往多有类似发作，或有家族史，青少年多见	号叫、抽搐、口吐涎沫、两目上视、小便失禁	难以根治，反复发作，醒后可如常人
昏迷（是证候，不是单独的病）	多为逐渐的人事不醒，昏迷后病情较重，持续时间长，不易自行复苏	为多种疾病发展到一定阶段所出现的危重证候	苏醒后原发病仍然存在	重者预后不良，亦可有痴呆等后遗症
眩晕	无神志异常的表现	风、火、痰、虚，互有联系	头晕目眩，视物旋转不定，耳鸣	预后良好

四、辨证论治

（一）辨证要点

1. *辨病因*

气厥虚证——多发于平素体质虚弱者，厥前有过劳、饥寒、惊恐等诱因。

血厥虚证——继发于大出血之后。

气厥及血厥实证——多发于形体壮实者，因情志过极而诱发。

痰厥——好发于恣食肥甘，体丰湿盛之人，恼怒及剧烈咳嗽为其诱因。

2．辨虚实

实证——突然昏仆，面红气粗，声高息促，口噤握拳，或夹痰涎壅盛，舌红苔黄腻，脉洪大有力。

虚证——眩晕昏厥，面色苍白，声低息微，口开手撒，或汗出肢冷，舌胖或淡，脉细弱无力。

3．分气血

气厥实者——乃肝气升发太过所致，体质壮实之人，肝气上逆，由惊恐而发，表现为突然昏仆，呼吸气粗，口噤握拳，头晕头痛，舌红苔黄，脉沉而弦。

血厥实者——乃肝阳上亢，阳气暴涨，血随气升，气血并走于上，表现为突然昏仆，牙关紧闭，四肢厥冷，面赤唇紫，或鼻衄，舌质暗红，脉弦有力。

（二）治疗原则

(1) 基本原则：醒神回厥。

(2) 治分虚实

实证——开窍、化痰、辟秽而醒神。

虚证——益气、回阳、救逆而醒神。

(3) 应急处理

血厥实证——吞服羚羊角粉（便秘可用大黄粉通腑导滞，引血下行）。

气厥实证——化服苏合香丸。

痰厥——用竹沥水（少加姜汁）频服。

血厥虚证——用独参汤益气摄血。

气厥虚证——可服参附汤回阳救逆固脱。

此外，并用针刺疗法，促其清醒。清醒之后，则分辨虚实进行调治。

（三）证治分类

1．气厥

(1) 实证（肝郁不舒，气机上逆，内闭神机）

主症：突然昏倒，不知人事，四肢厥冷，呼吸气粗，口噤拳握。

兼症：由情志异常、精神刺激而发作。

舌脉：舌苔薄白，脉伏或沉弦。

治法：开窍，顺气，解郁。

方药：通关散合五磨饮子加减。前方辛香通窍，取少许粉剂吹鼻取嚏，以促其苏醒，本法仅适用于气厥实证。后方开郁畅中，降气调肝。

常用药：大皂角——辛温开窍；细辛——走窜宣散，合用以通诸窍；沉香、乌药——降气调肝；槟榔、枳实、木香——行气破滞；檀香、丁香、藿香——以理气宽胸。

(2) 虚证（元气素虚，清阳不升，神明失养）

主症：眩晕昏仆，面色苍白，呼吸微弱，汗出肢冷。

兼症：发病前有明显的情绪紧张、恐惧、疼痛或站立过久等诱发因素。

舌脉：舌淡，脉沉细微。

治法：补气，回阳，醒神。

方药：生脉注射液、参附注射液、四味回阳饮。生脉注射液、参附注射液为注射剂，适用于急救。三方均能补益正气，但生脉注射液重在益气生津；而参附注射液及四味回阳饮均能益气回阳。先急用生脉注射液或参附注射液静脉注射或滴注，补气摄津醒神。苏醒后可用四味回阳饮加味补气温阳，

常用药：人参——大补元气；附子、炮姜——温里回阳；甘草——调中缓急。

2．血厥

(1) 实证（怒而气上，血随气升，菀阻清窍）

主症：突然昏倒，不知人事，牙关紧闭，面赤唇紫。

兼症：多因急躁恼怒而发。

舌脉：舌黯红，脉弦有力。

治法：平肝潜阳，理气通瘀。

方药：羚角钩藤汤或通瘀煎加减。前方以平肝潜阳息风为主，后方活血顺气。

常用药：钩藤、桑叶、菊花、泽泻、石决明——平肝息风；乌药、青皮、木香、香附、当归——理气通瘀。

(2) 虚证（血出过多，气随血脱，神明失养）

主症：突然昏厥，面色苍白，口唇无华，四肢震颤，自汗肢冷。

兼症：目陷口张，呼吸微弱，因失血过多而发。

舌脉：舌质淡，脉芤或细数无力。

治法：补养气血。

方药：人参养荣汤加减。亦可用人参注射液、生脉注射液静脉注射或滴注。同时对急性失血过多者，应及时止血，并采取输血措施。

常用药：人参、黄芪——益气；当归、熟地黄——养血；白芍、五味子——敛阴；白术、茯苓、远志、甘草——健脾安神；肉桂——温养气血；生姜、大枣——和中补益；陈皮——行气。

3．痰厥（肝郁肺痹，痰随气升，上闭清窍）

主症：突然昏厥，喉有痰声，或呕吐涎沫，呼吸气粗。

兼症：素有咳喘宿痰，多湿多痰，恼怒或剧烈咳嗽后发作。

舌脉：舌苔白腻，脉沉滑。

治法：行气豁痰。

方药：导痰汤加减。本方燥湿化痰，行气开郁。

常用药：陈皮、枳实——理气降逆；半夏、胆南星、茯苓——燥湿祛痰；紫苏子、白芥子——化痰降气。

[结语]

(1) 厥证是一种急性病证，临床上以突然发生一时性昏倒、不知人事，或伴有四肢逆冷为主要症状。轻者短时间内即可苏醒，重者一厥不醒，预后不良。

(2) 厥证的病因主要有情志内伤、体虚劳倦、亡血失津、饮食不节等，而其病理性质主要是气机逆乱，升降乖戾，气血阴阳不相顺接。

(3) 厥证常见气厥、血厥、痰厥，由于病理性质有虚实之分，临证时应根据不同类型区别虚实而辨治。

(4) 厥证属危急重症，当及时救治为要，醒神回厥是主要的治疗原则，但具体治疗，实证宜开窍、化痰、辟秽而醒神；虚证宜益气、回阳、救逆而醒神。苏醒之后，按病情的不同辨证治疗。

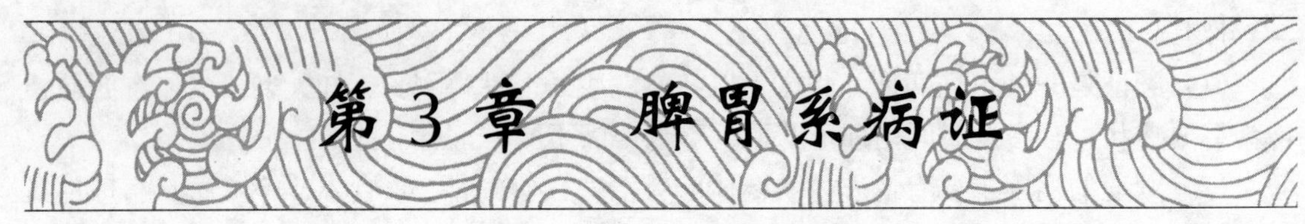

第3章　脾胃系病证

第一节　胃　　痛

一、概述

（一）含义

本病是以上腹胃脘部近心窝处疼痛为主症的病证。

（二）病名释义

九种心痛：即虫心痛、注心痛、风心痛、悸心痛、食心痛、饮心痛、冷心痛、热心痛、去来心痛，其所指心痛者，大部分属胃痛。

（三）讨论范围

西医学中的急性胃炎、慢性胃炎、胃溃疡、十二指肠溃疡、功能性消化不良、胃黏膜脱垂等病以上腹部疼痛为主要症状者，均可参照本节进行辨证论治。

二、病因病机

（1）示意图：见图3-1。

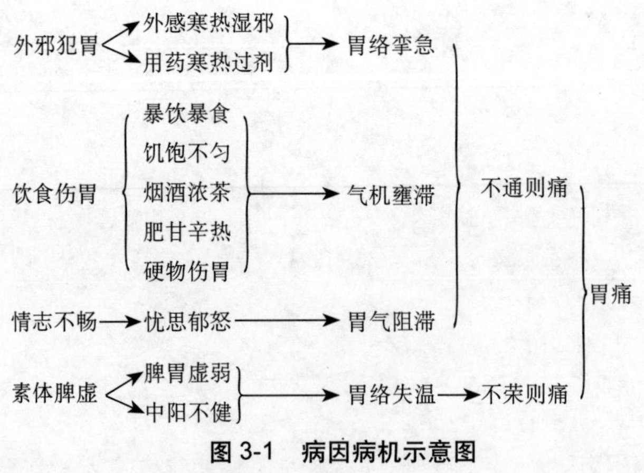

图3-1　病因病机示意图

（2）病位：在胃，与肝、脾关系密切。

（3）基本病机：

实证：胃气阻滞，胃失和降，不通则痛。

虚证：胃络失养，胃失温煦，不荣则痛。

（4）病理因素：气滞、寒凝、热郁、湿阻、血瘀。

（5）病理性质：有虚实寒热之分，且可互相转化、兼夹。

三、诊断与病证鉴别

（一）诊断依据

（1）上腹近心窝处胃脘部发生疼痛为特征，其疼痛有胀痛、刺痛、隐痛、剧痛等性质的不同。

（2）常伴食欲不振，恶心呕吐，嘈杂泛酸，嗳气吞腐等上消化道症状。

（3）发病特点：以中青年居多，多有反复发作病史，发病前多有明显的诱因，如天气变化、恼怒、劳累、暴饮暴食、饥饿、进食生冷干硬辛辣醇酒，或服用有损脾胃的药物。

（二）病证鉴别

（1）与真心痛的鉴别：见表 3-1。

表 3-1　与真心痛的鉴别

类型	胃痛	真心痛
病位	“胃痛，邪干胃脘也”（《沈氏尊生书》）	“邪在心，则心痛”（《灵枢·五邪》），其痛可波及心下，出现胃痛表现
主症	胃脘部：隐、胀、刺、剧痛、牵引胁背	胸膺部：刺、绞、压榨、刀割样剧痛，动辄加剧，放射至左肩背
兼症	食少、嗳气、泛酸、灼心等	心悸、憋闷、濒死感，甚至手足青至节，旦发夕死，夕发旦死
饮食状况	痛而不能食	大抵痛而能食
病证范围	胃、十二指肠疾患	冠心病、心绞痛、心肌梗死，有心电图改变
年龄	中青年居多	老年人多见

（2）与胁痛、腹痛的鉴别：见表 3-2。

表 3-2　与胁痛、腹痛的鉴别

类型	胃痛	胁痛	腹痛
病位	胃	肝胆	腹部
疼痛部位	胃脘部	两侧胁肋部	胃脘以下，耻骨毛际以上
临床表现	痞闷，胀痛，隐痛，反复发作	肋下缘有压痛，气滞胃痛时可连及胁下	隐痛，胀痛，刺痛
兼症	纳呆恶心，嘈杂泛酸，嗳气吐腐	发热恶寒，胸闷太息，口苦或目黄肤黄	伴有便秘、泄泻等肠胃病证

四、辨证论治

（一）辨证要点

1. 辨虚实

见表 3-3。

表 3-3　辨胃痛虚实

类型	实	虚
病程	起病急，病程短	起病慢，病程长
疼痛	痛剧而急，固定不移，拒按	痛势徐缓，痛处不定，喜按
饮食	饥时痛轻，食后痛增	饥时痛增，食后痛轻
脉象	盛	虚

2. 辨寒热

见表 3-4。

表 3-4　辨胃痛寒热

类型	寒证	热证
疼痛	胃脘冷痛，痛势暴作	胃脘灼痛，痛势急迫
诱因	遇寒痛甚，得温痛减	遇热痛甚，得寒痛减
兼症	面色苍白，口淡不渴，泛吐清水	口干口渴，大便干结，泛吐酸水
舌苔	舌淡苔白	舌红苔黄

3. 辨气血

见表 3-5。

表 3-5　辨胃痛气血

类型	气滞	气虚	血瘀
病程	初病	久病	久病
疼痛	胀痛，或涉及两胁	隐痛，空腹痛甚	刺痛，部位固定不移
兼症	恶心呕吐，嗳气频频，疼痛与情志因素显著相关	饮食减少，食后腹胀，大便溏薄，面色少华，舌淡脉弱	或有呕血、便血，舌质紫暗或有瘀斑，脉涩

（二）治疗原则

基本原则：理气和胃止痛。

邪盛——祛邪；正虚——扶正；虚实夹杂——祛邪扶正。

正确理解和运用“通”法，一切解除致病原因，以达到止痛效果的方法，即是“通则不痛”。例如，胃寒者——散寒；食停者——消食；气滞者——理气；热郁者——泄热；血瘀者——化瘀；阴虚者——益胃养阴；阳虚者——温运脾阳。

（三）证治分类

1．寒邪客胃证（寒凝胃脘，阳气被遏）

主症：胃痛暴作，恶寒喜暖，得温痛减，遇寒加重。

兼症：口淡不渴，或喜热饮。

舌脉：舌淡苔薄白，脉弦紧。

治法：温胃散寒，行气止痛。

方药：香苏散合良附丸加减。前方理气散寒；后方温胃散寒，理气止痛。

常用药：高良姜、吴茱萸——温胃散寒；香附、乌药、陈皮、木香——行气止痛。

2．饮食伤胃证（饮食积滞，阻塞胃气）

主症：胃脘疼痛，胀满拒按，嗳腐吞酸，吐后痛减。

兼症：或呕吐不消化食物，其味腐臭，大便不爽，得矢气及便后稍舒。

舌脉：舌苔厚腻，脉滑。

治法：消食导滞，和胃止痛。

方药：保和丸加减。本方消食导滞。

常用药：神曲、山楂、莱菔子——消食导滞；茯苓、制半夏、陈皮——和胃化湿；连翘——散结清热。

3．肝气犯胃证（肝气郁结，横逆犯胃）

主症：胃脘胀痛，痛连两胁，遇烦恼则痛作或痛甚。

兼症：嗳气、矢气则痛舒，胸闷嗳气，喜长叹息，大便不畅。

舌脉：舌苔多薄白，脉弦。

治法：疏肝解郁，理气止痛。

方药：柴胡疏肝散加减。本方具有疏肝理气的作用。

常用药：柴胡、芍药、川芎、郁金、香附——疏肝解郁；陈皮、枳壳、佛手、甘草——理气和中。

4．湿热中阻证（湿热蕴结，胃气痞阻）

主症：胃脘疼痛，痛势急迫，脘闷灼热，口干而苦，口渴不欲饮。

兼症：纳呆恶心，小便色黄，大便不畅。

舌脉：舌红，苔黄腻，脉滑数。

治法：清化热湿，理气和胃。

方药：清中汤加减。本方具有清化中焦湿热的作用。

常用药：黄连、栀子——清热燥湿；制半夏、茯苓、草豆蔻——祛湿健脾；陈皮、甘草——理气和中。

5．瘀血停胃证（瘀停胃络，脉络壅滞）

主症：胃脘疼痛，如针刺，似刀割，痛有定处，入夜尤甚。

兼症：按之痛甚，痛时持久，食后加剧，或见吐血黑便。

舌脉：舌质紫黯或有瘀斑，脉涩。

治法：化瘀通络，理气和胃。

方药：失笑散合丹参饮加减。前方活血化瘀，后方化瘀止痛，两方合用加强活血化瘀作用。

常用药：蒲黄、五灵脂、丹参——活血散瘀止痛；檀香、砂仁——行气和胃。

6．胃阴亏耗证（胃阴亏耗，胃失濡养）

主症：胃脘隐隐灼痛，似饥而不欲食，口燥咽干，五心烦热。

兼症：消瘦乏力，口渴思饮，大便干结。

舌脉：舌红少津，脉细数。

治法：养阴益胃，和中止痛。

方药：一贯煎合芍药甘草汤加减。前方养阴益胃，后方缓急止痛，两方合用滋阴而不腻，止痛又不伤阴。

常用药：沙参、麦冬、生地黄、枸杞子——养阴益胃；当归——养血活血；川楝子——理气止痛；芍药、甘草——缓急止痛。

7．脾胃虚寒证（脾胃虚寒，失于温养）

主症：胃痛隐隐，绵绵不休，喜温喜按，空腹痛甚，得食则缓。

兼症：劳累或受凉后发作或加重，泛吐清水，神疲纳呆，四肢倦怠，手足不温，大便溏薄。

舌脉：舌淡苔白，脉虚弱或迟缓。

治法：温中健脾，和胃止痛。

方药：黄芪建中汤加减。本方有温中散寒，和胃止痛作用。

常用药：黄芪——补中益气；桂枝、生姜——温脾散寒；芍药、炙甘草、饴糖、大枣——缓急止痛。

[结语]

(1) 胃痛多由外感寒邪、饮食所伤、情志不畅和脾胃素虚等病因而引发。

(2) 起病之初多为单一病因，病变比较单纯。日久常多种病因相互作用，病情复杂。胃是主要病变脏腑，常与肝脾等脏腑有关。

(3) 胃痛的病因较多，病机演变亦较复杂。但胃气郁滞，失于和降是胃痛的主要病机。

(4) 胃痛初期，病变脏腑单一，久则累及多个脏腑。寒邪、食停、气滞、热郁、湿阻、血瘀等多属实证；脾胃虚寒，胃阴不足多为虚证。且虚实之间，可相互转化，由实转虚，或因虚致实，虚实夹杂；可由寒化热，寒热错杂；可因气滞而血瘀，或瘀血阻遏气机而气滞。

(5) 胃痛日久可发生吐血便血、呕吐、反胃、噎膈等变证，治疗以理气和胃为大法，根据不同证候，采取相应治法。实证者应区别寒凝、气滞、食积、热郁、血瘀，分别给予散寒止痛、疏肝解郁、消食导滞、清泄肝胃、通络化瘀治法；虚证者当辨虚寒与阴虚，分别治予温胃健中或滋阴养胃。

附 吐 酸

一、概说

(一) 含义

吐酸是指胃中酸水上泛，又称泛酸。若随即咽下称为吞酸，若随即吐出者称为吐酸，可单独出现，但常与胃痛兼见。

（二）病因病机

(1) 病位：在胃，与肝有关。

(2) 基本病机：肝气犯胃，胃失和降。

(3) 病理性质：有寒热之分，以热证居多。

二、辨证论治

1．热证

主症：吞酸时作，嗳腐气秽，两胁胀满，心烦易怒。

兼症：胃脘闷胀，口干口苦，咽干口渴。

舌脉：舌红，苔黄，脉弦数。

治法：清泄肝火，和胃降逆。

方药：左金丸加味。

常用药：黄连、吴茱萸、黄芩、山栀子——清肝泄热；乌贼骨、煅瓦楞子——制酸。

2．寒证

主症：吐酸时作，嗳气酸腐，喜唾涎沫，饮食喜热。

兼症：胸脘胀闷，四肢不温，大便溏泄。

舌脉：舌淡苔白，脉沉迟。

治法：温中散寒，和胃制酸。

方药：香砂六君子汤加味。

常用药：党参、白术、茯苓——健脾益气；木香、砂仁——行气和胃；法半夏、陈皮——和胃降逆；干姜、吴茱萸——温中散寒；甘草——调和诸药。

附　嘈　杂

一、含义

嘈杂是指胃中空虚，似饥非饥，似辣非辣，似痛非痛，莫可名状，时作时止的病证。本病可单独出现，又常与胃痛、吞酸兼见。

二、辨证论治

1．胃热证

主症：嘈杂而兼恶心吞酸，口渴喜冷，口臭心烦。

兼症：脘闷痰多，多食易饥，或似饥非饥。

舌脉：舌质红，苔黄干，脉滑数。

治法：清热化痰和中。

方药：温胆汤加味。

常用药：法半夏——燥湿化痰降逆；陈皮——理气燥湿；竹茹——清热化痰降逆；

枳实——行气导滞；生姜——和胃降逆；甘草——调和诸药；黄连、栀子——清泄胃热。

2．胃虚证

主症：嘈杂时作时止，口淡无味，食后脘胀。

兼症：体倦乏力，不思饮食。

舌脉：舌质淡，脉虚。

治法：健脾益胃和中。

方药：四君子汤加味。若胃阴不足，饥不欲食，大便干结，舌红少苔，脉细者，可用益胃汤益胃养阴。

常用药：党参——益气补中；白术——健脾燥湿；茯苓——渗湿健脾；甘草——甘缓和中；加山药补脾养胃，豆蔻仁温中行气。

3．血虚证

主症：嘈杂而兼面白唇淡。

兼症：头晕心悸，失眠多梦。

舌脉：舌质淡，脉细弱。

治法：益气养血和中。

方药：归脾汤。

常用药：黄芪、党参——补气健脾；当归、龙眼肉——养血和营；木香——健脾理气；茯神、远志、酸枣仁——养心安神；生姜、大枣、甘草——和胃健脾，以资生化。

第二节　痞　满

一、概述

（一）含义

痞满是指以自觉心下痞塞、胸膈胀满、触之无形、按之柔软、压之无痛为主要症状的病证。按部位痞满可分为胸痞、心下痞等，心下即胃脘部。本节主要讨论以胃脘部出现上述症状的痞满，又可称胃痞。

（二）病名释义

痞者，痞塞不开之谓；满者，胀满不行之谓。

心下痞：指邪热阻于中焦、胃脘满闷、按之柔软不痛者，又称为痞。

（三）讨论范围

西医学的慢性胃炎（包括浅表性胃炎和萎缩性胃炎）、功能性消化不良、胃下垂等疾病，以上腹胀满不舒为主症时，可参照本节内容辨证论治。

二、病因病机

（1）示意图：见图 3-2。

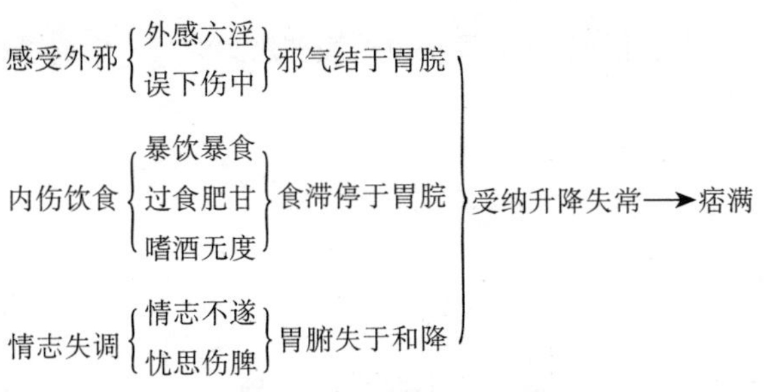

图 3-2　病因病机示意图

（2）病位：在胃，涉及肝、脾等脏。

（3）病理因素：气滞、痰湿、食积、外邪等。

（4）基本病机：中焦气机不利，脾胃升降失职。

（5）病理性质：有虚、实两端，可互相转化。

实——食积、痰湿、外邪、气滞等。

虚——脾胃虚弱（气虚，阴虚）。

（6）病理演变：痞满初期，多为实证，实痞日久，可致虚痞，亦可脉络瘀滞，见吐血、黑便，亦可产生胃痛、积聚、噎膈等变证。

三、诊断与病证鉴别

（一）诊断依据

（1）临床以胃脘痞塞，满闷不舒为主症，并有按之柔软、压之不痛、望无胀形的特点。

（2）发病缓慢，时轻时重，反复发作，病程漫长。

（3）多由饮食、情志、起居、寒温等因素诱发。

（二）病证鉴别

（1）与胃痛的鉴别：见表 3-6。

表 3-6　与胃痛的鉴别

类型	痞满	胃痛
病位	同在胃脘部，常相兼为患	
症状特点	以满闷不适为患，可累及胸膈	以疼痛为主
起病急缓	起病较缓，压无痛感	病势多急，压之可痛

（2）与鼓胀的鉴别：见表 3-7。

表 3-7　与鼓胀的鉴别

类型	痞满	鼓胀
相同点	均为自觉腹部胀满	
不同点	自觉满闷不舒，外无胀形，按之柔软为特征	腹部胀大如鼓，皮色苍黄，脉络暴露，按之腹皮绷紧
病位	胃脘	发于大腹

（3）与胸痹的鉴别：见表 3-8。

表 3-8　与胸痹的鉴别

联系	痞满	胸痹
共同点	均有痞塞不通	
不同点	以脘腹满闷不舒为主症，多兼饮食纳运无力，偶有胸膈不适，并无胸痛等表现	胸中痞塞不通，致胸膺部内外疼痛，临床以胸闷、胸痛、短气三大症为其主症，偶兼脘腹不舒

（4）与结胸的鉴别：见表 3-9。

表 3-9　与结胸的鉴别

类型	痞满	结胸
病位	均在脘部	
症状特点	心下胃脘，满而不痛，手可按压，触之无形	心下至小腹硬满而痛，拒按

四、辨证论治

（一）辨证要点

1. 首辨虚实

见表 3-10。

表 3-10　辨痞满虚实

类型	实痞	虚痞
病程	初发或复发	病程较长，反复发作
病因	有邪	无邪
病机	气机失调	无力运化，或失于濡养
症状	痞满能食，食后尤甚，饥时可缓，便秘	饥饱均满，食少纳呆，大便清利
舌脉	苔厚腻，脉实有力	舌淡红或舌红少津，脉虚无力

2. 次辨寒热

见表 3-11。

表 3-11　辨痞满寒热

类型	寒证	热证
症状	痞满绵绵，得热则减，口淡不渴，或渴不欲饮	痞满势急，口渴喜冷
舌脉	舌淡苔白，脉沉迟或沉涩者	舌红苔黄，脉数

（二）治疗原则

（1）基本治则：调理脾胃升降，行气除痞消满。

（2）具体治法：实者泻之，虚者补之，虚实夹杂者补消并用。

扶正——重在健脾益胃，补中益气，或养阴益胃。

祛邪——分别施以消食导滞、除湿化痰、理气解郁、清热祛湿等法。

（三）证治分类

1. 实痞

（1）饮食内停证（饮食停滞，气机壅塞）

主症：脘腹痞闷而胀，进食尤甚，拒按，恶食呕吐。

兼症：嗳腐吞酸，或大便不调，矢气频作，味臭如败卵。

舌脉：舌苔厚腻，脉滑。

治法：消食和胃，行气消痞。

方药：保和丸加减。本方消食导滞，和胃降逆。

常用药：山楂、神曲、莱菔子——消食导滞，行气除胀；半夏、陈皮——和胃化湿，行气消痞；茯苓——健脾渗湿；连翘——清热散结。

（2）痰湿中阻证（痰浊阻滞，脾失健运）

主症：脘腹痞塞不舒，胸膈满闷，头晕目眩，呕恶纳呆。

兼症：身重困倦，口淡不渴，小便不利。

舌脉：舌苔白厚腻，脉沉滑。

治法：除湿化痰，理气和中。

方药：二陈平胃汤加减。本方燥湿健脾，化痰利气。

常用药：制半夏、苍术、藿香——燥湿化痰；陈皮、厚朴——理气消胀；茯苓、甘草——健脾和胃。

（3）湿热阻胃证（湿热内蕴，困阻脾胃）

主症：脘腹痞闷，或嘈杂不舒，口苦。

兼症：恶心呕吐，口干不欲饮，纳少。

舌脉：舌红苔黄腻，脉滑数。

治法：清热化湿，和胃消痞。

方药：泻心汤合连朴饮加减。前方泻热破结，后方清热燥湿、理气化浊，两方合用可

增强清热除湿、散结消痞之功。

常用药：大黄——泻热散痞，和胃开结；黄连、黄芩——苦降泻热和阳；厚朴——理气祛湿；石菖蒲——芳香化湿，醒脾开胃；半夏——和胃燥湿；芦根——清热和胃，止呕除烦；栀子、淡豆豉——清热除烦。

(4) 肝胃不和证（肝气犯胃，胃气郁滞）

主症：脘腹痞闷，胸胁胀满，心烦易怒，善太息。

兼症：呕恶嗳气，或吐苦水，大便不爽。

舌脉：舌质淡红，苔薄白，脉弦。

治法：疏肝解郁，和胃消痞。

方药：越鞠丸合枳术丸加减。前方长于疏肝解郁，善于解气、血、痰、火、湿、食六郁；后方消补兼施，长于健脾消痞。两方合用能增强行气消痞功效。

常用药：香附、川芎——疏肝散结、行气活血；苍术、神曲——燥湿健脾、消食化滞；栀子——泻火解郁；枳实——行气消痞；白术——健脾益胃；荷叶——升养胃气。

2. 虚痞

(1) 脾胃虚弱证（脾胃虚弱，健运失职）

主症：脘腹满闷，时轻时重，喜温喜按，纳呆便溏。

兼症：神疲乏力，少气懒言，语声低微。

舌脉：舌质淡，苔薄白，脉细弱。

治法：补气健脾，升清降浊。

方药：补中益气汤加减。本方健脾益气，升举清阳。

常用药：炙黄芪、党参、白术、炙甘草——益气健脾，鼓舞脾胃清阳之气；升麻、柴胡——协同升举清阳；当归——养血和营以助脾；陈皮——理气消痞。

(2) 胃阴不足证（胃失濡养，和降失司）

主症：脘腹痞闷，嘈杂，饥不欲食，口燥咽干。

兼症：恶心嗳气，大便秘结。

舌脉：舌红少苔，脉细数。

治法：养阴益胃，调中消痞。

方药：益胃汤加减。本方滋养胃阴，行气除痞。

常用药：生地黄、麦冬、沙参、玉竹——滋阴养胃；香橼——疏肝理脾，消除心腹痞满。

[结语]

(1) 痞满是临床上常见的病证，以胃脘痞塞、满闷不痛、按之软而无物、外无胀形为主要表现。

(2) 本病发于胃脘，责之肝脾，形成原因有食、气、痰、湿、热、虚等方面，病理改变为中焦气机不利、脾胃升降失常。

(3) 初病多为实证，久病不愈则耗气伤阴而为虚证，但临床上常表现为本虚标实，虚实寒热夹杂之证。

（4）临证治疗以调和脾胃、行气消痞为基本法则，遵照“虚者补之，实者泻之”的原则，祛邪扶正，平调寒热。

（5）尽管本病病情迁延反复，但只要坚持治疗，注意饮食、情志的调摄及体育锻炼，一般预后较好。

第三节　呕　　吐

一、概述

（一）含义

呕吐是指胃失和降，气逆于上，迫使胃中之物从口中吐出的一种病证。

（二）病名释义

呕：有物有声谓之。

吐：有物无声谓之。

干呕：无物有声谓之。

（三）讨论范围

西医学中的神经性呕吐、急性胃炎、胃黏膜脱垂症、幽门痉挛、幽门梗阻、贲门痉挛、十二指肠壅积症等；他如肠梗阻、急性胰腺炎、急性胆囊炎、尿毒症、心源性呕吐、颅脑疾病，表现以呕吐为主者，亦可参考本节辨证施治。

二、病因病机

（1）示意图：见图 3-3。

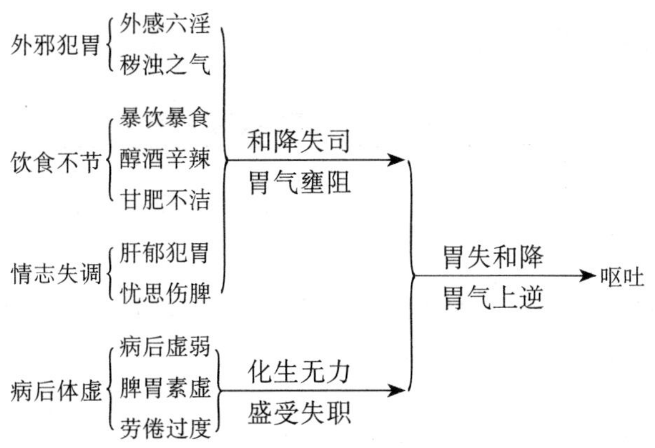

图 3-3　病因病机示意图

（2）病位：在胃，与肝、脾关系密切。

（3）病因：邪气犯胃，或胃虚失和。

（4）基本病机：胃失和降，胃气上逆。

（5）病理性质：有虚实两类。

实证：外邪、食滞、痰饮、肝气等邪气伤胃。

虚证：脾胃气阴亏虚，运化失常，不能和降。

三、诊断与病证鉴别

（一）诊断依据

（1）起病或急或缓，常先有恶心欲吐之感，初起呕吐量多，吐出物多有酸腐气味，久病呕吐，时作时止，吐出物不多，酸臭气味不甚。

（2）新病邪实，呕吐频频，常伴有恶寒、发热、脉实有力。久病正虚，呕吐无力，常伴有精神萎靡，倦怠乏力，面色萎黄，脉弱无力等症。

（3）本病常有饮食不节，过食生冷，恼怒气郁，或久病不愈等病史。

（二）病证鉴别

（1）与反胃、呃逆的鉴别：见表 3-12。

表 3-12　与反胃、呃逆的鉴别

类型	呕吐	反胃	呃逆
相同点	病位在胃，病机均为胃失和降，气逆于上		
病机	邪气犯胃，或胃虚失和	脾胃虚寒，胃中无火，难以腐熟食入之谷物	客气动膈冲咽
症状特征	有声有物，吐出多为当日食物	朝食暮吐，暮食朝吐，终至完谷尽吐出而始感舒畅	喉间呃呃连声，声短而频，令人不能自止

（2）与噎膈的鉴别：见表 3-13。

表 3-13　与噎膈的鉴别

类型		噎膈	呕吐
共同点		皆有呕吐症状	
不同点	症状	进食哽噎不顺，或食不得入，或食入即吐，甚则因噎废食	进食顺畅，吐无定时
	病位	食管、贲门	胃
	病程	长，病情重	短，病情轻
	预后	欠佳	尚好

（3）呕吐物的鉴别：见表 3-14。

表 3-14　呕吐物的鉴别

呕吐物	病因
呕吐酸腐量多，气味难闻者	多属饮食停滞
呕吐苦水、黄水者	多由胆热犯胃
呕吐酸水、绿水者	多由肝热犯胃
呕吐浊痰涎沫者	多因痰饮中阻
呕吐清水，量少者	多为胃气亏虚

四、辨证论治

（一）辨证要点

本病的辨证要点主要为辨虚实：见表 3-15。

表 3-15　辨呕吐的虚实

类型	实证	虚证
病因	外邪、饮食、七情所伤	内伤（有气虚、阴虚之别）
病程	发病较急，病程较短	起病缓，病程长
呕吐物	呕吐量多，有酸臭味	呕吐物不多，吐出无力
兼症	可伴寒热表证	精神萎靡，倦怠乏力
脉象	脉实有力	脉弱无力

（二）治疗原则

（1）基本原则：和胃降逆。

（2）偏于邪实者：祛邪化浊（解表、消食、化痰、解郁等法），辅以和胃降逆（益气、温阳、养阴之法）。

（3）偏于正虚者：扶正为主（健运脾胃、益气养阴等），辅以降逆止呕。

（4）虚实兼挟者：当审其标本缓急之主次而治之。

（三）证治分类

1．实证

（1）外邪犯胃证邪（外邪犯胃，浊气上逆）

主症：突然呕吐，胸脘满闷。

兼症：发热恶寒，头身疼痛。

苔脉：舌苔白腻，脉濡缓。

治法：疏邪解表，化浊和中。

方药：藿香正气散加减。本方以芳香化浊、散寒解表为主，并有理气和胃降逆之功。

常用药：藿香、紫苏、白芷——芳香化浊，散寒疏表；大腹皮、厚朴——理气除满；半夏、陈皮——和胃降逆止呕；白术、茯苓——化湿健脾；生姜——和胃止呕。

(2) 食滞内停证（食积内停，浊气上逆）

主症：呕吐酸腐，脘腹胀满，嗳气厌食。

兼症：大便或溏或结。

苔脉：舌苔厚腻，脉滑实。

治法：消食化滞，和胃降逆。

方药：保和丸加减。本方以消食和胃为主，兼有理气降逆之功。

常用药：山楂、神曲、莱菔子——消食和胃；陈皮、半夏、茯苓——理气降逆，和中止呕；连翘——散结清热。

加减：因肉食而吐者，重用山楂；因米食而吐者，加谷芽；因面食而吐者，重用莱菔子，加麦芽；因酒食而吐者，加豆蔻仁、葛花，重用神曲；因食鱼、蟹而吐者，加紫苏叶、生姜；因豆制品而吐者，加生萝卜汁。若食物中毒呕吐者，用烧盐方探吐，防止腐败毒物被吸收。

(3) 痰饮内阻证（痰饮内停，清阳不振）

主症：呕吐清水痰涎，头眩心悸。

兼症：脘闷不食。

苔脉：舌苔白腻，脉滑。

治法：温中化饮，和胃降逆。

方药：小半夏汤合苓桂术甘汤加减。前方以祛痰化痰为主，后方健脾化湿、温化痰饮。

常用药：半夏——化痰饮和胃止呕；生姜——温胃散寒而止呕；茯苓、白术、甘草——健脾化湿；桔梗——温化痰饮。

(4) 肝气犯胃证（肝气不疏，横逆犯胃）

主症：呕吐吞酸，嗳气频繁。

兼症：胸胁胀痛。

苔脉：舌质红，苔薄腻，脉弦。

治法：疏肝理气，和胃降逆。

方药：四七汤加减。本方有理气宽中、和胃、降逆止呕之功效。

常用药：紫苏叶、厚朴——理气宽中；半夏、生姜、茯苓、大枣——和胃降逆止呕。

2. 虚证

(1) 脾胃气虚证（脾胃气虚，纳运无力）

主症：食欲不振，食入难化，恶心呕吐。

兼症：脘部痞闷，大便不畅。

苔脉：舌苔白滑，脉象虚弦。

治法：健脾益气，和胃降逆。

方药：香砂六君子汤加减。本方具有健脾益气、祛痰和胃止呕之功效。

常用药：党参、茯苓、白术、甘草——健脾益气；半夏——祛痰降逆，和胃止呕；

陈皮、木香、砂仁——理气降逆。

(2) 脾胃阳虚证（脾胃虚寒，失于温煦）

主症：饮食稍多即吐，时作时止，喜暖恶寒，四肢不温。

兼症：面色㿠白，倦怠乏力，口干而不欲饮，大便溏薄。

苔脉：舌质淡，脉濡弱。

治法：温中健脾，和胃降逆。

方药：理中汤加减。本方具有健脾和胃、甘温降逆之功效。

常用药：人参、白术——健脾和胃；干姜、甘草——甘温和中。

(3) 胃阴不足证（胃阴不足，胃失濡润）

主症：呕吐反复发作，或时作干呕，似饥而不欲食。

兼症：口燥咽干。

苔脉：舌红少津，脉象细数。

治法：滋养胃阴，降逆止呕。

方药：麦门冬汤加减。本方功效滋阴养胃，降逆止呕。

常用药：人参、麦冬、粳米、甘草——滋养胃阴；半夏——降逆止呕；大枣——益气和中。

[结语]

(1) 呕吐是以胃失和降、气逆于上所致的一种病证，可出现在许多疾病的过程中。

(2) 临床辨证以虚实为纲。实证多见于外邪犯胃，饮食停滞，肝气犯胃，痰饮内阻。前两种证型多表现为突然发病，后两者则反复发作。虚证多见于脾胃气虚，脾胃阳虚及胃阴不足，多见呕吐时作时止，伴有恶寒怕冷，或口舌干燥，或倦怠乏力等不同，虚实之间常可互相转化或相互兼挟。

(3) 治疗呕吐，当以和胃降逆为原则。但须根据虚实不同情况分别处理。一般暴病呕吐多属邪实，治宜祛邪为主。久病呕吐多属正虚，治宜扶正为主。一般来说，实证易治；虚证及虚实夹杂者，病程长，且易反复发作，较为难治。

第四节　噎　膈

一、概述

(一) 含义

噎膈指吞咽食物哽噎不顺，饮食难下，或纳而复出的疾患。

(二) 病名释义

噎：即噎塞，指吞咽之时哽噎不顺。

膈：即格拒，指饮食不下，或食入即吐。

噎与膈的关系：噎未必兼膈，噎为膈之前驱症状，膈初起往往有噎的过程，病情较轻；膈则必兼噎，病情较重。

反胃：即胃反、翻胃，指饮食能进，停留胃中，朝食暮吐，暮食朝吐，皆属未经消化食物。

梅核气：自觉咽中如有物梗阻，但无吞咽困难及饮食不下，系无形之气。

（三）讨论范围

西医学中的食管癌、贲门癌、贲门痉挛、食管贲门失弛缓症、食管憩室、食管炎、食管狭窄、胃神经症等，可参照本节内容辨证论治。

二、病因病机

（1）示意图：见图3-4。

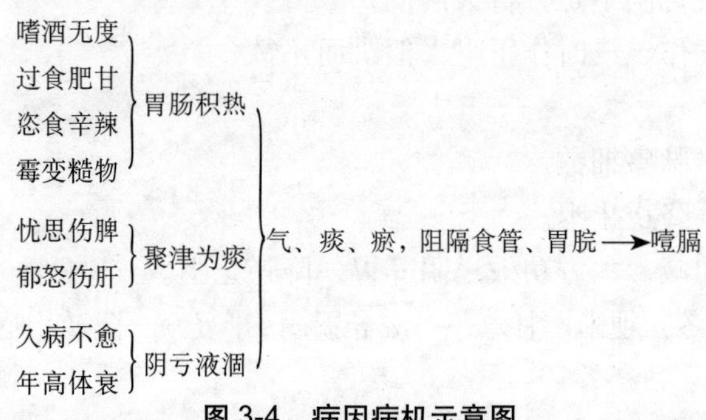

图3-4　病因病机示意图

（2）病位：在食管，属胃所主，尤其是胃的上口，与肝、脾、肾有关。

（3）病理因素：气、痰、瘀。

（4）基本病机：肝脾肾功能失调，气、痰、瘀交结，使食管狭窄，胃失通降，津液干涸失濡而成噎膈。

（5）病理性质：本虚标实。

本虚——指阴津干涸，严重者为气虚阳微。

标实——指痰、气、火、瘀，阻塞食管。

（6）噎膈的病理演变过程：见图3-5。

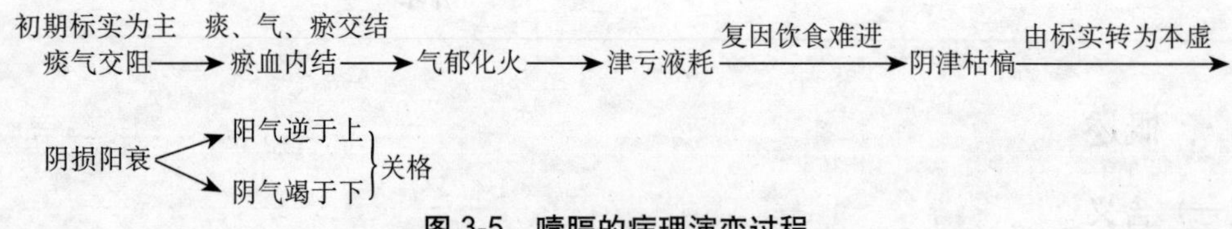

图3-5　噎膈的病理演变过程

噎膈的预后：若始终停留在噎证阶段，不向膈证发展，一般预后尚好。若发展为膈证，阴津枯槁，后天之气败绝，以致正气不支者预后极差。

三、诊断与病证鉴别

（一）诊断依据

（1）轻症患者主要为胸骨后不适，烧灼感或疼痛，食物通过有滞留感或轻度梗阻感，

咽部干燥或有紧缩感。

（2）重症患者见持续性、进行性吞咽困难，咽下梗阻即吐，吐出黏液或白色泡沫黏痰，严重时伴有胸骨后或背部肩胛区持续性钝痛，进行性消瘦。

（3）患者常有情志不畅、酒食不节、年老肾虚等病史。

（二）病证鉴别

（1）与反胃的鉴别：见表 3-16。

表 3-16　与反胃的鉴别

类型	反胃	噎膈
共同点	皆有食入吐出症状	
病位	胃下口阻碍，幽门不放	食管、胃口干槁、狭窄
病机	阳虚有寒	阴虚有热
症状	食尚能入，但经久复出，朝食暮吐，暮食朝吐	吞咽困难，阻塞不下，旋食旋吐，或徐徐吐出

（2）与梅核气的鉴别：见表 3-17。

表 3-17　与梅核气的鉴别

类型	梅核气	噎膈
共同点	均见咽中梗塞不舒	
病位	气逆痰阻于咽喉，系无形之气	系有形之物瘀阻于食管、胃口
症状	咽中如有物梗阻，但无食物哽噎不顺，或吞咽困难，食入即吐等症，不逐日加重，却随情绪变化增减，多见于青年女性	进食梗阻，吞咽困难，甚至饮食不下，或食入即吐，日渐加重而消瘦，多见于老年男性

四、辨证论治

（一）辨证要点

1．*辨病期*

（1）初期：咽部或食管内有异物感，进干性食物时有停滞或黏着感，吞咽时哽噎不顺。

（2）中期：吞咽时胸膈疼痛，食入即吐，甚则吐白沫，或如赤豆汁，或食入呛咳，痰涌气逆。

（3）后期：流质饮食亦难咽下，甚至滴水难入，形体羸瘦，肌肤甲错，精神衰惫，舌红绛或青紫少苔，脉弦细。

2．*辨标本主次*

（1）标实当辨气结、痰阻、血瘀。

气结——病程较短，咽中有噎塞感，重者吞咽欠利，症状随情绪变化或加重或减轻。

痰阻——吞咽不利或困难，胸闷不舒，呕吐痰涎，苔腻，脉滑。

血瘀——病程较长，胸骨后疼痛，固定不移，饮食难下，或呕吐紫红色血液，舌紫，脉细或涩。

(2) 本虚以阴津枯槁为主，症见形体消瘦，皮肤干枯，舌红干裂少津；后期若见面色㿠白，面浮足肿者，乃气虚阳微之证。

(二) 治疗原则

初期：重在治标，宜理气、消瘀、化痰、降火为主，结合滋阴润燥。

后期：重在治本，宜滋阴润燥，或补气温阳，配合理气化痰行瘀。

(三) 证治分类

1. 痰气交阻证（肝气郁结，痰湿交阻）

主症：吞咽干性食物时有梗阻感，胸膈痞满，甚则疼痛，嗳气呃逆，呕吐痰涎。

兼症：情志舒畅时稍可减轻，情志抑郁时则加重，口干咽燥，大便艰涩。

舌脉：舌质红，苔薄腻，脉弦滑。

治法：开郁化痰，润燥降气。

方药：启膈散加减。本方有理气化痰解郁，润燥和胃降逆之功效。

常用药：郁金、砂仁壳、丹参——开郁利气；沙参、川贝母——润燥化痰；茯苓——健脾和中；杵头糠——治卒噎；荷叶蒂——和胃降逆。

2. 瘀血内结证（蓄瘀留着，阻滞食管）

主症：饮食难下，或虽下而复吐出，甚或呕出物如赤豆汁，胸膈疼痛，固着不移。

兼症：肌肤枯燥，形体消瘦。

舌脉：舌质紫暗，脉细涩。

治法：滋阴养血，破血行瘀。

方药：通幽汤加减。本方有滋阴养血，破血行瘀作用。

常用药：生地黄、熟地黄、当归——滋阴养血；桃仁、红花、丹参、三七——活血化瘀；五灵脂、乳香、没药、蜣螂虫——活血破瘀止痛；海藻、昆布、贝母——软坚化痰。

3. 津亏热结证（气郁化火，阴津枯竭）

主症：食入格拒不下，入而复出，甚则水饮难进，心烦口干，胃脘灼热。

兼症：大便干结如羊屎，形体消瘦，皮肤干枯，小便短赤。

舌脉：舌质光红，干裂少津，脉细数。

治法：滋阴养血，润燥生津。

方药：沙参麦冬汤加减。本方有滋阴养血，润燥生津的作用。

常用药：沙参、麦冬、天花粉、玉竹——滋阴养血；乌梅、芦根、白蜜——生津润肠；竹茹、生姜汁——化痰止吐；半枝莲——清热解毒散结。

4. 气虚阳微证（脾肾阳虚，温煦失职）

主症：水饮不下，泛吐多量黏液白沫，面色㿠白，形寒气短。

兼症：精神疲惫，面浮足肿，腹胀。

舌脉：舌质淡，苔白，脉细弱。

治法：温补脾肾。

方药：补气运脾汤加减。本方具有补气健脾运中的作用。

常用药：黄芪、党参、白术、砂仁、茯苓、甘草——温补脾气；陈皮、半夏、生姜、大枣——降逆祛痰，和中养胃。

[结语]

(1) 噎膈之病以吞咽困难，甚则食而复出为主要表现。

(2) 病因主要责之于情志内伤，酒食不节等因素，致使气、痰、瘀郁结食管，阻塞不通，故饮食难下，吞咽梗阻。继则郁火伤阴，生化乏源，而成阴津枯槁之证，病情由实转虚。终则阴损及阳，气虚阳微，病情危笃。

(3) 本病属本虚标实之证，辨证时当分本虚与标实之别。初期属标实，症见痰气交阻、瘀血内停、火郁热结，久则以本虚为主，见阴亏、气虚、阳微。

(4) 若病情只停留在噎证的阶段，其病轻，预后良好。若由噎致膈，其病重，预后皆为不良。

(5) 在治疗方面，应根据具体病情立法遣方，并注意精神调摄，保持乐观情绪，少思静养，避免不良刺激，禁食辛辣刺激食品等。

附 反 胃

(一) 含义

反胃是指饮食入胃，宿谷不化，经过良久，由胃返出之病。

(二) 病因病机

反胃的病因病机示意图见图 3-6。

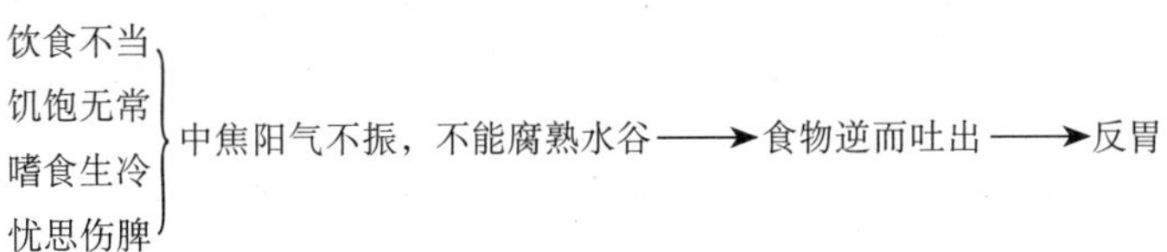

图 3-6 病因病机示意图

(三) 治疗原则

温中健脾，降逆和胃。反复呕吐者，可加益气养阴之品，日久不愈者，宜温补肾阳。

(四) 脾胃虚寒证

主症：食后脘腹胀满，朝食暮吐，暮食朝吐，宿谷不化，吐后则舒。

兼症：神疲乏力，面色少华，手足不温，大便溏泄。

舌脉：舌淡，苔白滑，脉细缓无力。

治法：温中健脾，降气和胃。

方药：丁香透膈散加减。本方具有温中和胃，健脾补益，降逆理气作用。

常用药：人参、白术、炙甘草——健脾益气；丁香、半夏、木香、香附——降气和胃；砂仁、豆蔻、神曲、麦芽——醒脾化湿。

第五节　呃　逆

一、概述

（一）含义

呃逆是指胃气上逆动膈，以气逆上冲，喉间呃呃连声，声短而频，难以自制为主要表现的病证。

（二）病名释义

哕：是呃逆的古代称谓，俗称打嗝、打咯忒。

噫：俗称嗳气，系饱食之息，胃中有气从食管上冲，有声而出。

（三）讨论范围

呃逆相当于西医学中的单纯性膈肌痉挛。而其他疾病如胃肠道功能紊乱、胃炎、胃扩张、胸腹腔肿瘤、肝硬化晚期、脑血管病、尿毒症，以及胸腹手术后等所引起的膈肌痉挛之呃逆，均可参考本节辨证论治。

二、病因病机

（1）示意图：见图 3-7。

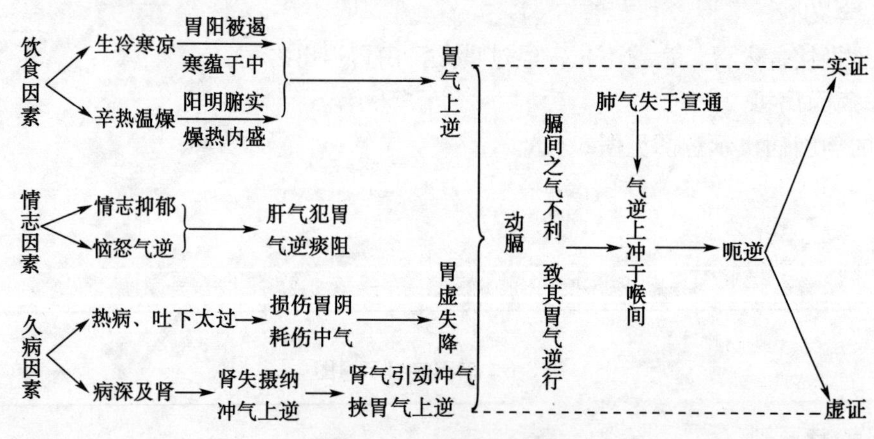

图 3-7　病因病机示意图

（2）病位：在膈，关键脏腑在胃，与肝、脾、肺、肾有关。

（3）病理因素：气郁、食滞、痰饮等。

（4）基本病机：胃失和降，膈间气机不利，胃气上逆动膈。

（5）病理性质：初以实证为主，日久则为虚实夹杂证或纯为虚证。

实证：寒凝、火郁、气滞、痰阻——胃失和降。

虚证：脾肾阳虚、胃阴耗损——正虚气逆。

亦可虚实夹杂并见。病机转化决定于病邪性质和正气强弱。

（6）预后：单纯性呃逆，偶然发作——大都轻浅，预后良好；若出现在急、慢性疾病

中——病情多较重；如见于重病后期——正气甚虚，呃逆不止，呃声低微，气不得续，饮食不进，脉沉细伏者，为胃气将绝，元气欲脱之危候，极易生变。

三、诊断与病证鉴别

（一）诊断依据

(1) 呃逆以气逆上冲，喉间呃呃连声，声短而频，不能自止为主症，其呃声或高或低，或疏或密，间歇时间不定。

(2) 常伴有胸膈痞闷，脘中不适，情绪不安等症状。

(3) 多有受凉、饮食、情志等诱发因素，起病多较急。

（二）病证鉴别

呃逆与干呕、嗳气的鉴别见表 3-18。

表 3-18　与干呕、嗳气的鉴别

类型	呃逆	干呕	嗳气
相同点	同属胃气上逆		
病机特点	气从膈间上逆，气冲喉间	胃气上逆，冲咽而出，发出呕吐之声	胃气阻郁，气逆于上，冲咽而出
症状特点	呃呃连声，声短而频，不能自制	欲作呕吐状，或仅呕出少量涎沫，属于有声无物之呕吐	声音沉缓，食后多发，伴酸腐气味，系“饱食之息”

四、辨证论治

（一）辨证要点

1. 分清生理性呃逆和病理性呃逆

生理现象：一时性气逆而作呃逆，且无明显兼证者，属暂时生理现象，可不药而愈。

病理反应：若呃逆持续性或反复发作者，兼证明显，或出现在其他急慢性病证过程中，可视为呃逆病证，需服药治疗才能止呃。

2. 病理性呃逆当首辨虚、实、寒、热

见表 3-19。

表 3-19　辨病理性呃逆的虚实寒热

类型	实证	热呃	寒呃	虚证
症状	呃逆声高，气涌有力，连续发作	呃声洪亮，冲逆而出	呃声沉缓有力，得热则减，遇寒则甚	呃声时断时续，气怯声低乏力
苔脉	脉弦滑	苔黄燥，脉滑数	苔白润，脉迟缓	脉虚弱

3. 辨危候

老年正虚、重病后期、急危患者之呃逆持续不已，呃声低微，气不得续，饮食难进，脉细沉伏，多为病情恶化，胃气将绝，元气欲脱的危候。

（二）治疗原则

基本大法：理气和胃、降逆止呃。配合祛寒、清热、补虚、泻实、和胃降逆止呃之药。重危病证，治当大补元气、急救胃气。

（三）证治分类

1．胃中寒冷证（寒蓄中焦，胃气上逆）

主症：呃声沉缓有力，得热则减，遇寒更甚。

兼症：胸膈及胃脘不舒，进食减少，喜食热饮，口淡不渴。

苔脉：舌苔白润，脉迟缓。

治法：温中散寒，降逆止呃。

方药：丁香散加减。本方温中祛寒降逆。

常用药：丁香、柿蒂——降逆止呃；高良姜、干姜、荜茇——温中散寒；香附、陈皮——理气和胃。

2．胃火上逆证（热积胃肠，胃火上冲）

主症：呃声洪亮有力，冲逆而出，口臭烦渴，多喜冷饮。

兼症：脘腹满闷，大便秘结，小便短赤。

苔脉：苔黄燥，脉滑数。

治法：清胃泄热，降逆止呃。

方药：竹叶石膏汤加减。本方有清热生津，和胃降逆功能。

常用药：竹叶、生石膏——清泻胃火；沙参、麦冬——养胃生津；制半夏——和胃降逆；粳米、甘草——调养胃气；竹茹、柿蒂——助降逆止呃之力。

3．气机郁滞证（肝气犯胃，胃气上逆）

主症：呃逆连声，常因情志不畅而诱发或加重。

兼症：胸胁满闷，脘腹胀满，嗳气纳减，肠鸣矢气。

苔脉：苔薄白，脉弦。

治法：顺气解郁，和胃降逆。

方药：五磨饮子加减。本方有理气宽中的作用。

常用药：木香、乌药——解郁顺气；枳壳、沉香、槟榔——宽中降气；丁香、代赭石——降逆止呕。

4．脾胃阳虚证（中阳不足，虚气上逆）

主症：呃声低长无力，气不得续，泛吐清水，脘腹不舒，喜温喜按，手足不温。

兼症：面色㿠白，食少乏力，大便溏薄。

苔脉：舌质淡，苔薄白，脉细弱。

治法：温补脾胃止呃。

方药：理中丸加减。本方温中健脾，降逆止呃。

常用药：人参、白术、甘草——甘温益气；干姜——温中散寒；吴茱萸、丁香、柿蒂——温胃平呃。

5．胃阴不足证（阴液不足，胃失濡养）

主症：呃声短促而不得续，口干咽燥。

兼症：烦躁不安，不思饮食，或食后饱胀，大便干结。

苔脉：舌质红，苔少而干，脉细数。

治法：生津养胃止呃。

方药：益胃汤合橘皮竹茹汤加减。前方养胃生津；后方益气清热，和胃降逆。

常用药：沙参、麦冬、玉竹、生地黄——甘寒生津，滋养胃阴；陈皮、竹茹、枇杷叶、柿蒂——和胃降气，降逆平呃。

[结语]

（1）呃逆以喉间呃呃连声，声短而频，令人不能自制为主症。

（2）病因有饮食不节，情志不遂，正气虚弱等。

（3）发病部位在膈，与脾、胃、肺、肝、肾等脏腑病变有关，基本病机为胃气失降、上逆动膈。

（4）治疗以理气和胃、降逆平呃为原则，应分清寒热虚实，在辨证论治的同时，适加降逆止呃之品，以标本兼治。

（5）若在急慢性疾病的严重阶段出现呃逆不止，往往是胃气衰败的危象，预后不佳，应予警惕。

第六节　腹　　痛

一、概述

（一）含义

腹痛是指胃脘以下、耻骨毛际以上的部位发生疼痛为主症的病证。

（二）病名释义

（1）大腹：鸠尾以下、肚脐以上部位，属脾胃，为足太阴、足阳明经脉所主。

（2）小腹：脐下正中部位，属肾、大小肠、膀胱、胞宫，为足少阴、手阳明、手足太阳经脉及冲、任、带脉所主。

（3）少腹：脐下左右部位，属肝、胆，为足厥阴、足少阳经脉所过。

（4）脐腹：肚脐周围部位。

（三）讨论范围

内科腹痛常见于西医学的肠易激综合征、消化不良、胃肠痉挛、不完全性肠梗阻、肠粘连、肠系膜和腹膜病变、腹型过敏性紫癜、尿道结石、急慢性胰腺炎、肠道寄生虫等，以腹痛为主要表现者，可参考本证辨治。

凡外科、妇科及内科疾病中的痢疾、积聚等出现的腹痛应参考相关科目及本书有关章节。

二、病因病机

（1）示意图：见图3-8。

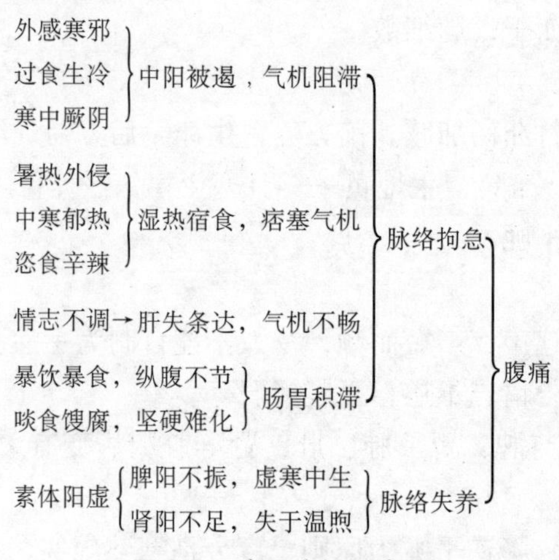

图3-8　病因病机示意图

（2）病位：腹部。

涉及脏腑：肝、胆、脾、肾、大小肠、膀胱、胞宫等；涉及经脉：足三阴、足少阳、手足阳明、冲、任、带等。尤与六腑关系密切。

（3）病因：外感时邪、饮食不节、情志失调、阳虚脏寒、跌仆、手术。

（4）病理因素：寒凝、火郁、食积、气滞、血瘀。

（5）基本病机：脏腑经脉痹阻，不通则痛；脏腑经脉失养，不荣而痛。

（6）病理性质：有寒、热、虚、实之分，且可互相转化。

三、诊断与病证鉴别

（一）诊断依据

（1）凡是以胃脘以下，耻骨毛际以上部位的疼痛为主要表现者，即为腹痛。其疼痛性质各异，若病因外感，突然剧痛，伴发症状明显者，属于急性腹痛；病因内伤，起病缓慢，痛势缠绵者，则为慢性腹痛。

（2）有与腹痛相关的病因，脏腑经络相关的症状。例如，涉及肠腑——可伴有腹泻或便秘；寒凝肝脉——痛在少腹，可牵引睾丸；膀胱湿热——腹痛牵引前阴，小便淋沥，尿道灼痛；蛔虫作痛——多伴嘈杂吐涎，时作时止；瘀血腹痛——常有外伤或手术史；少阳表里同病——可见痛连腰背，伴恶寒发热，恶心呕吐。

（3）根据性别、年龄、婚况，与饮食、情志、受凉等关系，起病经过，其他伴发症状，以资鉴别何脏何腑受病，明确病理性质。

（二）病证鉴别

（1）与胃痛的鉴别：见表3-20。

表 3-20　与胃痛的鉴别

类型	腹痛	胃痛
部位	胃脘以下，耻骨以上	心下胃脘之处
兼症	腹胀、便秘、泄泻等	脘闷、恶心、嗳气等胃病见症

（2）与痢疾腹痛、积聚腹痛的鉴别：见表 3-21。

表 3-21　与痢疾腹痛、积聚腹痛的鉴别

类型	痢疾腹痛	积聚腹痛
发病特点	有里急后重，下痢赤白脓血	以腹中包块为特征
兼症	伴有恶寒发热	可于疼痛部位触及包块

（3）内科腹痛与外科腹痛、妇科腹痛的鉴别：见表 3-22。

表 3-22　内科腹痛与外科腹痛、妇科腹痛的鉴别

类型	内科腹痛	外科腹痛	妇科腹痛
发热特点	多先发热后腹痛	多先腹痛后发热	发热与腹痛无明显联系
疼痛性质	疼痛不剧，痛无定处，压痛不显	痛剧拒按，痛有定处，压痛明显	多痛有定处，痛在小腹
腹部特征	腹部柔软	腹肌紧张	与经、带、胎、产有关

四、辨证论治

（一）辨证要点

1. *辨腹痛性质*

（1）寒痛：腹痛拘急，疼痛暴作，痛无间断，坚满急痛，遇冷痛剧，得热则减。

（2）热痛：痛在脐腹，痛处有热感，时轻时重，或伴有便秘，得凉痛减。

（3）气滞痛：腹痛时轻时重，痛处不定，攻冲作痛，伴胸胁不舒，腹胀，嗳气或矢气则胀痛减轻。

（4）血瘀痛：少腹刺痛，痛无休止，痛处不移，痛处拒按，经常夜间加剧，伴面色晦暗。

（5）伤食痛：因饮食不慎，脘腹胀痛，嗳气频作，嗳后稍舒，痛甚欲便，便后痛减。

（6）暴痛：多实，伴腹胀、呕逆、拒按等。

（7）久痛：多虚，痛势绵绵，喜揉喜按。

2. *辨急缓*

（1）急性腹痛：突然发病，腹痛较剧，伴随症状明显者，多因外感时邪，饮食不节，蛔虫内扰等。

(2) 慢性腹痛：发病缓慢，病程迁延日久，腹痛绵绵，痛势不甚，多由内伤情志，脏腑虚弱，气血不足。

3. 辨部位

(1) 痛在胁腹、少腹——多属肝经病证。

(2) 大腹疼痛——多为脾胃病证。

(3) 脐腹痛——多为大小肠病证。

(4) 脐以下痛——多属肾、胞宫、膀胱病证。

(二) 治疗原则

基本治则：以“通”立法，腑以通为顺，以降为和。

实痛——重在祛邪疏导。

虚痛——温中补虚，益气养血。

久痛入络，绵绵不愈——辛润活血通络。

(三) 证治分类

1. 寒邪内阻证（寒邪凝滞，中阳被遏）

主症：腹痛拘急，遇寒痛甚，得温痛减。

兼症：口淡不渴，形寒肢冷，小便清长，大便清稀或秘结。

舌脉：舌质淡，苔白腻，脉沉紧。

治法：散寒温里，理气止痛。

方药：良附丸合正气天香散加减。前方温里散寒，后方理气温中。两方合用共奏散寒止痛之效。

常用药：高良姜、干姜、紫苏——温中散寒；乌药、香附、陈皮——理气止痛。

2. 湿热壅滞证（湿热内结，气机壅滞）

主症：腹痛拒按，烦渴引饮。

兼症：大便秘结，或溏滞不爽，潮热汗出，小便短黄。

舌脉：舌质红，苔黄燥或黄腻，脉滑数。

治法：通腑泄热，行气导滞。

方药：大承气汤加减。本方具有软坚润燥、破结除满、荡涤肠胃的功能。

常用药：大黄——攻下燥屎；芒硝——咸寒泄热，软坚散结；厚朴、枳实——导滞消痞。

3. 饮食积滞证（食滞内停，胃肠不和）

主症：脘腹胀满，疼痛拒按，痛而欲泻，泻后痛减。

兼症：嗳腐吞酸，厌食呕恶，或大便秘结。

舌脉：舌苔厚腻，脉滑。

治法：消食导滞，理气止痛。

方药：枳实导滞丸加减。本方有消积导滞、清热祛湿的作用。

常用药：大黄、枳实、神曲——消食导滞；黄芩、黄连、泽泻——清热化湿；白术、茯苓——健脾助运。

4．肝郁气滞证（肝气郁结，疏泄失司）

主症：腹痛胀闷，痛无定处，痛引少腹，或兼痛窜两胁，时作时止。

兼症：得嗳气或矢气则舒，遇忧思恼怒则剧。

舌脉：舌质红，苔薄白，脉弦。

治法：疏肝解郁，理气止痛。

方药：柴胡疏肝散加减。本方有疏肝行气止痛之效。

常用药：柴胡、枳壳、香附、陈皮——疏肝理气；芍药、甘草——缓急止痛；川芎——行气活血。

5．瘀血内停证（瘀血内停，脉络不通）

主症：腹痛较剧，痛如针刺，痛处固定，经久不愈。

兼症：纳差乏味，食后痛剧，大便不爽，或大便色黑。

舌脉：舌质紫黯，脉细涩。

治法：活血化瘀，和络止痛。

方药：少腹逐瘀汤加减。本方有活血祛瘀、理气止痛之效。

常用药：当归、川芎、赤芍、甘草——养血和营；延胡索、蒲黄、五灵脂——化瘀止痛；肉桂、干姜、小茴香——温经止痛。

6．中虚脏寒证（中阳不振，失于温养）

主症：腹痛绵绵，时作时止，喜温喜按，形寒肢冷。

兼症：神疲乏力，气短懒言，胃纳不佳，面色无华，大便溏薄。

舌脉：舌质淡，苔薄白，脉沉细。

治法：温中补虚，缓急止痛。

方药：小建中汤加减。本方具有温中补虚、缓急止痛的功能。

常用药：桂枝、生姜——温阳散寒；芍药、炙甘草——缓急止痛；饴糖、大枣——甘温补中。

[结语]

(1) 腹痛是临床常病症之一，可由多种病因引起，以脏腑气机不利、脏腑失养、经脉气血阻滞、不通则痛为基本病机，以寒热虚实为辨证纲领。

(2) 腹痛在病程中病机变化复杂，往往互为因果，互相转化，互相兼夹，如寒痛缠绵发作，可以郁而化热；热痛日久不愈，可以转化为寒，成为寒热交错之证；实痛治不及时，或治疗不当，日久饮食少进，化源不足，则实证可转化为虚证。

(3) 腹痛病位在腹，有脐腹、胁腹、小腹、少腹之分，病变脏腑涉及肝、胆、脾、肾、膀胱、大肠、小肠等。

(4) 临床应根据不同证候，分辨寒热的轻重、虚实的多少、气血的深浅，以“通”为治则，实则攻之，虚则补之，热者寒之，寒者热之，滞者通之，随病机兼夹变化，或寒热并用，或攻补兼施，灵活遣方用药。

第七节　泄　　泻

一、概述

（一）含义

泄泻是以排便次数增多，粪质稀溏或完谷不化，甚至泻出如水样为主症的病证。大便溏薄而势缓者为泄，大便清稀如水而势急者为泻。

（二）病名释义

泄：泄漏之意，大便稀薄，时作时止，病势较缓。

泻：倾泻之意，大便直下，如水倾注，病势较急。

濡（洞）泄：因水湿阻于胃肠，脾虚不能制水所致的泄泻，表现为泻下多水，如空洞无底。

飧泄：泻下清稀，伴完谷不化，肠鸣腹痛，因清气不升，肝郁脾虚所致。

溏泄：指泻下清稀垢秽。

鹜泄：指泻水粪相杂，色青黑如鸭粪，澄澈清冷，小便清白，脉沉迟。

滑泄：久泻不禁之谓。

五更泄：又名肾泄、晨泄、鸡鸣泄。指黎明之前，腹部作痛，肠鸣即泻，泻后则安的病证，多因肾虚所致。

（三）分类

（1）以发病脏腑分类和命名者——胃泄、脾泄、肾泄、大肠泄。

（2）以泄泻的症状分类和定名——飧泄（泻下完谷不化）、溏泄（溏垢污浊）、鹜泄（澄澈清冷）、濡泄（泻下水多者）、滑泄（久泻不禁者）。

（3）以发病的病因分类和定名者——暑泄、食泄、酒泄、疫泄、气泄等。

（四）讨论范围

凡属消化器官发生功能性或器质性病变导致的腹泻，如急性肠炎、炎症性肠病、肠易激综合征、吸收不良综合征、肠结核、肠道肿瘤等，或其他脏器病变影响消化吸收功能以泄泻为主症者，均可参照本节进行辨证论治。

二、病因病机

（1）示意图：见图 3-9。

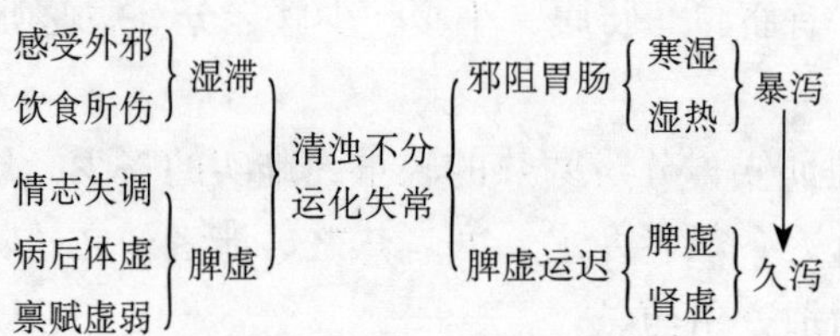

图 3-9　病因病机示意图

(2) 病位：在肠，主病之脏在脾，涉及肝、肾。

(3) 病理因素：湿邪。

(4) 病机关键：脾虚湿盛。

(5) 基本病机：小肠受盛和大肠传导失常，清浊不分，水谷混杂而下。

(6) 病理性质：有虚实之分。急性暴泻，多属实证，以湿盛为主；慢性久泻，多属虚证，以脾虚为主。

三、诊断与病证鉴别

(一) 诊断依据

(1) 以大便粪质稀溏为诊断的主要依据，或完谷不化，或粪如水样，大便次数增多，每日三五次以至十数次以上。

(2) 常兼有腹胀、腹痛、腹鸣、纳呆。

(3) 起病或急或缓，暴泻者多有暴饮暴食或误食不洁之物的病史。迁延日久，时发时止者，常出外邪、饮食、情志等因素诱发。

(二) 病证鉴别

(1) 与痢疾的鉴别：见本章第八节“痢疾”。

(2) 与霍乱的鉴别：见表 3-23。

表 3-23　与霍乱的鉴别

类型	霍乱	泄泻
共同点	均有大便稀溏，便次增多	
病机	疫邪内侵	脾虚湿盛
病势	来势急骤，变化迅速，病情凶险	有急有缓
症状	突然腹痛，继则吐泻交作，所吐之物均为未消化之食物，气味酸腐热臭，所泻之物多为黄色粪水，或吐下如米泔水，常伴恶寒、发热	大便稀溏，次数增多
预后	部分患者在吐泻之后，津液耗伤，迅速消瘦，或发生转筋，腹中绞痛。若吐泻剧烈，可致面色苍白，目眶凹陷，汗出肢冷等津竭阳衰之危候	传变较少，预后较好

四、辨证论治

(一) 辨证要点

1. 辨暴泻与久泻

见表 3-24。

2. 辨寒热

(1) 寒证——大便清稀，完谷不化。

(2) 热证——大便色黄褐而臭，泻下急迫，肛门灼热。

3. 辨虚实

(1) 急性暴泻——泻下腹痛，痛势急迫拒按，泻后痛减，多属实证。

（2）慢性久泻——病程较长，反复发作，腹痛不甚，喜温喜按，神疲肢冷，多属虚证。

表 3-24 辨暴泻与久泻

类型	暴泻	久泻
病势	起病急，病程短	起病缓，病程长
病因	以湿盛为主	以脾虚为主，或脾肾同病
病性	多属实证	属虚证
症状	急性暴泻，次数频多，泻下腹痛，痛势急迫拒按，泻后痛减	泄泻呈间歇性发作，腹痛不甚，喜温喜按，神疲肢冷

4. 辨证候特征

（1）外感泄泻——多兼表证。

（2）食滞泄泻——以腹痛肠鸣，粪便臭如败卵，泻后痛减为特征。

（3）肝气乘脾之泄泻——每因情志郁怒而诱发，伴胸胁胀闷，嗳气食少。

（4）脾虚泄泻——大便时溏时烂，伴神疲肢倦。

（5）肾阳虚衰之泄泻——多发于五更，大便稀溏，完谷不化，伴形寒肢冷。

（二）治疗原则

治疗大法：运脾化湿。

（1）暴泄：不可骤用补涩，以免闭门留寇。

（2）久泻：不可分利太过，以防劫伤阴液。

（3）急性泄泻：湿盛为主——重在化湿，佐以分利，参以淡渗；寒湿——温化寒湿；湿热——清化湿热；夹表邪——疏解表邪；夹暑邪——佐以清暑；兼伤食——佐以消导。

（4）慢性泄泻：脾虚为主——重在健脾；肝气乘脾——抑肝扶脾；肾阳虚衰——温肾健脾；中气下陷——宜升提；久泄不止——宜固涩。

（三）证治分类

1. 暴泻

（1）寒湿内盛证（寒湿内盛，清浊不分）

主症：泄泻清稀，甚则如水样。

兼症：脘闷食少，腹痛肠鸣，若兼外感风寒，则恶寒，发热，头痛，肢体酸痛。

舌脉：舌苔白或白腻，脉濡缓。

治法：芳香化湿，解表散寒。

方药：藿香正气散加减。本方既可解表和中散寒，又能理气化湿、除满健脾。

常用药：藿香——辛温散寒，芳香化浊；苍术、茯苓、半夏、陈皮——理气祛湿，和中止呕；厚朴、大腹皮——理气除满；紫苏、白芷、桔梗——解表散寒，疏利气机；木香——理气止痛。

（2）湿热伤中证（湿热壅滞，传化失常）

主症：泄泻腹痛，泻下急迫，或泻而不爽，粪色黄褐，气味臭秽，肛门灼热。

兼症：烦热口渴，小便短黄。

舌脉：舌质红，苔黄腻，脉滑数或濡数。

治法：清热燥湿，分利止泻。

方药：葛根芩连汤加减。本方有解表清里、升清止泻的作用。

常用药：葛根——解肌清热，煨用能升清止泻；黄芩、黄连——苦寒清热燥湿；甘草——甘缓和中；木香——理气止痛；车前子、茯苓——利水止泻。

(3) 食滞肠胃证（宿食内停，传化失司）

主症：腹痛肠鸣，泻下粪便臭如败卵，伴有不消化之物，泻后痛减。

兼症：脘腹胀满，嗳腐酸臭，不思饮食。

舌脉：舌苔垢浊或厚腻，脉滑。

治法：消食导滞，和中止泻。

方药：保和丸加减。本方有消积和胃，清热利湿的作用。

常用药：神曲、山楂、莱菔子——消食和胃；制半夏、陈皮——和胃降逆；茯苓——健脾祛湿；连翘——解郁清热；谷芽、麦芽——增强消食功效。

2．久泻

(1) 脾胃虚弱证（脾虚失运，清浊不分）

主症：大便时溏时泻，迁延反复，稍进油腻食物，则大便次数增加。

兼症：食少，食后脘闷不舒，面色萎黄，神疲倦怠。

舌脉：舌质淡，苔白，脉细弱。

治法：健脾益气，化湿止泻。

方药：参苓白术散加减。本方有补气健脾、渗湿和胃的作用。

常用药：人参、白术、茯苓、甘草——健脾益气；砂仁、陈皮、桔梗、白扁豆、山药、莲子肉、薏苡仁——理气健脾化湿。

(2) 肾阳虚衰证（命门火衰，脾失温煦）

主症：黎明前脐腹作痛，肠鸣即泻，完谷不化，泻后则安。

兼症：腹部喜暖，形寒肢冷，腰膝酸软。

舌脉：舌淡苔白，脉沉细。

治法：温肾健脾，固涩止泻。

方药：四神丸加减。本方有温肾暖脾、固涩止泻的作用。

常用药：补骨脂——温补肾阳；肉豆蔻、吴茱萸——温中散寒；五味子——收敛止泻。加附子、炮姜——温脾逐寒。

(3) 肝气乘脾证（肝气乘脾，脾失健运）

主症：泄泻肠鸣，腹痛攻窜，矢气频作，每因抑郁恼怒，或情绪紧张而发。

兼症：胸胁胀闷，嗳气食少。

舌脉：舌淡红，脉弦。

治法：抑肝扶脾。

方药：痛泻要方加减。本方有泻肝补脾的作用。

常用药：白芍——养血柔肝；白术——健脾补虚；陈皮——理气醒脾；防风——升清

止泻。

[结语]

(1) 泄泻是临床常见的病证，以排便次数增加和粪便有量与质的改变为特点。

(2) 泄泻病因较多，外感寒热湿邪、内伤饮食及情志、脏腑功能失调，均可导致泄泻，且病机复杂多变，常有兼夹或转化，但脾虚湿盛是泄泻发生的关键病机。

(3) 临床辨证首先辨其虚实缓急。急性者多为实证，以寒湿、湿热、伤食泄泻多见；久泻者以肝气乘脾、脾胃虚弱、肾阳虚衰多见，以虚证为主。

(4) 治疗上总以运脾祛湿为主，暴泻应治以祛邪，风寒外束宜疏解，暑热侵袭宜清化，饮食积滞宜消导，水湿内盛宜分利。暴泻切忌骤用补涩，清热不可过用苦寒。久泻当以扶正为主，脾虚者宜健脾益气，肾虚者宜温肾固涩，肝旺脾弱者宜抑肝扶脾，虚实相兼者以补脾祛邪并施，久泻补虚不可纯用甘温，不宜分利太过。

(5) 治泻九法源自明·李中梓《医宗必读》。

1）淡渗："下者引而竭之"之意（赤苓、车前子、泽泻、木通等）——利小便以实大便。

2）升提："下者举之"之意（升麻、黄芪、煨葛根、柴胡）——鼓舞胃气以升清止泻。

3）清凉："热者清之"之意（连翘、焦山栀子、黄芩、黄连、马齿苋、白头翁）——清化肠道之湿热。

4）疏利："实者泻之"之意（枳实、大黄、芒硝、槟榔）。

5）甘缓："急者缓之"之意（白术、白扁豆、淮山药、甘草）。

6）健脾："虚者补之"之意（白术、淮山药、薏苡仁、白扁豆、鸡内金、陈皮、厚朴）——促进水谷之输化。

7）酸收："散者收之"之意（乌梅、白芍、石榴皮、诃子、罂粟壳、赤石脂）——酸涩收敛，涩肠止泻。

8）温肾："寒者温之"之意（补骨脂、煨诃子、肉豆蔻、益智仁、吴茱萸）——温肾运脾，釜底添薪。

9）固涩："滑者涩之"之意（赤石脂、石榴皮、罂粟壳）——涩肠止泻。

第八节　痢　　疾

一、概述

(一) 含义

痢疾是以大便次数增多，腹痛，里急后重，痢下赤白黏冻为主症的疾病，是夏秋季常见的肠道传染病。

(二) 发病特点

(1) 好发季节：夏秋。

(2) 临床三大主症（腹痛、里急后重、痢下脓血）。

（3）具有传染性。

（三）病名释义

（1）里急：腹痛窘迫，时时欲便而迫不及待。

（2）后重：肛门重坠，便而不爽者。

里急和后重两者常同时并见，合称里急后重。

（3）滞下：即痢疾，指大便闭滞不利而言。

（4）重下：即痢疾，指排便时肛门处重痛而言。

（5）肠澼：即痢疾，指肠内有积滞，排出时澼澼有声。

（6）赤沃：指利下赤色黏沫。

（7）蛊痢：下痢脓血，间杂瘀黑有片。

（8）疫痢：指痢疾之传染性强而病情危重者。

（9）噤口痢：指痢疾伴有不能食，或呕不止者。

（10）休息痢：指痢疾时发时止，经久不愈者。

（11）大瘕泄：指痢疾，《难经·五十七难》："大瘕泄，里急后重，数至圊而不能便，茎中痛"。大瘕泄多指痢疾而言，部分指似痢之泄泻。

（12）逆流挽舟法：治法名，前人谓从表陷里者仍当由里出表，如逆水中挽船上行之意，本文喻用解表达邪法治疗有寒热表证之痢疾，常用方为人参败毒散。

（四）讨论范围

本节讨论的内容以西医学中的细菌性痢疾、阿米巴痢疾为主，而临床上溃疡性结肠炎、放射性结肠炎、细菌性食物中毒等表现出类似痢疾的症状者，可参考本节内容辨治。

二、病因病机

（1）示意图：见图 3-10。

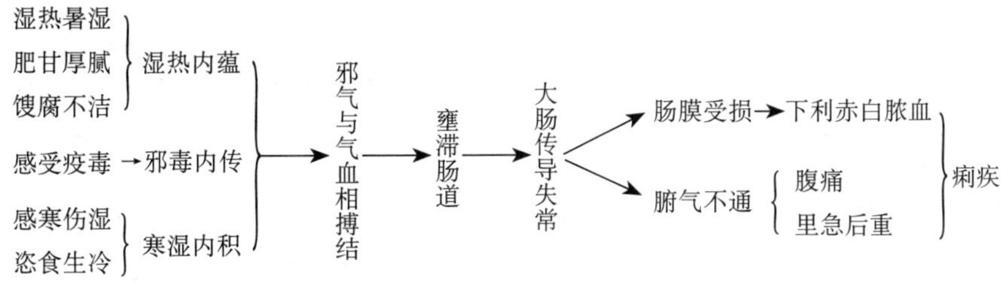

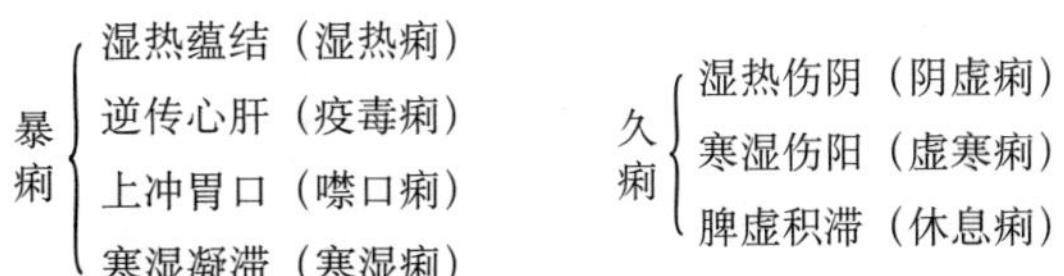

图 3-10　病因病机示意图

（2）病位：在肠，涉及脾胃，久则及肾。

（3）病理因素：湿热疫毒。

（4）病机关键：肠中有滞。

（5）发病机理：湿热、寒湿、疫毒内蕴肠腑，腑气壅滞，气滞血阻，气血与邪气相搏结，夹糟粕积滞肠道，脂络受伤，腐败化为脓血而痢下赤白。

（6）病理性质：有寒、热、虚、实之分。

三、诊断与病证鉴别

（一）诊断依据

（1）以腹痛，里急后重，大便次数增多，泻下赤白脓血便为主症。

（2）暴痢起病突然，病程短，可伴恶寒、发热等；久痢起病缓慢，反复发作，迁延不愈；疫毒痢病情严重而病势凶险，以儿童为多见，起病急骤，在腹痛、腹泻尚未出现之时，即有高热神疲，四肢厥冷，面色青灰，呼吸浅表，神昏惊厥，而痢下、呕吐并不一定严重。

（3）多有饮食不洁史，急性起病者多发生在夏秋之交，久痢四季皆可发生。

（二）病证鉴别

与泄泻的鉴别：见表3-25。

表3-25　与泄泻的鉴别

类型	泄泻	痢疾
共同点	①多发于夏秋季节；②病变皆在胃肠；③均有腹痛，大便次数增多，④均由外邪、饮食引起	
病因	外邪、饮食、情志、脏腑虚弱	湿热、疫毒、寒湿
病机	脾虚湿盛，以湿为主。 泻由水谷不分，出于中焦	肠中有滞，以湿热多见。 痢以脂血伤败，病在下焦
症状	大便溏薄，粪便清稀，或如水样，或完谷不化，大便不带脓血，腹痛多伴肠鸣，少有里急后重，便后痛减	便次虽多而量少，甚至涩滞难下，痢下赤白黏冻脓血，腹痛伴里急后重感明显，便后痛不减
病性	轻，无传染性	重，有传染性
联系	泻、痢两病，可以相互转化，有先泻而后痢者，有先痢而后泻者。泻转痢者，病机由浅入深，痢转泻者，病机由深出浅	

四、辨证论治

（一）辨证要点

1. 辨久暴，察虚实主次

见表3-26。

表 3-26　辨暴痢与久痢

类型	暴痢	久痢
病程	初起其病在肠，发病急，病程短	久痢病及脾肾，发病慢，时轻时重，病程长
腹痛	腹痛胀满，痛而拒按，痛时窘迫欲便	腹痛绵绵，痛而喜按，坠胀甚者，常为虚中夹实
里急后重	便后暂时得减轻	便后不减。若见：里急频见污衣——气虚；后重圊后转甚——气陷；虚坐努责——阴血不足
病性	实	虚中夹实

2. 识寒热偏重

见表 3-27。

表 3-27　辨热痢与寒痢

类型	热痢	寒痢
大便色质	便出脓血，色鲜红，甚至紫黑，浓厚黏稠腥臭	痢下赤白清稀，白多赤少，清淡无臭
腹痛	较剧，拒按	隐痛，喜按
里急后重	明显	不明显
兼症	口渴喜冷，口臭，小便黄或短赤	面白肢冷形寒
苔脉	舌质红，苔黄腻，脉滑数	舌淡苔白，脉沉细

3. 辨伤气，伤血

湿邪伤及气分——下痢白多赤少；热邪伤及血分——下痢赤多白少，或以血为主者。

（二）治疗原则

（1）基本原则：去滞、调气、和血。

热痢——清之；寒痢——温之；初痢——实则通之，清热化湿解毒，调气行血导滞；久痢——虚则补之，补虚温中，调补脾胃，兼以清肠，收涩固脱；寒热交错——清温并用；虚实夹杂——攻补兼施。

（2）调和气血，消积导滞。赤多用血药，白多用气药。

（3）始终要顾护胃气。

（4）禁忌：初起忌过早补涩，久痢忌攻伐峻下，忌分利小便。

（三）证治分类

1. 湿热痢（湿热蕴结，熏灼肠道）

主症：腹部疼痛，里急后重，痢下赤白脓血，黏稠如胶冻，腥臭。

兼症：肛门灼热，小便短赤。

舌脉：舌苔黄腻，脉滑数。

治法：清肠化湿，调气行血。

方药：芍药汤加减。本方具有调气行血，清热解毒的作用。

常用药：黄芩、黄连——清热燥湿解毒；芍药、当归、甘草——行血和营，以治脓血；木香、槟榔、大黄——行气导滞，以除后重；肉桂——辛温通结；金银花——增强清热解毒之效。

2．疫毒痢（疫邪热毒，燔灼气血）

主症：起病急骤，痢下鲜紫脓血，腹痛剧烈，后重感显著。

兼症：壮热口渴，头痛烦躁，恶心呕吐，甚者神昏惊厥。

舌脉：舌质红绛，舌苔黄燥，脉滑数或微欲绝。

治法：清热解毒，凉血除积。

方药：白头翁汤合芍药汤加减。前方以清热凉血解毒为主，后方能增强清热解毒之功，并有调气和血导滞作用。两方合用对疫毒壅盛，壮热口渴，腹痛，里急后重，下痢鲜紫脓血者有良效。

常用药：白头翁、黄连、黄柏、秦皮——清热化湿，凉血解毒；芍药、甘草——调营和血；木香、槟榔——调气导滞；金银花、地榆、牡丹皮——清热凉血。

3．寒湿痢（寒湿客肠，气血凝滞）

主症：腹痛拘急，痢下赤白黏冻，白多赤少，或为纯白冻，里急后重。

兼症：口淡乏味，脘胀腹满，头身困重。

舌脉：舌质或淡，舌苔白腻，脉濡缓。

治法：温中燥湿，调气和血。

方药：不换金正气散加减。本方有燥湿运脾作用。

常用药：藿香——芳香化湿；苍术、半夏、厚朴——运脾燥湿；生姜——温中散寒；陈皮、大枣、甘草——行气散满，健脾和中；木香、枳实——理气导滞。

4．阴虚痢（阴虚湿热，肠络受损）

主症：痢下赤白，日久不愈，脓血黏稠，或下鲜血，脐下灼痛，虚坐努责。

兼症：食少，心烦口干，至夜转剧。

舌脉：舌红绛少津，苔少或花剥，脉细数。

治法：养阴和营，清肠化湿。

方药：黄连阿胶汤合驻车丸加减。前方坚阴清热，后方寒热并用，有坚阴养血、清热化湿作用。两方合用，增强坚阴清热之效，坚阴养血而不腻滞，清热化湿而不伤阴，适用于湿热日久伤阴之痢证。

常用药：黄连、黄芩、阿胶——清热坚阴止痢；芍药、甘草、当归——养血和营，缓急止痛；干姜——制黄芩、黄连苦寒太过；生地榆——凉血止血而除痢。

5．虚寒痢（脾肾阳虚，寒湿内生）

主症：痢下赤白清稀，无腥臭，或为白冻，甚则滑脱不禁，肛门坠胀，便后更甚。

兼症：腹部隐痛，缠绵不已，喜按喜温，形寒畏冷，四肢不温，食少神疲，腰膝酸软。

舌脉：舌淡苔薄白，脉沉细而弱。

治法：温补脾肾，收涩固脱。

方药：桃花汤合真人养脏汤加减。前方能温中涩肠，后方兼能补虚固脱。两方共用可治疗脾肾虚寒，形寒肢冷，腰膝酸软，滑脱不禁的久痢。

常用药：人参、白术、干姜、肉桂——温肾暖脾；粳米、炙甘草——温中补脾；诃子、罂粟壳、肉豆蔻、赤石脂——收涩固脱；当归、白芍——养血行血；木香——行气止痛。

6．休息痢（病久正伤，邪恋肠腑）

主症：下痢时发时止，迁延不愈，常因饮食不当、受凉、劳累而发，发时大便次数增多，夹有赤白黏冻。

兼症：腹胀食少，倦怠嗜卧。

舌脉：舌质淡苔腻，脉濡软或虚数。

治法：温中清肠，调气化滞。

方药：连理汤加减。本方有温中补脾兼清湿热的作用。

常用药：人参、白术、干姜、茯苓、甘草——温中健脾；黄连——清除肠中湿热余邪；枳实、木香、槟榔——行气化滞。

若脾阳虚极，肠中寒积不化，遇寒即发，症见下痢白冻、倦怠少食、舌淡苔白，脉沉者，用温脾汤加减以温中散寒、消积导滞；久痢兼见肾阳虚衰、关门不固者，宜加四神丸以温肾暖脾、固肠止痢；如久痢脱肛，神疲乏力，少气懒言，属脾胃虚弱，中气下陷者，可用补中益气汤加减；若下痢时作，大便稀溏，心中烦热，饥不欲食，四肢不温，证属寒热夹杂者，宜用乌梅丸加减。

7．噤口痢（胃失和降，气机升降失常）

（1）实证：疫毒蕴结肠中，上攻于胃。

主症：下痢，胸闷，呕恶不食。

兼症：口气秽臭。

舌脉：舌苔黄腻，脉滑数。

治法：泄热和胃，苦辛通降。

方药：开噤散加减。

常用药：丹参——活血化瘀；石菖蒲——开窍化湿；陈皮——理气和胃；人参、茯苓、石莲子、陈米——健脾益气；黄连、荷叶蒂、冬瓜子——清热利湿。

本方宜煎成少量药汁分多次徐徐咽下。若延至数日，正气渐虚，可予人参、黄连煎汁，终日细细呷之。若呕吐频繁，胃阴耗伤，舌红绛而干，可酌加西洋参、麦冬、石斛、芦根，去半夏、陈皮，以扶阴养胃，或用本方浓煎做保留灌肠。若屡饮屡吐，可先予少量玉枢丹置口中，随口水缓缓咽下，然后再予服药。

（2）虚证：脾胃素虚，或久痢胃虚气逆。

主症：下痢频频，呕恶不止。

兼症：食入即吐。

舌脉：舌淡，脉弱。

治法：健脾和胃。

方药：六君子汤加石菖蒲、姜汁，以醒脾开胃。

常用药：人参、白术、茯苓、甘草、陈皮、半夏——益气健脾，燥湿化痰；石菖蒲、姜汁——醒脾开胃，以降胃气。

[结语]

(1) 痢疾是以痢下赤白脓血，腹痛，里急后重为临床特征。

(2)其病因是外感时邪疫毒，内伤饮食不洁。病位在肠，与脾胃有密切关系。病机为湿热、疫毒、寒湿结于肠腑，气血壅滞，脂膜血络受损，化为脓血，大肠传导失司，发为痢疾。

(3) 暴痢多为实证，久痢多属虚证。实证以湿热痢多见，亦见于寒湿痢。而疫毒痢，因病势凶险，应及早救治。虚证又有阴虚痢和虚寒痢不同，若下痢不能进食，或入口即吐，又称噤口痢。对于日久迁延不愈的休息痢，因病情缠绵，往往形成虚实夹杂之势，宜采取综合措施，内外同治。

(4) 痢疾的治疗，以初痢宜通，久痢宜涩，热痢宜清，寒痢宜温，寒热虚实夹杂者宜通涩兼施、温清并用。对具传染性的细菌性痢疾和阿米巴痢疾，应重在预防，控制传播。

(5) 正确估价病情预后：能食者轻，不能食者重；有粪者轻，无粪者重；气短呃逆，唇如涂朱，发热不休，口糜者重；痢色如鱼脑、猪肝、赤豆汁，或痢下纯血，或如屋漏者重。

痢疾“三忌”、“五难治”：三忌为高热、不食、下多恶臭。五难治为腹痛如绞，痢下无度；下痢纯血，身热脉大；便下五色，或如屋漏；下如脂膏；呕吐呃逆。

第九节 便 秘

一、概述

(一) 含义

便秘是指粪便在肠内滞留过久，秘结不通，排便周期延长，或周期不长，但粪质干结，排出艰难，或粪质不硬，虽有便意，但便而不畅的病证。

(二) 病名释义

(1) 阳结：因胃肠实热燥火所致的便秘。

(2) 阴结：指胃肠阴寒凝结，或精血亏耗，大肠干燥所致的便秘。

(3) 脾约：指脾虚津少，肠液枯燥所致大便坚硬难出的病证。

(4) 风秘：由于风邪搏肺，传于大肠，津液干燥所致的便秘。

(5) 气秘：指由气机郁滞或气虚所致的便秘。

(6) 热秘：由热结大肠所致的大便秘结。

(7) 寒秘：因脾肾阳虚，阴寒凝结，温运无力，腑气不通所致的便秘，又称“冷秘”。

(8) 湿秘：湿浊阻于胃肠而致的大便秘结。

(三) 讨论范围

本节所论是以便秘为主要症状的辨证论治，类似于西医学的功能性便秘，同时肠易激综合征、肠炎恢复期肠蠕动减弱引起的便秘，直肠及肛门疾患引起的便秘，药物性便秘，内分泌及代谢性疾病的便秘，以及肌力减退所致的排便困难等，可参照本节内容辨证论治，并结合辨病处理。

二、病因病机

（1）示意图：见图 3-11。

（2）病位：在大肠，与肺、脾、胃、肝、肾有关。

（3）基本病机：大肠传导失常。

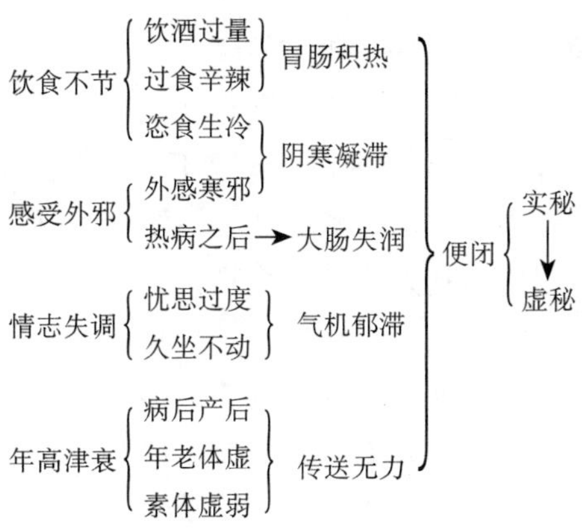

图 3-11　病因病机示意图

（4）病理因素：气滞、火邪、热邪、寒邪、食积。

（5）病理性质：有寒、热、虚、实之分。热秘：燥热内结于肠胃者；实秘：气机郁滞者；虚秘：气血阴阳亏虚者；冷秘或寒秘：阴寒积滞者。

三、诊断与病证鉴别

（一）诊断依据

（1）排便间隔时间超过自己的习惯 1 天以上，或两次排便时间间隔 3 天以上。

（2）大便粪质干结，排出艰难，或欲大便而艰涩不畅。

（3）常伴腹胀、腹痛、口臭、纳差，以及神疲乏力、头眩心悸等症。

（4）常有饮食不节、情志内伤、劳倦内伤等病史。

（二）病证鉴别

与肠结的鉴别：见表 3-28。

表 3-28　便秘与肠结的鉴别

类型	便秘	肠结
共同点	大便秘结不通	
病性	多为慢性久病	多为急病
病机	大肠传导失常	大肠通降受阻
临床表现	腹部胀满，大便干结艰行，可有矢气和肠鸣，或有恶心欲吐，食纳减少	腹部疼痛拒按，大便完全不通，且无矢气和肠鸣，严重者可吐出粪便

四、辨证论治

（一）辨证要点

1. 辨虚实

便秘的辨证应从大便的形状、兼症、舌苔等方面辨其虚实。

2. 辨证候特点

（1）热秘——大便干结，腹满胀痛，舌苔黄燥。

（2）气秘——欲便不得，腹胀或痛，舌苔薄白。

（3）虚秘——包括气虚便秘、血虚便秘与阳虚便秘（又称冷秘）。①气虚便秘——大便不干，无力努挣，舌淡苔薄白；②血虚便秘——便干如栗，脉细、舌淡红、苔薄净；③阳虚便秘——大便艰涩，腹中冷痛，舌淡苔白滑。

（二）治疗原则

治疗原则：调理气机，通调大便。以通下为主，但决不可单纯用泻下药。

实证——邪滞肠胃，壅塞不通，祛邪为主，给予泻热、温散、通导；

虚证——肠失润养，推动无力，扶正为先，给予益气温阳、滋阴养血。

（三）证治分类

1. 实秘

（1）热秘（肠腑燥热，津伤便结）

主症：大便干结，腹胀腹痛，口干口臭。

兼症：面红心烦，或有身热，小便短赤。

舌脉：舌红，苔黄燥，脉滑数。

治法：泻热导滞，润肠通便。

方药：麻子仁丸加减。本方有润肠泻热，行气通便的作用。

常用药：大黄、枳实、厚朴——通腑泻热；麻子仁、杏仁、白蜜——润肠通便；芍药——养阴和营。

（2）气秘（肝脾气滞，腑气不通）

主症：大便干结，或不甚干结，欲便不得出，或便而不爽，腹中胀痛。

兼症：嗳气频作，纳食减少，胸胁痞满，肠鸣矢气。

舌脉：舌苔薄腻，脉弦。

治法：顺气导滞。

方药：六磨汤加减。本方有调肝理脾，通便导滞的作用。

常用药：木香——调气；乌药——顺气；沉香——降气；大黄、槟榔、枳实——破气行滞。

（3）冷秘（阴寒内盛，凝滞胃肠）

主症：大便艰涩，腹痛拘急，胀满拒按，手足不温。

兼症：胁下偏痛，呃逆呕吐。

舌脉：舌苔白腻，脉弦紧。

治法：温里散寒，通便止痛。

方药：温脾汤合半硫丸加减。前方温中散寒、导滞通便；后者温肾、祛寒、散结。

常用药：附子——温里散寒；大黄——荡涤积滞；党参、干姜、甘草——温中益气；当归、肉苁蓉——养精血，润肠燥；乌药——理气。

2．虚秘

（1）气虚秘（脾肺气虚，传送无力）

主症：大便并不干硬，虽有便意，但排便困难，用力努挣则汗出短气，便后乏力。

兼症：面白神疲，肢倦懒言。

舌脉：舌淡苔白，脉弱。

治法：益气润肠。

方药：黄芪汤加减。本方有补益脾肺，润肠通便的作用。

常用药：黄芪——补脾肺之气；麻仁、白蜜——润肠通便；陈皮——理气。

（2）血虚秘（血液亏虚，肠道失荣）

主症：大便干结，面色无华，口唇色淡。

兼症：头晕目眩，心悸气短，健忘。

舌脉：舌淡苔白，脉细。

治法：养血润燥。

方药：润肠丸加减。本方有养血滋阴，润肠通便的作用。

常用药：当归、生地黄——滋阴养血；麻仁、桃仁——润肠通便；枳壳——引气下行。

（3）阴虚秘（阴津不足，肠失濡润）

主症：大便干结，如羊屎状，两颧红赤。

兼症：形体消瘦，头晕耳鸣，心烦少眠，潮热盗汗，腰膝酸软。

舌脉：舌红少苔，脉细数。

治法：滋阴通便。

方药：增液汤加减。本方有滋阴增液，润肠通便的作用。

常用药：玄参、麦冬、生地黄——滋阴生津；当归、石斛、沙参——滋阴养血，润肠通便。

（4）阳虚秘（阳气虚衰，阴寒凝结）

主症：大便干或不干，排出困难，四肢不温，腹中冷痛。

兼症：小便清长，面色㿠白，或腰膝酸冷。

舌脉：舌淡苔白，脉沉迟。

治法：温阳通便。

方药：济川煎加减。本方有温补肾阳，润肠通便的作用。

常用药：肉苁蓉、牛膝——温补肾阳；附子、火麻仁——润肠通便，温补脾阳；当归——养血润肠；升麻、泽泻——升清降浊；枳壳——宽肠下气。

[结语]

（1）便秘是由多种原因引起的，临床分证虽较复杂，但不外虚实两大类。实证有热结、气滞、寒积，虚证有气虚、血虚、阴虚和阳虚，总由大肠传导失职而成。

(2) 病位在大肠，又常与肺、脾、胃、肝、肾等脏腑有关。

(3) 在治法上实证予以通泻，虚证予以滋补。属热结者宜泻热通腑，气滞者宜行气导滞，寒积者宜散寒通里，气虚者宜益气润肠，血虚者宜养血润燥，阴虚者宜滋阴润下，阳虚者宜温阳通便。上述各证，既可单发，也易相兼，辨证时不可忽略。如气郁化火，气血两虚，气虚及阳，以及夹湿、夹痰、夹食、夹瘀等，故临证时应慎审其因，详辨其病，权衡轻重主次，灵活变通治疗。

第4章　肝胆系病证

第一节　胁　　痛

一、概述

（一）含义

胁痛是指以一侧或两侧胁肋部位疼痛为主要表现的病证。胁：指侧胸部，为腋以下至第十二肋骨部的总称。

（二）讨论范围

西医学中的急慢性肝炎、胆囊炎、胆结石、胆道蛔虫、肋间神经痛等，凡上述疾病中以胁痛为主要表现者，均可参考本节辨证论治。

二、病因病机

（1）示意图：见图4-1。

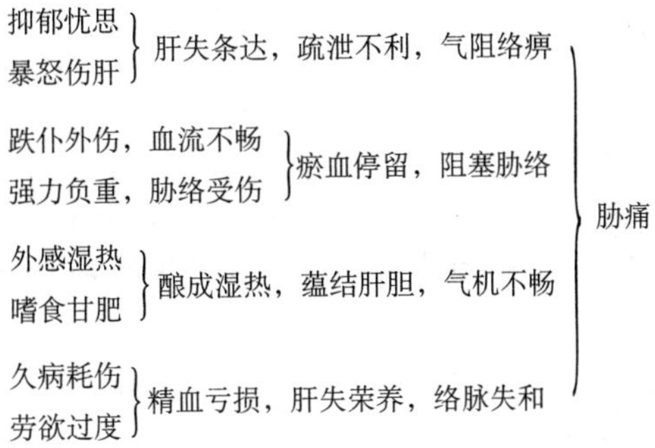

抑郁忧思、暴怒伤肝 → 肝失条达，疏泄不利，气阻络痹
跌仆外伤，血流不畅；强力负重，胁络受伤 → 瘀血停留，阻塞胁络
外感湿热、嗜食甘肥 → 酿成湿热，蕴结肝胆，气机不畅
久病耗伤、劳欲过度 → 精血亏损，肝失荣养，络脉失和
（以上四者）→ 胁痛

图4-1　病因病机示意图

（2）病位：在肝胆，与脾、胃、肾有关。

（3）病理因素：气滞，湿热，瘀血，以气滞为主。

（4）基本病机：肝络失和，造成“不通”或“不荣”而痛。

（5）病理性质：有虚实之分，然以实证属多。

实证：以气滞，血瘀，湿热为主。

虚证：多属阴血亏损，肝失所养。

初病在气，久病血瘀。

三、诊断与病证鉴别

（一）诊断依据

（1）以一侧或两侧胁肋疼痛为主要表现，可表现为刺痛、胀痛、灼痛、隐痛、钝痛等不同特点。

（2）部分患者可兼胸闷、腹胀、嗳气呃逆、急躁易怒、口苦纳呆，厌食恶心等症。

（3）常有饮食不节、情志内伤、感受外湿、跌仆闪挫或劳欲久病等病史。

（二）病证鉴别

与悬饮的鉴别：见表 4-1。

表 4-1　与悬饮的鉴别

病名	胁痛	悬 饮
共同点	均有胁肋疼痛	
病位	肝胆	胸胁
病机	肝络失和	饮留胁下
症状	以一侧或两侧胁肋疼痛为主要表现，可兼有胸闷、腹胀、嗳气呃逆、急躁易怒、口苦纳呆等肝胆病症状	胸胁胀痛，持续不已，伴见咳嗽　咳痰，咳嗽或呼吸时疼痛加重，喜向病侧睡卧，患侧胁间饱满，叩诊呈浊音，或兼见发热

四、辨证论治

（一）辨证要点

1．*辨在气在血*

气郁：多见胀痛、痛处游走、时轻时重，症状轻重与情绪有关。

血瘀：多见刺痛，痛处固定，疼痛持续不已，局部拒按，入夜痛甚。

2．*辨属虚属实*

实证：气滞、血瘀、湿热为主，病程短，来势急，疼痛较重而拒按，脉实有力。

虚证：多为阴血不足，脉络失养，其痛隐隐，绵绵不休，病程长，来势缓，伴见全身阴血亏耗之证。

3．*辨证候特点*

气滞——胸胁胀痛，痛无定处。

血瘀——胸胁刺痛，固定不移。

湿热——胸胁灼痛，口苦苔黄。

阴虚——胁痛隐隐，时作时止，烦劳加重。

（二）治疗原则

基本治则：以通为主，疏肝和络止痛。

实证：理气、活血，清利湿热等法。

虚证：滋阴、养血、柔肝为治，佐以理气和络之品。

（三）证治分类

1. 肝郁气滞证（肝失条达，络脉失和）

主症：胁肋胀痛，走窜不定，甚则引及胸背肩臂，疼痛每因情志变化而增减。

兼症：胸闷腹胀，嗳气频作，得嗳气而胀痛稍舒，纳少口苦。

舌脉：舌苔薄白，脉弦。

治法：疏肝理气。

方药：柴胡疏肝散加减。本方功用疏肝解郁，理气止痛。

常用药：柴胡、枳壳、香附、川楝子——疏肝理气，解郁止痛；白芍、甘草——养血柔肝，缓急止痛；川芎、郁金——活血行气通络。

2. 肝胆湿热证（湿热蕴结，肝胆失疏）

主症：胁肋胀痛或灼热疼痛，口苦口黏。

兼症：胸闷纳呆，恶心呕吐，小便黄赤，大便不爽，或兼有身热恶寒，身目发黄。

舌脉：舌红，苔黄腻，脉弦滑数。

治法：清热利湿。

方药：龙胆泻肝汤加减。本方具有清利肝胆湿热的功用。

常用药：龙胆草——清利肝胆湿热；山栀子、黄芩——清肝泻火；川楝子、枳壳、延胡索——疏肝理气止痛；泽泻、车前子——渗湿清热。

3. 瘀血阻络证（瘀血停滞，肝络痹阻）

主症：胁肋刺痛，痛有定处，痛处拒按，入夜痛甚。

兼症：胁肋下或见癥块。

舌脉：舌质紫暗，脉沉涩。

治法：祛瘀通络。

方药：血府逐瘀汤或复元活血汤加减。前方活血化瘀，行气止痛；后方祛瘀通络，消肿止痛。

常用药：当归、川芎、桃仁、红花——活血化瘀，消肿止痛；柴胡、枳壳——疏肝理气，散瘀止痛；制香附、川楝子、郁金——善行血中之气，行气活血，使气行血畅；五灵脂、延胡索——散瘀活血止痛；三七——活血通络，祛瘀生新。

4. 肝络失养证（肝肾阴亏，精血耗伤）

主症：胁肋隐痛，悠悠不休，遇劳加重。

兼症：口干咽燥，心中烦热，头晕目眩。

舌脉：舌红少苔，脉细弦而数。

治法：养阴柔肝。

方药：一贯煎加减。本方功用滋阴柔肝止痛。

常用药：生地黄、枸杞、黄精、沙参、麦冬——滋补肝肾，养阴柔肝；当归、白芍、甘草——滋阴养血，柔肝缓急；川楝子、延胡索——疏肝理气止痛。

[结语]

(1) 胁痛是指一侧或两侧胁肋部疼痛为主症的一类疾病。

(2) 胁痛的病因主要与情志、饮食、外感、体虚及跌仆外伤等因素有关。

(3) 其病机属肝络失和，实证为肝气郁结，瘀血停滞，肝胆湿热，邪阻肝络，不通则痛；虚证为肝阴不足，肝脉失养，不荣则痛。

(4) 其病变部位主要在肝胆，又与脾、胃、肾相关。辨证当着重辨气血虚实，临床上以实证最为多见。胁痛的各个证候在一定条件下，可以相互转化。

(5) 胁痛的治疗，以疏肝和络止痛为基本治则，实证多采用疏肝理气、活血通络、清利湿热之法；虚证则多以滋阴养血柔肝为治，同时佐以理气和络之品。

第二节　黄　疸

一、概述

(一) 含义

黄疸是以身黄，目黄，小便黄为主症的病证，其中目睛黄染尤为本病的重要特征。

(二) 病名释义

(1) 谷疸：因饮食不节，湿热食滞阻遏中焦所致，症见：寒热不食，食即头眩，胸腹胀满，身目发黄，小便不利等。

(2) 酒疸：多因饮酒过度，湿热郁蒸，胆热液泄所致，症见：身目发黄，面发赤斑，心中懊侬热痛，鼻燥，腹满不欲食，时时欲吐等。

(3) 女劳疸：多因劳累或房劳过度所致。症见：身目发黄，傍晚手足心热而恶寒，额上黑，少腹满急，大便色黑，小便自利等。

(4) 黑疸：多因疸证经久不愈，肝肾虚衰，瘀浊内阻所致，症见：身黄不泽，目青面额色黑，心中懊侬，肤燥，搔之不觉，大便黑，膀胱急，足下热，脉浮弱，甚则腹胀，如有水状。

(5) 胆黄：由胆气败而胆汁外泄所致的黄疸。

(6) 瘟黄：指有传染性的病情急重的黄疸。

(三) 讨论范围

本病证与西医所述黄疸意义相同，可涉及西医学中肝细胞性黄疸、阻塞性黄疸和溶血性黄疸。临床常见的急慢性肝炎、肝硬化、胆囊炎、胆石症、钩端螺旋体病、蚕豆黄及某些消化系统肿瘤等疾病，凡出现黄疸者，均可参考本节辨证施治。

二、病因病机

(1) 示意图：见图 4-2。

(2) 病位：在脾胃肝胆，可充斥三焦，内蒙心窍。

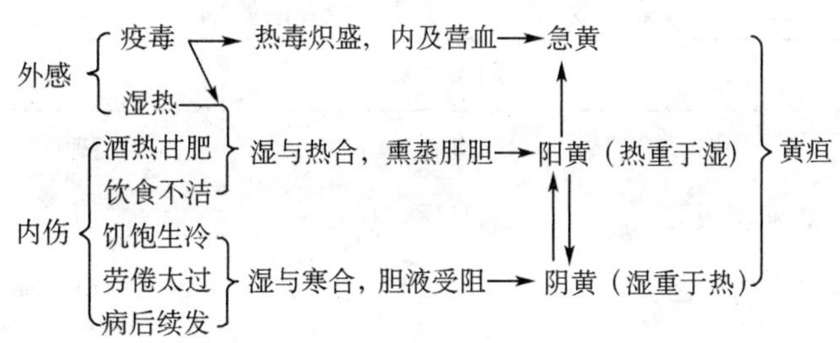

图 4-2 病因病机示意图

（3）病理因素：湿邪、热邪、寒邪、疫毒、气滞、瘀血六种，以湿邪为主。

（4）病机关键：湿邪为患（湿热为主），湿滞脾胃，肝胆失疏，胆汁外溢。

（5）病理性质：有湿热和寒湿两端。

（6）病理转化：阳黄、急黄、阴黄在一定的条件下可以转化。

（7）预后："黄疸之病，当以十八日为期，治之十日以上瘥，反剧者为难治。"若久病不愈，则有酿成癥积、鼓胀之可能。

三、诊断和病证鉴别

（一）诊断依据

（1）目黄、肤黄、小便黄，其中目睛黄染为本病的重要特征。

（2）常伴食欲减退，恶心呕吐，胁痛腹胀等症状。

（3）常有外感湿热疫毒，内伤酒食不节，或有胁痛、癥积等病史。

（二）病证鉴别

（1）与萎黄的鉴别：见表 4-2。

表 4-2 与萎黄的鉴别

类型	黄疸	萎黄
病因	感受外邪、饮食劳倦或病后	饥饱劳倦、食滞虫积或病后失血
病机	湿滞脾胃，肝胆失疏，胆汁外溢	脾胃虚弱，气血不足，肌肤失养
主证	目黄，身黄，小便色黄	肌肤萎黄不泽
兼证	胃纳呆滞，腹胀，呕恶	头昏倦怠，心悸少寐，纳少便溏
鉴别要点	双目黄，小便黄短	目睛及小便不黄

（2）阳黄、阴黄、急黄的鉴别：见表 4-3。

表 4-3　阳黄、阴黄、急黄的鉴别

类型	阳黄	阴黄	急黄（阳黄重症）
病因	湿热	寒湿	热毒
病势	起病急，病程短	病势缓，病程长	病情急骤，变化迅速
皮肤色泽	黄色鲜明（如橘色）	黄色晦暗（如烟熏）	疸色如金
兼症	常伴身热，口干苦	伴纳少，乏力	神昏、发斑、出血等
苔脉	苔黄腻，脉弦数	舌淡，脉沉迟或细缓	舌红绛，脉弦细数或洪大

四、辨证论治

（一）辨证要点

1. 本病以阴阳为纲，阳黄以湿热疫毒为主，其中有热重于湿、湿重于热、胆腑郁热与疫毒炽盛的不同；阴黄以脾虚寒湿为主，注意有无血虚血瘀表现。

2. 阳黄宜辨湿热之偏轻偏重

见表 4-4。

表 4-4　辨阳黄之湿热，偏轻偏重

类型	色泽	兼症	苔脉
热重于湿	身目俱黄，黄色鲜明	发热口渴，大便燥结	苔黄腻，脉弦数
湿重于热	身目俱黄，色泽不如热重者鲜明	头身困重，胸满脘痞	苔白腻微黄，脉弦滑

（二）治疗要点

治疗大法：化湿邪，利小便。

湿热——清热化湿，通利腑气；寒湿——健脾温化；急黄——清热解毒，凉营开窍；阴黄——健脾养血，利湿退黄。

（三）证治分类

1. 阳黄

(1) 热重于湿证（湿热熏蒸，胆汁泛溢）

主症：身目俱黄，黄色鲜明。

兼症：发热口渴，或见心中懊侬，腹部胀闷，口干而苦，恶心呕吐，小便短少黄赤，大便秘结。

舌脉：舌苔黄腻，脉象弦数。

治法：清热通腑，利湿退黄。

方药：茵陈蒿汤加减。本方有清热通腑，利湿退黄的作用。

常用药：茵陈蒿——清热利湿退黄之要药；栀子、大黄、黄柏、连翘、垂盆草、蒲公英——清热泻下；茯苓、滑石、车前草——利湿清热，使邪从小便而去。

（2）湿重于热证（湿遏热伏，胆汁外溢）

主症：身目俱黄，黄色不及前者鲜明。

兼症：头重身困，胸脘痞满，食欲减退，恶心呕吐，腹胀或大便溏垢。

舌脉：舌苔厚腻微黄，脉象濡数或濡缓。

治法：利湿化浊运脾，佐以清热。

方药：茵陈五苓散合甘露消毒丹加减。前者利湿退黄，使湿从小便中去；后者利湿化浊，清热解毒，是湿热并治的方剂。

常用药：藿香、白蔻仁、陈皮——芳香化浊，行气悦脾；茵陈蒿、车前子、茯苓、薏苡仁、黄芩、连翘——利湿热退黄。

（3）胆腑郁热证（湿热砂石郁滞，胆汁泛溢肌肤）

主症：身目发黄，黄色鲜明，上腹、右胁胀闷疼痛，牵引肩背，身热不退，或寒热往来。

兼症：口苦咽干，呕吐呃逆，尿黄赤，大便秘。

舌脉：舌红苔黄，脉弦滑数。

治法：疏肝泻热，利胆退黄。

方药：大柴胡汤加减。本方有疏肝利胆，通腑泄热的作用。

常用药：柴胡、黄芩、半夏——和解少阳，和胃降逆；大黄、枳实——通腑泄热；郁金、佛手、茵陈、山栀子——疏肝利胆退黄；白芍、甘草——缓急止痛。

（4）疫毒炽盛证（急黄，湿热疫毒炽盛，深入营血，内陷心肝）

主症：发病急骤，黄疸迅速加深，其色如金。

兼症：高热口渴，皮肤瘙痒，胁痛腹满，神昏谵语，烦躁抽搐，或见衄血、便血，或肌肤瘀斑。

舌脉：舌质红绛，苔黄而燥，脉弦滑或数。

治法：清热解毒，凉血开窍。

方药：《千金》犀角散加味。本方功能清热解毒，凉营解毒。

常用药：犀牛角（现用水牛角代）、黄连、栀子、大黄、板蓝根、生地黄、玄参、牡丹皮——清热凉血解毒；茵陈、土茯苓——利湿清热退黄。

2．阴黄

（1）寒湿阻遏证（中阳不振，寒湿滞留）

主症：身目俱黄，黄色晦暗或如烟熏。

兼症：脘腹痞胀，纳谷减少，大便不实，神疲畏寒，口淡不渴。

舌脉：舌淡苔腻，脉濡缓或沉迟。

治法：温中化湿，健脾和胃。

方药：茵陈术附汤加减。本方温化寒湿，用于寒湿阻滞之阴黄。

常用药：附子、白术、干姜——温中健脾化湿；茵陈、茯苓、泽泻、猪苓——利湿退黄。

（2）脾虚湿滞证（黄疸日久，湿滞残留）

主症：面目及肌肤淡黄，甚则晦暗不泽。

兼症：肢软乏力，心悸气短，大便溏薄。

舌脉：舌质淡，苔薄，脉濡细。

治法：健脾养血，利湿退黄。

方药：黄芪建中汤加减。本方可温中补虚，调养气血。

常用药：黄芪、桂枝、生姜、白术——益气温中；当归、白芍、甘草、大枣——补养气血；茵陈、茯苓——利湿退黄。

3．黄疸消退后的调治

(1) 湿热留恋证（湿热留恋，余邪未清）

主症：脘痞腹胀，胁肋隐痛，饮食减少。

兼症：口中干苦，小便黄赤。

舌脉：苔腻，脉濡数。

治法：清热利湿。

方药：茵陈四苓散加减。

常用药：茵陈、黄芩、黄柏——清热化湿；茯苓、泽泻、车前草——淡渗分利；苍术、苏梗、陈皮——化湿行气宽中。

(2) 肝脾不调证（肝脾不调，疏运失职）

主症：脘腹痞闷，肢倦乏力，胁肋隐痛不适。

兼症：饮食欠香，大便不调。

舌脉：舌苔薄白，脉细弦。

治法：调和肝脾，理气助运。

方药：柴胡疏肝散或归芍六君子汤加减。前方偏重于疏肝理气；后方偏重于调养肝脾。

常用药：当归、白芍、柴胡、枳壳、香附、郁金——养血疏肝；党参、白术、茯苓、山药——益气健脾；陈皮、山楂、麦芽——理气助运。

(3) 气滞血瘀证（气滞血瘀，积块留着）

主症：胁下结块，隐痛、刺痛不适，胸胁胀闷。

兼症：面颈部见有赤丝红纹。

舌脉：舌有紫斑或紫点，脉涩。

治法：疏肝理气，活血化瘀。

方药：逍遥散合鳖甲煎丸。

常用药：柴胡、枳壳、香附——疏肝理气；当归、赤芍、丹参、桃仁、莪术——活血化瘀。并服鳖甲煎丸，以软坚消积。

[结语]

(1) 黄疸以是目黄、身黄、小便黄为主要症状的病证，目睛黄染为本病重要特征。

(2) 本病病因有外感湿热疫毒和内伤饮食劳倦或它病续发。

(3) 本病病理因素有湿邪、热邪、寒邪、疫毒、气滞、瘀血六种，但以湿邪为主。湿

邪困遏脾胃，壅塞肝胆，疏泄不利，胆汁泛溢，是黄疸形成的主要病机。

（4）黄疸的辨证应以阴阳为纲，治疗大法为化湿邪、利小便。阳黄当清化，热重于湿证予清热通腑，利湿退黄；湿重于热证予利湿化浊运脾，佐以清热；胆腑郁热证予疏肝泄热，利胆退黄；疫毒炽盛证即急黄，是阳黄中的危急重症，治疗当以清热解毒、凉营开窍为主。阴黄应以温化寒湿，如脾虚湿滞，宜健脾利湿。

（5）黄疸消退后仍应调治，以免湿邪不清，肝脾未复，导致黄疸复发，甚或转成癥积、鼓胀。

附　萎　黄

（1）病因病机：虫积食滞或失血、久病，导致气血衰少，肌肤失养。

（2）主症：两目不黄，肌肤淡黄，干萎无光泽，小便通畅色清。

（3）兼症：倦怠乏力，眩晕耳鸣，心悸少寐，大便溏薄。

（4）舌脉：舌淡苔白，脉濡细。

（5）治法：调理脾胃，益气补血。

（6）方药：黄芪建中汤或人参养荣汤加减。

（7）常用药：炙黄芪、党参、白术、炙甘草——补气健脾；当归、白芍、熟地黄、阿胶——滋养阴血；桂枝、砂仁——温中和胃。

由钩虫引起者，可酌加榧子、雷丸、槟榔、百部、鹤虱、贯众等药。

第三节　积　　聚

一、概述

（一）含义

积聚是腹内结块，或痛或胀的病证。分别言之，积属有形，结块固定不移，痛有定处，病在血分，是为脏病；聚属无形，包块聚散无常，痛无定处，病在气分，是为腑病。

（二）病名释义

（1）痞块、痃癖、癖块：均为积聚之别名，指腹内结块。癖指结块隐伏于两胁，痃指脐两侧之管状结块。

（2）癥积：指形迹明显，触之有形，固定不移，痛有定处，推之不移，质地较硬者。

（3）瘕聚：指形迹不甚显著，触之无形，聚散无常，痛无定处，推之可移质地柔软者。

（4）癥瘕：病证名，属于积聚之类，其主要特点是腹中结块，坚硬不移者为癥，聚散无常者为瘕。

（三）讨论范围

现代医学中，凡多种原因引起的肝脾肿大，如增生型肠结核、腹腔肿瘤等，多属“积”

之范畴；胃肠功能紊乱、不完全性肠梗阻等，则与“聚”关系密切。

二、病因病机

（1）示意图：见图 4-3。

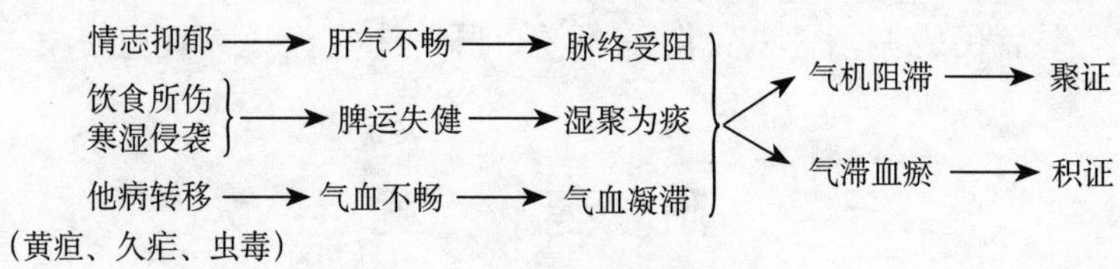

图 4-3　病因病机示意图

（2）病位：在肝脾。

（3）病因：寒邪，湿热，痰浊，食滞，虫积，交错夹杂，相互并见。

（4）病理因素：气滞，血瘀，痰凝。

（5）病理基础：正气不强。

（6）基本病机：气机阻滞，瘀血内结。聚证以气滞为主，积证以血瘀为主。

（7）病理性质：初起多实，日久则虚实错杂，后期正虚为主。

（8）病理演变：聚证病程较短，一般预后良好。少数聚证日久不愈，可以由气入血转化为积证。癥积日久，可致气虚、血虚，甚或气阴两虚。严重病变可致血证、黄疸、鼓胀等。

三、诊断与病证鉴别

（一）诊断依据

（1）腹腔内有可扪及的包块。

（2）常有腹部胀闷或疼痛不适等症状。

（3）常有情志失调、饮食不节、感受寒邪或黄疸、虫毒、久疟、久泻、久痢等病史。

（二）病证鉴别

（1）与痞满的鉴别：见表 4-5。

表 4-5　与痞满的鉴别

类型	积聚	痞满
共同点	均有腹部胀满感	
病位	肝脾	胃
症状	或痛或胀，聚证发作时有形可见，积证腹内有结块可扪及	自觉脘腹部痞塞胀满，而无块状物可扪及，按之柔软

（2）癥积与瘕聚的鉴别：见表 4-6。

表 4-6　癥积与瘕聚的鉴别

类型	癥积	瘕聚
形状	望之有形，触之有块，固定不移	望之有形，按之无块，聚散无常
疼痛	疼痛不休，痛有定处	痛有休止，痛无定处
病机	痰凝血瘀	气机郁滞
病程	较长	较短
病位	病在血分，多为脏病	病在气分，多为腑病（不能绝对）
预后	病情较重，治疗较难	病情较轻，治疗较易

四、辨证论治

（一）辨证要点

本病应辨其虚实之主次

（1）聚证：多实证。

（2）积证：初起——正气未虚，以邪实为主；中期——积块较硬，正气渐伤，邪实正虚；后期——日久瘀结不去，以正虚为主。

（二）治疗原则

（1）聚证多实——宜行气散结。

（2）积证：初期——邪实为主——消散；中期——邪实正虚——消补兼施；后期——正虚为主——养正除积。

（三）证治分类

1．聚证

（1）肝气郁结证（肝失疏泄，腹中气结成块）

主症：腹中结块柔软，时聚时散，攻窜胀痛。

兼症：脘胁胀闷不适。

苔脉：苔薄，脉弦。

治法：疏肝解郁，行气散结。

方药：逍遥散、木香顺气散加减。前方疏肝解郁，健脾养血；后方疏肝行气，温中化湿。

常用药：柴胡、当归、白芍、甘草、生姜、薄荷——疏肝解郁；香附、青皮、枳壳、郁金、台乌药——行气散结。

（2）食滞痰阻证（虫积、食滞、痰浊交阻，气聚不散，结而成块）

主症：腹胀或痛，腹部时有条索状物聚起，按之胀痛更甚。

兼症：便秘，纳呆。

苔脉：舌苔腻，脉弦滑。

治法：理气化痰，导滞散结。

方药：六磨汤加减。本方行气化痰，导滞通便。

常用药：大黄、槟榔、枳实——导滞通便；沉香、木香、乌药——行气化痰。

2. 积证

(1) 气滞血阻证（气滞血瘀，积而成块）

主症：腹部积块质软不坚，固定不移，胀痛不适。

兼症：胸胁胀满。

苔脉：舌暗苔薄，脉弦。

治法：理气消积，活血散瘀。

方药：柴胡疏肝散合失笑散加减。前方疏肝行气，后方偏于活血止痛。

常用药：柴胡、青皮、川楝子——行气止痛；丹参、延胡索、蒲黄、五灵脂——活血散瘀。

(2) 瘀血内结证（瘀结不消，正气渐损）

主症：腹部积块明显，质地较硬，固定不移，隐痛或刺痛。

兼症：形体消瘦，纳谷减少，面色晦暗黧黑，面颈胸臂或有血痣赤缕，女子可见月事不下。

苔脉：舌质紫或有瘀斑瘀点，脉细涩。

治法：祛瘀软坚，佐以扶正健脾。

方药：膈下逐瘀汤合六君子汤加减。前方重在活血行气，消积止痛，适用于瘀血结块，为本证的主方；后方旨在调补脾胃，可与上方合用或间服，达到攻补兼施的目的。如积块肿大坚硬而正气受损者，可并服鳖甲煎丸化瘀软坚，兼顾正气。

常用药：当归、川芎、桃仁、三棱、莪术、石见穿——活血化瘀消积；香附、乌药、陈皮——行气止痛；人参、白术、黄精、甘草——健脾扶正。

(3) 正虚瘀结证（癥积日久，中虚失运）

主症：久病体弱，积块坚硬，隐痛或剧痛。

兼症：饮食大减，肌肉瘦削，神倦乏力，面色萎黄或黧黑，甚则面肢浮肿。

苔脉：舌质淡紫，或光剥无苔，脉细数或弦细。

治法：补益气血，活血化瘀。

方药：八珍汤合化积丸加减。八珍汤补气益血，化积丸活血化瘀，软坚消积。

常用药：人参、白术、茯苓、甘草——补气；当归、白芍、地黄、川芎——益血；三棱、莪术、阿魏、瓦楞子、五灵脂——活血化瘀消癥；香附、槟榔——行气以活血。

[结语]

(1) 积与聚为腹内结块。区别言之，聚是结块聚散无常、痛无定处者，病在气分，属腑病；积是结块固定不移、痛有定处者，病在血分，属脏病。

(2) 积聚的病因多与情志、饮食、寒邪及黄疸、虫毒、疟疾等病后有关；病机关键是气滞血瘀，病变脏器以肝脾为主。

(3) 辨证应区别邪正虚实主次。聚证多实；积证初期以实为主，中期邪实正虚，后期正虚为主。聚证治疗主以理气散结；积证治疗初期宜消散，中期消补兼施，后期应养正除积。

（4）聚证肝气郁结，可用逍遥散、木香顺气丸加减；食滞痰阻者以六磨汤为主方。积证气滞血阻，以柴胡疏肝散合失笑散加减；瘀血内结，以膈下逐瘀汤配合六君子汤、鳖甲煎丸；正虚瘀结，以八珍汤合化积丸治疗。

第四节　鼓　　胀

一、概述

（一）含义

鼓胀是指腹大胀满，绷急如鼓，皮色苍黄，脉络显露的病证。

（二）病名释义

（1）蛊胀：即鼓胀，泛指由虫毒结聚、肝脾受伤、血络瘀塞所致的鼓胀。

（2）单腹胀：即鼓胀，主要以“肢体无恙，胀唯在腹”为特征。

（3）水蛊：腹大，动摇有水声，面黑称之。

（4）蜘蛛蛊：即鼓胀，以腹部胀大、肢体消瘦为特征，状如蜘蛛。

（5）别名：水蛊，蛊胀，膨脝，单腹蛊。

（三）讨论范围

根据本病的临床表现，类似西医学所指的肝硬化腹水，包括病毒性肝炎、血吸虫病、胆汁性、营养不良性等多种原因导致的肝硬化腹水。至于其他疾病出现腹水，如结核性腹膜炎腹水、丝虫病乳糜腹水、腹腔内晚期恶性肿瘤、慢性缩窄性心包炎、肾病综合征等，符合鼓胀特征者，亦可参照本节内容辨证论治，同时结合辨病处理。

二、病因病机

（1）示意图：见图 4-4。

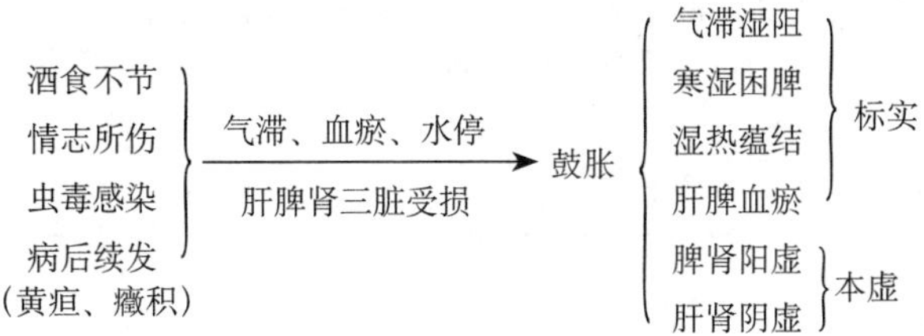

图 4-4　病因病机示意图

（2）病位：在肝脾，久则及肾。

（3）基本病机：肝、脾、肾受损，气滞、血瘀、水停腹中。

（4）病理因素：气滞，血瘀，水湿。

（5）病理性质：本虚标实，初期以实为多，后期以虚为主。

本虚——肝脾肾三脏的损伤；标实——气、血、水的壅结。

初期——肝脾失调，正损不著——标实为多；后期——肝脾损伤，病久及肾——本虚为主。

（6）转归预后：一般预后较差，若正虚感邪，则可形成以下变证。

1）神昏谵语、痉厥——肝肾阴虚，邪从热化，蒸液成痰，内蒙心窍，引动肝风；或脾肾阳虚，湿浊内蒙心窍。

2）出血——阴虚血热，脉络瘀损，血不循经。

3）衰脱——正气衰败，邪陷正虚，气阴耗竭。

三、诊断与病证鉴别

（一）诊断依据

（1）初起脘腹作胀，食后尤甚，继而腹部胀大如鼓，重者腹壁青筋显露，脐孔突起。

（2）常伴乏力、纳差、尿少及齿衄、鼻衄、皮肤紫斑等出血现象，可见面色萎黄、黄疸、手掌殷红、面颈胸部红丝赤缕、血痣及蟹爪纹。

（3）本病常有酒食不节、情志内伤、虫毒感染或黄疸、胁痛、癥积等病史。

（二）病证鉴别

（1）与水肿的鉴别：见表4-7。

表4-7　与水肿的鉴别

类型	水肿	鼓胀
病因	风邪外袭，水湿浸渍，湿热相搏，疮毒内陷，饥馑劳倦，房劳太过	饮食不节，情志所伤，血吸虫感染，黄疸积聚迁延而成
病机	肺脾肾气化功能失调，主要责之于肾，水聚肌肤	肝、脾、肾三脏功能失调，导致气滞，血瘀，水聚腹中
病史	肾病病史	肝病病史（黄疸、积聚等）
水肿部位	主要为肌肤	腹部为主
症状	浮肿多从眼睑开始，继则延及头面肢体，或下肢先肿，后及全身，每见面色㿠白，腰酸倦怠等，严重者伴见腹水，腹壁无青筋暴露	以腹部胀大为主，四肢肿胀不明显，晚期伴肢体浮肿，兼见面色青晦，面颈部有血痣赤缕，胁下癥积坚硬，腹部青筋显露等
预后	阳水可痊愈，阴水治较难	治疗不当，预后较差

（2）气鼓、水鼓、血鼓的鉴别：见表4-8。

表4-8　气鼓、水鼓、血鼓的鉴别

类型	气鼓	水鼓	血鼓
病机	多属肝郁气滞	多属阳气不振，水湿内停	多属肝脾血瘀水停
临床表现	腹部膨隆，嗳气或矢气则舒，腹部按之空空然，叩之如鼓	腹部胀满膨大，或状如蛙腹，按之如囊裹水，常伴下肢浮肿	脘腹坚满，青筋显露，腹内积块痛如针刺，面颈部赤丝血缕

四、辨证论治

（一）辨证要点

1．辨虚实

若鼓胀在半个月至一个月之间不断进展，属缓中之急，多为阳证、实证；若迁延数月，则为缓中之缓，多为阴证、虚证；形色红黄、气息粗长者多实；形容憔悴、声音短促者多虚；年青少壮，气道壅滞者多实；中衰积劳、神疲气怯者多虚；先胀于内而后肿于外者为实；先肿于外而后胀于里者为虚；腹中常痛，外坚内痛，按之不陷者为实；时胀时减，气虚流滞，按之则濡者为虚；脉滑数有力者为实；弦浮微细者为虚。

2．标实者辨气滞、血瘀、水湿

气滞——按压腹部，随按随起，如按气囊；水裹——腹部坚满，摇动有水声，按之如囊裹水；血瘀——腹皮青筋暴露，面、颈、胸部出现红缕赤痕。

3．本虚者须辨阳虚与阴虚的不同

脾肾阳虚证：腹大但胀满不甚，朝宽暮急；肝肾阴虚证：腹大胀满不舒。

（二）治疗原则

标实为主：行气、活血、祛湿利水或暂用攻逐之法，以消其胀，同时配以疏肝健脾。

虚证为主：温补脾肾，或滋养肝肾法，同时配以行气活血、利水。

本病总属本虚标实，治当攻补兼施，补虚不忘实，泻实不忘虚。

（三）证治分类

1．气滞湿阻证（肝郁气滞，湿浊中阻）

主症：腹胀按之不坚，胁下胀满或疼痛。

兼症：饮食减少，食后胀甚，得嗳气、矢气稍减，小便短少。

苔脉：舌苔薄白腻，脉弦。

治法：疏肝理气，运脾利湿。

方药：柴胡疏肝散或胃苓汤加减。前方以疏肝理气为主，后方以运脾利湿消胀为主。

常用药：柴胡、香附、郁金、青皮——疏肝理气；川芎、白芍——养血和血；苍术、厚朴、陈皮——运脾化湿消胀；茯苓、猪苓——利水渗湿。

2．水湿困脾证（湿邪困遏，脾阳不振）

主症：腹大胀满，按之如囊裹水。

兼症：颜面微浮，下肢浮肿，脘腹痞胀，得热则舒，精神困倦，怯寒懒动，小便少，大便溏。

苔脉：舌苔白腻，脉缓。

治法：温中健脾，行气利水。

方药：实脾饮加减。本方有振奋脾阳，温运水湿的作用。

常用药：白术、苍术、附子、干姜——振奋脾阳，温化水湿；厚朴、木香、草果、陈皮——行气健脾除湿；连皮茯苓、泽泻——利水渗湿。

3．水热蕴结证（湿热壅盛，蕴结中焦）

主症：腹大坚满，脘腹胀急，烦热口苦，渴不欲饮。

兼症：面、目、皮肤发黄，小便赤涩，大便秘结或溏垢。

苔脉：舌边尖红，苔黄腻或兼灰黑，脉象弦数。

治法：清热利湿，攻下逐水。

方药：中满分消丸合茵陈蒿汤加减。前方有清热化湿，行气利水作用；后方清泄湿热，通便退黄。

常用药：茵陈、金钱草、山栀子、黄柏——清化湿热；苍术、厚朴、砂仁——行气健脾化湿；大黄、猪苓、泽泻、车前子、滑石——分利二便。

4．瘀结水留证（肝脾瘀结，水气停留）

主症：脘腹坚满，青筋显露，胁下癥结痛如针刺。

兼症：面色晦暗黧黑，或见赤丝血缕，面、颈、胸、臂出现血痣或蟹爪纹，口干不欲饮水，或见大便色黑。

苔脉：舌质紫黯，或有紫斑，脉细涩。

治法：活血化瘀，行气利水。

方药：调营饮加减。本方活血化瘀，行气利水。

常用药：当归、赤芍、桃仁、三棱、莪术、鳖甲——化瘀散结；大腹皮——行气消胀；马鞭草、益母草、泽兰、泽泻、赤茯苓——化瘀利水。

5．阳虚水盛证（脾肾阳虚，水湿内聚）

主症：腹大胀满，形似蛙腹，朝宽暮急，面色苍黄，或呈㿠白。

兼症：脘闷纳呆，神倦怯寒，肢冷浮肿，小便短少不利。

舌脉：舌体胖，质紫，苔淡白，脉沉细无力。

治法：温补脾肾，化气利水。

方药：附子理苓汤或济生肾气丸加减。前方由附子理中汤合五苓散组成，有温阳健脾、化气利水作用；后方即《金匮》肾气丸加牛膝、车前子，有温补肾气、利水消肿作用。

常用药：附子、干姜、人参、白术、鹿角片、胡芦巴——温补脾肾；茯苓、泽泻、陈葫芦、车前子——利水消胀。

6．阴虚水停证（肝肾阴虚，津液失布）

主症：腹大胀满，或见青筋暴露，面色晦滞，唇紫。

兼症：口干而燥，心烦失眠，时或鼻衄，牙龈出血，小便短少。

苔脉：舌质红绛少津、苔少或光剥，脉弦细数。

治法：滋肾柔肝，养阴利水。

方药：六味地黄丸合一贯煎加减。前方重在滋养肾阴，后方养阴柔肝。

常用药：北沙参、麦冬、生地黄、山茱萸、枸杞子、楮实子——滋养肾阴；猪苓、茯苓、泽泻、玉米须——淡渗利湿。

附变证

鼓胀病后期，肝、脾、肾受损，水湿瘀热互结，正虚邪盛，危机四伏。若药食不当，或复感外邪，病情可迅速恶化，导致大量出血、昏迷、虚脱多种危重证候。

1．大出血

症状：骤然大量呕血，血色鲜红，大便下血，暗红或油黑。

病机：瘀热互结，热迫血溢。

治法：清热凉血，活血止血。

方药：犀角地黄汤加参三七、仙鹤草、地榆炭、血余炭、大黄炭等。大出血之后，气随血脱，阳气衰微，汗出如油，四肢厥冷，呼吸低弱，脉细微欲绝，治宜扶正固脱、益气摄血，方用大剂独参汤加山茱萸，并可与“血证篇”互参。

2．昏迷

(1) 证型：痰热内扰，蒙蔽心窍。

症状：昏迷，烦躁不安，甚则怒目狂叫，四肢抽搐颤动，口臭便秘，溲赤尿少，舌红苔黄，脉弦滑数。

治法：清热豁痰，开窍息风。

方药：安宫牛黄丸合龙胆泻肝汤加减，亦可用醒脑静注射液静脉滴注。

(2) 证型：痰浊壅盛，蒙蔽心窍。

症状：静卧嗜睡，语无伦次，神情淡漠，舌苔厚腻。

治法：化痰泄浊开窍。

方药：苏合香丸合菖蒲郁金汤。煎剂中酌选石菖蒲、郁金、远志、茯神、天竺黄、陈胆星、竹沥、半夏等豁痰开闭。热甚加黄芩、黄连、龙胆草、山栀子；动风抽搐加石决明、钩藤；腑实便闭加大黄、芒硝；津伤，舌质干红，加麦冬、石斛、生地黄；病情继续恶化，昏迷加深，汗出肤冷，气促，撮空，两手抖动，脉细微弱者，为气阴耗竭、正气衰败，急予生脉散、参附龙牡汤以敛阴回阳固脱。

[结语]

(1) 鼓胀是以腹大胀满，绷急如鼓，皮色苍黄，脉络显露为其临床特征。

(2) 病因为酒食不节，情志失调，虫毒感染和黄疸、癥积等病病后续发。病理变化为肝、脾、肾三脏受损，气、血、水停聚腹中所致，而本虚标实、虚实错杂是本病的主要病理特点。

(3) 辨证治疗原则重在分辨虚实标本主次。偏实者当以疏肝运脾为原则，根据气、血、水的偏盛，采用理气、化瘀、行水等法。偏虚者当以扶正为主，根据阳虚水盛与阴虚水停之不同，采用温阳利水或养阴利水之法。注意虚实之间的错杂与转化，重视调理脾胃，把祛邪与扶正有机地结合起来，切不可只看到腹胀有水而不顾整体，妄用攻逐伤正。

(4) 由于本病虚实错综，先后演变发展阶段不同，故临床表现的证型不一。一般说来，气滞湿阻证多为腹水形成早期；水热蕴结证为水湿与邪热互结，湿热壅塞，且往往有合并感染存在，常易发生变证；水湿困脾与阳虚水盛，多为由标实转为本虚的两个相关证型；瘀结水留和阴虚水停两证最重，前者经脉瘀阻较著，应防并发大出血，后者为鼓胀之特殊证候，较其他证型更易诱发肝性脑病。

第五节　头　　痛

一、概述

（一）含义

头痛是指因外感六淫、内伤杂病而引起的，以头痛为主要表现的一类病证。

（二）病名释义

偏头痛：又称“偏头风”，是指头痛偏于一侧，或左或右，或连及眼齿，其痛暴发剧烈，痛止则如常人。其多系肝经风火或血络瘀阻所致。

真头痛：头痛病证之一，系寒邪入脑所致。症见头痛剧烈，引脑及巅，手足逆冷至肘膝关节，病情多属危重。

头风：指病程长，病情深重，反复发作的头痛。

雷头风：症见头痛如雷鸣，头面起核，多因湿热夹痰上冲所致。

脑风：出自《素问·风论》，属头风一类疾患，因风邪入脑所致。症见项背怯寒，脑户极冷，痛不可忍等。

首风：因洗头感受风邪所致之头痛。症见头面多汗，恶风头痛，遇风即发。

厥头痛：因寒邪犯脑所致，症见头痛连及眼齿。

（三）讨论范围

头痛一症范围甚广，涉及内、外、神经、精神、五官等各科疾病，内科常见的头痛，如血管性头痛、紧张性头痛、三叉神经痛、外伤后头痛、部分颅内疾病、神经症及某些感染性疾病、五官疾病的头痛等，可参考本节内容辨证治疗。

二、病因病机

（1）示意图：见图4-5。

（2）病位：在头部，涉及肝、脾、肾。

（3）病理因素：风、火、痰、瘀、虚。

（4）基本病机：

外感头痛——风邪为主，兼夹他邪，邪阻脉络，脑络拘急。

内伤头痛——精血不足，髓海失养，与肝脾肾三脏功能失调有关。

（5）病理性质：

外感头痛——多属表属实，病因是以风邪为主的六淫邪气。

内伤头痛：
- 气血亏虚、肾精不足所致者——属虚证。
- 肝阳、痰浊、瘀血所致者——多属实证。

各种头痛迁延不愈，病久入络，又可转变为瘀血头痛。

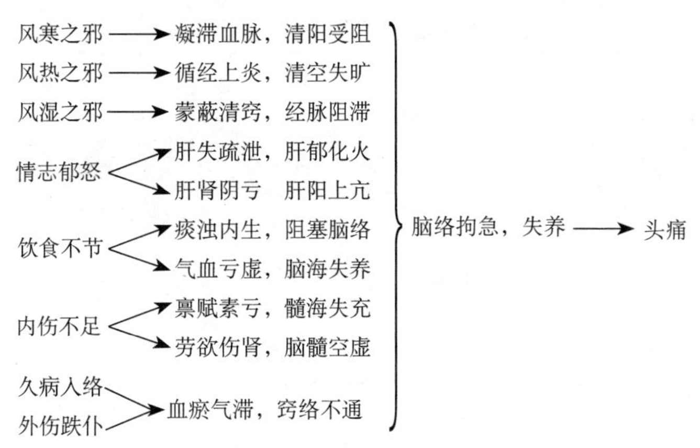

图 4-5 病因病机示意图

三、诊断与病证鉴别

（一）诊断要点

（1）以头部疼痛为主要临床表现。

（2）头痛部位可发生在前额、两颞、巅顶、枕项或全头部。疼痛性质可为跳痛、刺痛、胀痛、灼痛、重痛、空痛、昏痛、隐痛等。

（3）头痛发作形式可分为突然发作，或反复发作，时痛时止，或缓慢起病。疼痛的持续时间可长可短，可数分钟、数小时或数天、数周，甚则长期疼痛不已。

（4）外感头痛者多有起居不慎，感受外邪的病史；内伤头痛者常有饮食、劳倦、房事不节、病后体虚等病史。

（二）病证鉴别

（1）与眩晕的鉴别：见表 4-9。

表 4-9 与眩晕的鉴别

类型	头痛	眩晕
病位	均在头部	
病因	有外感与内伤的不同	以内伤为主
症状	以疼痛为主	以昏眩为主
病性	外感头痛属实，内伤头痛虚实夹杂为多，但以偏实为主	虚证为多
联系	头痛与眩晕往往相兼为患	

（2）真头痛与一般头痛的鉴别：见表 4-10。

表 4-10　真头痛与一般头痛的鉴别

类型	真头痛	一般头痛
病势	起病急骤，突然发作	起病缓慢
疼痛特点	剧烈头痛，持续不解，阵发加重	跳痛、刺痛、胀痛、灼痛、隐痛
兼症	手足逆冷至肘膝，甚至呕吐如喷，肢厥、抽搐	头晕，目眩，乏力，呕恶
预后	病情凶险	一般良好

四、辨证论治

（一）辨证要点

1. 辨外感头痛与内伤头痛

见表 4-11。

表 4-11　辨外感头痛与内伤头痛

类型	外感头痛	内伤头痛
病势	起病较急	起病缓慢
病程	较短	较长
病性	外邪致病，属实	虚证或虚实夹杂
疼痛程度	痛势较剧	痛势较轻，时作时止，遇劳加剧
疼痛特点	掣痛、跳痛、灼痛、重痛、胀痛，痛无休止	虚证：昏痛、隐痛、空痛，痛势悠悠；实证：肝阳——头昏胀痛；痰浊——昏蒙重痛；瘀血——痛点固定，刺痛

2. 辨头痛之相关经络及引经药

见表 4-12。

表 4-12　辨头痛之相关经络及引经药

类型	部位	引经药
太阳头痛	头后部，下连及项	羌活、蔓荆子、川芎
阳明头痛	前额及眉棱骨等处	白芷、葛根、知母
少阳头痛	头之两侧，并连及耳部	川芎、柴胡、黄芩
厥阴头痛	巅顶部位，或连及目系	吴茱萸、藁本
少阴头痛	部位不定，以全头痛多见	细辛
太阴头痛	部位不定，或全头痛，或局部疼痛	苍术

（二）治疗原则

（1）外感头痛：疏风为主，兼以散寒、清热、祛湿。

（2）内伤头痛：虚证——滋阴养血，益肾填精为主；实证——平肝，化痰、行瘀；虚实夹杂——因证制宜，酌情兼顾。

（三）证治分类

1．外感头痛

（1）风寒头痛（风寒外袭，上犯巅顶）

主症：头痛连及项背，常有拘急收紧感。

兼症：恶风畏寒，遇风尤剧，口不渴。

苔脉：苔薄白，脉浮紧。

治法：疏散风寒止痛。

方药：川芎茶调散加减。本方有祛风散寒止痛的作用。

常用药：川芎——善行头目，活血通窍，祛风止痛，为治头痛之要药；白芷——芳香通窍，散风止痛；藁本、羌活、细辛、荆芥、防风——疏风解表，散寒止痛。

（2）风热头痛（风热外袭，上扰清空）

主症：头痛而胀，甚则头胀如裂。

兼症：发热或恶风，面红目赤，口渴喜饮，大便不畅，或便秘，溲赤。

苔脉：舌尖红，苔薄黄、脉浮数。

治法：疏风清热和络。

方药：芎芷石膏汤加减。本方功能清热散风止痛。

常用药：菊花、桑叶、薄荷、蔓荆子——辛凉微寒，轻清上浮，疏散风热，通窍止痛；川芎——活血通窍，祛风止痛；白芷、羌活——散风通窍而止头痛；生石膏——清热和络。

（3）风湿头痛（风湿蒙窍，困遏清阳）

主症：头痛如裹，肢体困重。

兼症：胸闷纳呆，大便或溏。

舌脉：苔白腻，脉濡。

治法：祛风胜湿通窍。

方药：羌活胜湿汤加减。本方功用祛风胜湿。

常用药：羌活、独活、藁本——能散一身上下之风湿，通利关节而止痛；川芎——辛温通窍，活血止痛；白芷、防风、细辛、蔓荆子——祛风除湿散寒而止头痛。

2．内伤头痛

（1）肝阳头痛（肝失条达，阳亢风动）

主症：头昏胀痛，两侧为重。

兼症：心烦易怒，夜寐不宁，口苦面红，或兼胁痛。

苔脉：舌质红，苔薄黄，脉弦数。

治法：平肝潜阳息风。

方药：天麻钩藤饮加减。本方功能平肝息风潜阳，补益肝肾。

常用药：天麻、钩藤、石决明——平肝潜阳息风；山栀子、黄芩、牡丹皮——苦寒清泄肝热；桑寄生、杜仲——补益肝肾；牛膝、益母草、白芍——活血调血，引血下行；夜交藤——养心安神。

(2) 血虚头痛（气血亏虚，窍络失养）

主症：头痛隐隐，时时昏晕，心悸失眠，面色少华。

兼症：神疲乏力，遇劳加重。

苔脉：舌质淡，苔薄白，脉细弱。

治法：滋阴养血，和络止痛。

方药：加味四物汤加减。本方功能养血调血，柔肝止痛。

常用药：当归、生地黄、白芍、首乌——养血滋阴；川芎、菊花、蔓荆子——清利头目，平肝止痛；五味子、远志、酸枣仁——养心安神。

(3) 痰浊头痛（痰浊中阻，上蒙清窍）

主症：头痛昏蒙。

兼症：胸脘满闷，纳呆呕恶。

苔脉：舌苔白腻，脉滑或弦滑。

治法：健脾燥湿，化痰降逆。

方药：半夏白术天麻汤加减。本方功能燥湿化痰，平肝息风。

常用药：半夏、陈皮——和中化痰；白术、茯苓——健脾化湿；天麻、白蒺藜、蔓荆子——平肝息风止痛。

(4) 肾虚头痛（髓海不足，脑窍失荣）

主症：头痛且空，眩晕耳鸣。

兼症：腰膝酸软，神疲乏力，滑精带下。

苔脉：舌红少苔，脉细无力。

治法：养阴补肾，填精生髓。

方药：大补元煎加减。本方功能滋补肾阴。

常用药：熟地黄、枸杞、女贞子——滋肾填精；杜仲、续断——补益肝肾；龟板——滋阴益肾潜阳；山茱萸——养肝涩精；山药、人参、当归、白芍——补益气血。

(5) 瘀血头痛（瘀血阻窍，络脉滞涩）

主症：头痛经久不愈，痛处固定不移，痛如锥刺。

兼症：或有头部外伤史。

苔脉：舌质紫暗，或有瘀斑、瘀点，苔薄白，脉细或细涩。

治法：活血化瘀，通窍止痛。

方药：通窍活血汤加减。本方重在活血化瘀，通窍止痛。

常用药：川芎、赤芍、桃仁、益母草——活血化瘀止痛；当归——活血养血；白芷、细辛——辛散通窍止痛；全蝎、蜈蚣、地鳖虫——善入经络，搜风剔络止痛。

[结语]

（1）头痛是指因外感六淫、内伤杂病而引起的，以头痛为主要表现的一类病证。

（2）临床辨证应首先分清外感、内伤，辨清虚实。

（3）外感头痛多因风、寒、湿、热等邪气，循经上扰，壅滞头窍而致。一般起病较急，病程较短，多伴表证，病性属实，治疗多以祛风散邪为法。内伤头痛多因情志、饮食、劳倦、房劳、体虚等原因，导致肝阳偏亢、痰浊中阻、瘀血阻窍、气血亏虚、肾精不足等病理改变，以致头窍失养，或清窍被扰，而发头痛。一般病程长，起病缓，多伴肝、脾、肾诸脏功能失调证候，病性复杂，有虚有实，尤易虚实夹杂。治疗多采用补虚泻实、标本兼顾的治则。切忌头痛医头，并应根据头痛部位酌配引经药。

附　其他头痛

1．雷头风

症状：头痛如雷鸣，头面起核，肿痛红赤，苔黄腻，脉滑数。

病因：湿热挟痰上冲。

治法：清热解毒，除湿化痰。

方药：清震汤加味，亦可合用普济消毒饮、防风通圣散加减。

常用药：升麻——升阳清热解毒；苍术——燥湿强脾，能辟瘴疠；荷叶——清热解暑，凉血止血，能助胃中清阳上行。

2．偏头痛

本病又称“偏头风”。

症状：疼痛暴作，痛势甚剧，一侧头痛，或左或右，或连及眼齿，呈胀痛、刺痛，或跳痛，可反复发作，经年不愈，痛止如常人。可因情绪激动，或过度疲劳而诱发。

病因：肝阳上亢，肝经风火上扰。

治法：平肝清热，息风通络。

方药：清上蠲痛汤加减。

常用药：川芎——行血中之气，祛血中之风；羌活、独活、细辛、白芷——辛温散寒，疏风止痛；菊花、蔓荆子——疏风散热止痛；当归——养血和血，活血止痛；苍术——散寒化湿止痛；黄芩——清热止痛；麦冬——防辛温伤阴；甘草——调和诸药。若有瘀血见证，可合用血府逐瘀汤及虫类药加减。

3．真头痛

本病起病急暴，病情危重、预后凶险，若抢救不及时，可迅速死亡。

真头痛相当于现代医学中因颅内压升高而导致的，以头痛为主要表现的各类危重病症，如高血压危象、蛛网膜下腔出血、硬膜下出血等病症。临证当辨别病情，明确诊断，多法积极救治。

第六节 眩　　晕

一、概述

（一）含义

眩是指眼花或眼前发黑，晕是指头晕或感觉自身或外界景物旋转。两者常同时并见，故统称为“眩晕”。轻者闭目即止；重者如坐车船，旋转不定，不能站立，或伴有恶心、呕吐、汗出，甚则昏倒等症状。

（二）讨论范围

西医中的多种疾病，如梅尼埃病、高血压、低血压、脑动脉硬化症、椎-基底动脉供血不足、贫血、神经衰弱等，临床以眩晕为主要表现者，均可参考本节有关内容辨证论治。

二、病因病机

（1）示意图：见图4-6。

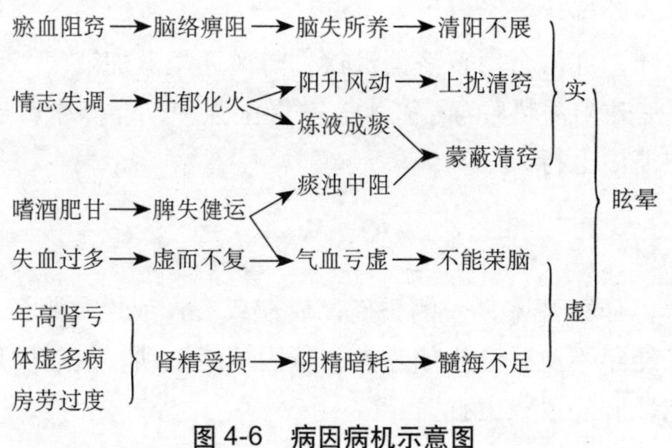

图4-6　病因病机示意图

（2）病变部位：在头窍，与肝、脾、肾有关。

（3）病理因素：风、火、痰、瘀、虚。

（4）基本病机：实证：风、火、痰、瘀，扰乱清空；虚证：髓海不足，气血亏虚，清窍失养。

（5）病理性质：有虚有实，以虚者居多。

三、诊断与病证鉴别

（一）诊断依据

（1）头晕目眩，视物旋转，轻者闭目即止，重者如坐舟船，甚则仆倒。

（2）严重者可伴有头痛、项强、恶心呕吐、眼球震颤、耳鸣耳聋、汗出、面色苍白等表现。

（3）多有情志不遂、年高体虚、饮食不节、跌仆损伤等病史。

（二）病证鉴别

（1）与中风的鉴别：见表4-13。

表 4-13　与中风的鉴别

联系	中风	眩晕
共同点	均有头晕目眩	
不同点	猝然昏仆，不省人事，伴见口舌歪斜，半身不遂，失语，或不经昏仆，仅见㖞僻不遂	眩晕之甚者亦可仆倒，但无半身不遂，不省人事及口舌歪斜，可为中风病先兆

（2）与厥证的鉴别：见表 4-14。

表 4-14　与厥证的鉴别

类型	厥证	眩晕
症状特征	突然昏仆，不省人事，四肢厥冷	严重者也有欲仆或晕旋仆倒的表现
不同点	可在短时间内苏醒，严重者可一厥不复而死亡	无昏迷、不省人事的表现

四、辨证论治

（一）辨证要点

1. *辨相关脏腑*

（1）肝阳上亢：眩晕兼见头胀痛、面色潮红、急躁易怒、口苦脉弦等症状。

（2）脾虚血亏：眩晕兼有纳呆、乏力、面色㿠白等症状。

（3）痰湿中阻：眩晕兼见纳呆呕恶、头痛、苔腻诸症。

（4）肾精不足：眩晕兼有腰酸腿软，耳鸣如蝉等症。

2. *辨标本虚实*

本：肝肾阴虚，气血不足；标：风、火、痰、瘀。眩晕虚实的鉴别见表 4-15。

表 4-15　眩晕虚实的鉴别

类型	体质状况	症状特点	病因病机	兼证
虚证	久病体虚	病程较长，反复发作，眩晕轻，遇劳即发	精血不足	两目干涩，腰膝酸软，舌红少苔，脉细数
			气血亏虚	神倦乏力，面色㿠白，唇舌色淡，舌淡苔薄白，脉细弱
实证	新病体壮	病程短，突然发作，眩晕重，视物旋转，伴呕恶痰涎，头痛，面赤	痰湿中阻	头重昏蒙，胸闷呕恶，苔腻脉滑
			瘀血阻窍	头昏头痛，痛点固定，唇舌紫暗，舌有瘀斑
			肝阳风火	眩晕、面赤、烦躁、口苦，肢麻震颤，甚则昏仆，脉弦有力

（二）治疗原则

基本治则：补虚泻实，调整阴阳。

实证：以痰、火常见，治予平肝潜阳、清肝泻火、化痰行瘀。

虚证：以精气虚居多，治予滋养肝肾、补益气血、填精生髓。

（三）证治分类

1．肝阳上亢证（肝阳风火，上扰清窍）

主症：眩晕，耳鸣，头目胀痛，口苦，失眠多梦。

兼症：遇烦劳郁怒而加重，甚则仆倒，颜面潮红，急躁易怒，肢麻震颤。

舌脉：舌红苔黄，脉弦或数。

治法：平肝潜阳，清火息风。

方药：天麻钩藤饮加减。本方功用平肝潜阳，清火息风。

常用药：天麻、石决明、钩藤——平肝潜阳息风；牛膝、杜仲、桑寄生——补益肝肾；黄芩、山栀子、菊花——清肝泻火；白芍——柔肝滋阴。

2．气血亏虚证（气血亏虚，脑失所养）

主症：眩晕动则加剧，劳累即发，面色㿠白，心悸少寐，唇甲不华。

兼症：神疲乏力，倦怠懒言，发色不泽，纳少腹胀。

舌脉：舌淡苔薄白，脉细弱。

治法：补益气血，调养心脾。

方药：归脾汤加减。本方功用补益气血，健脾养心。

常用药：党参、白术、黄芪——益气健脾；当归、熟地黄、龙眼肉、大枣——补血生血养心；茯苓、炒白扁豆——补中健脾；远志、酸枣仁——养血安神。

3．肾精不足证（髓海空虚，脑失所养）

主症：眩晕日久不愈，精神萎靡，腰酸膝软，少寐多梦，健忘。

兼症：两目干涩，视力减退；或遗精滑泄，耳鸣齿摇；或颧红咽干，五心烦热；或面色㿠白，形寒肢冷。

舌脉：舌红少苔，脉细数；或舌淡嫩，苔白，脉弱尺甚。

治法：滋养肝肾，益精填髓。

方药：左归丸加减。本方滋阴补肾，填精补髓。

常用药：熟地黄、山茱萸、山药——滋阴补肾；龟板、鹿角胶、紫河车——滋肾助阳，益精填髓；杜仲、枸杞子、菟丝子——补益肝肾；牛膝——强肾益精。

偏阳虚，症见四肢不温、形寒怕冷、精神萎靡、舌淡脉沉者，用右归丸加减。

4．痰湿中阻证（痰浊中阻，上蒙清窍）

主症：眩晕，头重昏蒙，或伴视物旋转，呕吐痰涎。

兼症：胸闷恶心，食少多寐。

舌脉：舌苔白腻，脉濡滑。

治法：化痰祛湿，健脾和胃。

方药：半夏白术天麻汤加减。本方燥湿化痰，平肝息风。

常用药：半夏、陈皮——健脾燥湿化痰；白术、薏苡仁、茯苓——健脾化湿；天麻——化痰息风，止头眩。

5. 瘀血阻窍证（瘀血阻络，脑失所荣）

主症：眩晕，头痛，面唇紫暗。

兼症：健忘，失眠，心悸，精神不振，耳鸣耳聋。

舌脉：舌暗有瘀斑，脉涩或细涩。

治法：祛瘀生新，活血通窍。

方药：通窍活血汤加减。本方活血化瘀，通窍止痛。

常用药：川芎、赤芍、桃仁、红花——活血化瘀，通窍止痛；白芷、石菖蒲、老葱——通窍理气，温经止痛；当归——养血活血；地龙、全蝎——善入经络，镇痉祛风。

[结语]

（1）眩晕是以目眩、头晕为主要特征的一类疾病。

（2）本病的病因有饮食不节、情志不遂、体虚年高、跌打损伤等多种因素。本病的病变部位主要在清窍，病变脏腑与肝、脾、肾三脏相关，多属本虚证或本虚标实之证。

（3）常见病证有肝阳上亢、气血亏虚、肾精不足、痰湿中阻、瘀血阻窍五种，各证候之间又常可出现转化，或不同证候相兼出现，如肝阳上亢可兼肝肾阴虚，气血亏虚可挟痰浊中阻，血虚可兼肝阳上亢等证。

（4）针对本病各证候的不同，治疗可根据标本缓急分别采取平肝、息风、潜阳、清火、化痰、化瘀等法以治其标，补益气血、滋补肝肾等法以治其本。

第七节　中　　风

一、概述

（一）含义

中风是以猝然昏仆，不省人事，半身不遂，口眼歪斜，语言不利为主症的病证。病轻者可无昏仆而仅见半身不遂及口眼歪斜等症状。

（二）临床特征

（1）发病突然、急骤。

（2）病情有轻重之别：

重——突然昏倒，不省人事，口眼歪斜，半身不遂，语言不利。

轻——无昏仆，仅见口眼歪斜，半身不遂等症状。

（3）病情轻重之间易于转化，传变迅速。

由于本病发生突然，起病急骤，古人形容“如矢石之中的，若暴风之疾速”，古代医家取类比象而名之为“中风”。

（三）病名释义

（1）卒中：即中风，因其发病突然，如矢石中的。

(2) 仆击：中风别名，指突然昏仆，似被人击。

(3) 大厥：病势深重，突然昏不知人。“血之与气，并走于上，厥则暴死，气复反则生，不反则死。”

(4) 薄厥：由于情志刺激而致气机紊乱，血随气逆，血菀于上，使人昏仆，致肢体行动不利。

(5) 偏枯：肢体偏废枯萎，即中风偏瘫，亦称“偏风”。

(6) 风痱：指手足痿废不用，又称“痱”、“痱风”、“中风痱”。

(7) 真中风：指外中风邪而引发的中风病，除有中风见证外，可外见寒热等六经形证者。

(8) 类中风：指风从内生而非外邪侵袭所引发的中风病，亦称“非风”。

(四) 讨论范围

根据中风的临床表现特征，西医学中的急性脑血管疾病与之相近，包括缺血性卒中和脑出血，它如短暂性脑缺血发作、局限性脑梗死、原发性脑出血和蛛网膜下腔出血等，均可参照本节辨证论治。

二、病因病机

(1) 示意图：见图 4-7。

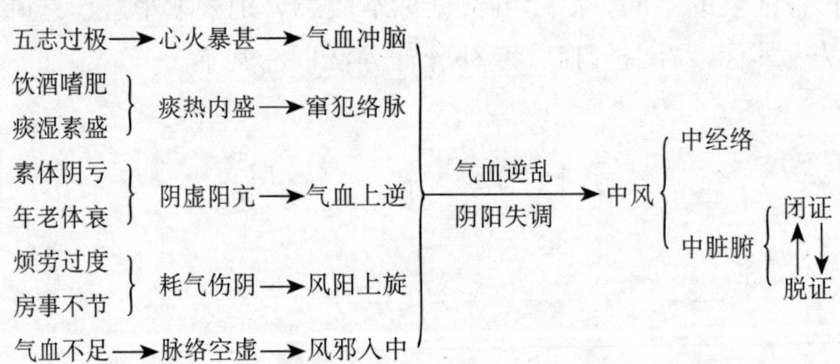

图 4-7 病因病机示意图

(2) 病位：在心脑，与肝肾密切相关。

(3) 病理基础：肝肾阴虚。

(4) 病理因素：风、火、痰、气、瘀。

(5) 基本病机：阴阳失调，气血逆乱。

(6) 病理性质：本虚标实，上盛下虚。本：肝肾阴虚，气血衰少；标：风、火、痰、气、瘀。两者可互为因果。

三、诊断与病证鉴别

(一) 诊断依据

(1) 具有突然昏仆，不省人事，半身不遂，偏身麻木，口眼歪斜，言语謇涩等特定的

临床表现。轻症仅见眩晕，偏身麻木，口眼歪斜，半身不遂等。

（2）多急性起病，好发于 40 岁以上年龄。

（3）发病之前多有头晕、头痛、肢体一侧麻木等先兆症状。

（4）常有眩晕、头痛、心悸等病史，病发多有情志失调、饮食不当或劳累等诱因。

（二）病证鉴别

（1）与口僻的鉴别：见表 4-16。

表 4-16　与口僻的鉴别

病名	共同点	病机	症状特点	发病年龄
口僻	口眼歪斜	正气不足，风邪入于脉络	耳后疼痛，口角流涎，言语不清	任何年龄
中风		阴阳失调，气血逆乱	半身不遂，或神志障碍	好发于 40 岁以上者

（2）在中风昏仆阶段与厥证、痫证的鉴别见表 4-17。

表 4-17　中风昏仆阶段与厥证、痫证的鉴别

病名	共同特点	发病年龄	昏仆特征	昏仆时间	后遗症状	预后转归
中风昏仆阶段	突然昏倒，不省人事	多在 40 岁以上	口眼歪斜，半身不遂	较长	口眼歪斜，失语偏瘫	昏迷程度深者可死亡
厥证		任何年龄	面色苍白，四肢逆冷	较短	无	重者一厥不复
痫证		青少年多见	畜叫跌仆，四肢抽搐而口吐白沫	较短	无	醒后如常人，但可再发

（3）中风闭证与痉证的鉴别：见表 4-18。

表 4-18　中风闭证与痉证的鉴别

病名	共同点	不同点	抽搐时间	伴有症状
中风闭证	均有神昏	起病时即有神昏，而后出现抽搐	短	半身不遂、口眼歪斜
痉证		神昏多出现在抽搐之后，无偏瘫	长	四肢抽搐、项背强直，甚至角弓反张

（4）在中风后期偏瘫阶段与痿证的鉴别：见表 4-19。

表 4-19　中风后期偏瘫阶段与痿证的鉴别

病名	神昏	肢体特征	病势
中风后期偏瘫阶段	有	以一侧偏瘫不遂为主，日久不能恢复者，亦可见肌肉瘦削，筋脉弛缓	起病急骤
痿证	无	软弱弛缓呈对称性，以双下肢瘫痪或四肢瘫痪，或肌肉萎缩，筋惕肉瞤多见	起病缓慢

四、辨证论治

（一）辨证要点

1. 辨中经络、中脏腑

见表 4-20。

表 4-20　辨中经络、中脏腑

类型		症状特点	病势	神志
中经络	中络	以肌肤麻木，口眼歪斜为主症，其麻木多偏于一侧手足	邪中浅，病情轻	无神志昏蒙
	中经	以半身不遂，口眼歪斜，偏身麻木，言语謇涩为主症	比中络重	无神志昏蒙
中脏腑	中腑	半身不遂，口眼歪斜，偏身麻木，言语謇涩	邪中深，病情重	神志恍惚或迷蒙，思睡或嗜睡，但无昏迷
	中脏	猝暴昏仆而肢体不用	邪中深，病情重	神志障碍重，甚至完全昏愦无知；或九窍闭塞

2. 中脏腑辨闭证与脱证

见表 4-21。

表 4-21　闭证与脱证的辨别

类型	闭证	脱证
病机	邪气内闭清窍	五脏真阳散脱，阴阳即将离决
病性	属实，常见于骤起	属虚，由闭证恶化而来
症状	神志昏迷、牙关紧闭、口噤不开、两手握固、肢体强痉、呼吸气粗、大小便闭	昏愦无知、目合口开、四肢松懈瘫软，手撒肢冷汗多、鼻息低微、二便自遗

3. 闭证当辨阳闭和阴闭

见表 4-22。

表 4-22　阳闭和阴闭的辨别

类型	阳闭	阴闭
病机	瘀热痰火，郁闭清窍	寒湿痰浊，内闭清窍
症状	身热面赤，气粗鼻鼾，痰声如拽锯，便秘溲黄、躁扰不宁	面白唇紫，四肢不温，痰涎壅盛，静卧不烦
舌苔	苔黄腻，舌绛干，甚则舌体卷缩	苔白腻
脉象	脉弦滑而数	脉沉滑

4. *辨病期*

急性期——发病后两周以内，中脏腑可至一个月；恢复期——发病后两周或一个月至半年内；后遗症期：发病半年以上。

（二）治疗原则

（1）中经络——平肝息风，化痰祛瘀通络为主。

（2）中脏腑：闭证——息风清火，豁痰开窍，通腑泄热；脱证——救阴回阳固脱；内闭外脱之证——醒神开窍与扶正固脱兼用。

（3）恢复期（后遗症）——扶正祛邪，标本兼顾。

（三）证治分类

1. *中经络*

（1）风痰入络证（脉络空虚，风痰入中）

主症：肌肤不仁，手足麻木，突然口眼歪斜，语言不利，口角流涎，舌强语謇，甚则半身不遂。

兼症：手足拘挛，关节酸痛等症。

苔脉：苔薄白，脉浮数。

治法：祛风养血，化痰通络。

方药：真方白丸子加减。本方化痰通络，用于治疗风痰入客经络。

常用药：半夏、天南星、白附子——祛风化痰；天麻、全蝎——息风通络；当归、白芍、鸡血藤、豨莶草——养血祛风。

（2）风阳上扰证（阳亢化风，横窜络脉）

主症：突然发生口眼歪斜，舌强语謇，或手足重滞，甚则半身不遂等症。

兼症：平素头晕头痛，耳鸣目眩。

苔脉：舌质红，苔黄，脉弦。

治法：平肝潜阳，活血通络。

方药：天麻钩藤饮加减。本方功能平肝息风镇潜。

常用药：天麻、钩藤——平肝息风；珍珠母、石决明——镇肝潜阳；桑叶、菊花——清肝泄热；黄芩、栀子——清肝泻火；牛膝——活血化瘀，引气血下行。

（3）阴虚风动证（肝肾阴虚，风阳内动）

主症：突然发生口眼歪斜，言语不利，手指瞤动，甚或半身不遂。

兼症：平素头晕耳鸣，腰酸。

苔脉：舌质红，苔腻，脉弦细数。

治法：滋阴潜阳，息风通络。

方药：镇肝息风汤加减。本方既补肝肾之阴，又能息风潜阳。

常用药：白芍、玄参、天冬、枸杞子——滋阴柔肝息风；龙骨、牡蛎、龟板、代赭石——镇肝潜阳；牛膝、当归——活血化瘀，引血下行；天麻、钩藤——平肝息风之力。

2．中脏腑

(1) 闭证

1）痰热腑实证（风痰上扰，腑气不通）

主症：突然半身不遂，口舌歪斜，舌强语謇或不语，神志欠清或昏糊，肢体强急，痰多而黏，牙关紧闭。

兼症：素有头痛眩晕，心烦易怒，伴腹胀，便秘。

苔脉：舌质暗红，或有瘀点瘀斑，苔黄腻，脉弦滑或弦涩。

治法：通腑泄热，息风化痰。

方药：桃仁承气汤加减。本方功能通腑泄热、顺降气血，可用于中风急性期痰热腑实之证。

常用药：桃仁、大黄、芒硝、枳实——通腑泄热，凉血化瘀；陈胆星、黄芩、全瓜蒌——清热化痰；桃仁、赤芍、牡丹皮——凉血化瘀；牛膝——引气血下行。

2）痰火瘀闭证（痰火壅盛，神窍闭阻）

主症：突然昏仆，不省人事，牙关紧闭，口噤不开，两手握固，大小便闭，肢体强痉。

兼症：面赤身热，气粗口臭，躁扰不宁。

苔脉：苔黄腻，脉弦滑而数。

治法：息风清火，豁痰开窍。

方药：羚角钩藤汤加减。

本方功能凉肝息风，清热化痰，养阴舒筋。另可灌服或鼻饲至宝丹或安宫牛黄丸以清心开窍，亦可用醒脑静或清开灵静脉滴注。

常用药：羚羊角（或山羊角）、钩藤、珍珠母、石决明——平肝息风；胆南星、竹沥、半夏、天竹黄、黄连——清热化痰；石菖蒲、郁金——化痰开窍。

3）痰浊瘀闭证（痰浊壅盛，上壅清窍）

主症：突然昏仆，不省人事，牙关紧闭，口噤不开，两手握固，肢体强痉，大小便闭。

兼症：面白唇暗，静卧不烦，四肢不温，痰涎壅盛。

苔脉：苔白腻，脉沉滑缓。

治法：化痰息风，宣郁开窍。

方药：涤痰汤加减。本方化痰开窍。另可用苏合香丸宣郁开窍。

常用药：制半夏、茯苓、橘红、竹茹——燥湿化痰；郁金、石菖蒲、胆南星——豁痰开窍；天麻、钩藤、僵蚕——息风化痰。

(2) 脱证（元气衰微，阴阳欲绝）

主症：突然昏仆，不省人事，目合口张，鼻鼾息微，手撒肢冷，大小便自遗。

兼症：汗多，肢体软瘫。

苔脉：舌痿，脉细弱或脉微欲绝。

治法：回阳救阴，益气固脱。

方药：参附汤合生脉散加味。参附汤补气回阳，生脉散益气养阴。两方同用功能益气回阳，救阴固脱。亦可用参麦注射液或生脉注射液静脉滴注。

常用药：人参、附子——补气回阳；麦冬、五味子、山茱萸——滋阴敛阳。

3．恢复期

(1) 风痰瘀阻证（风痰阻络，气血运行不畅）

主症：口眼歪斜，舌强语謇或失语，半身不遂。

兼症：肢体麻木。

苔脉：舌暗紫，苔滑腻，脉弦滑。

治法：搜风化痰，行瘀通络。

方药：解语丹加减。本方祛风化痰通络。

常用药：天麻、胆南星、天竺黄、半夏、陈皮——息风化痰；地龙、僵蚕、全蝎——搜风通络；远志、石菖蒲——化痰宣窍；豨莶草、桑枝、鸡血藤、丹参、红花——祛风活血通络。

(2) 气虚络瘀证（气虚血瘀，脉阻络痹）

主症：肢体偏枯不用，肢软无力。

兼症：面色萎黄。

苔脉：舌淡紫或有瘀斑，苔薄白，脉细涩或细弱。

治法：益气养血，化瘀通络。

方药：补阳还五汤加减。本方益气养血，化瘀通络。

常用药：黄芪——补气以养血；桃仁、红花、当归尾、赤芍、川芎——养血活血，化瘀通经；地龙、牛膝——引血下行，通络。

(3) 肝肾亏虚证（阴血不足，筋脉失养）

主症：半身不遂，患肢僵硬，拘挛变形，舌强不语。

兼症：或偏瘫，肢体肌肉萎缩。

苔脉：舌红，脉细，或舌淡红，脉沉细。

治法：滋养肝肾。

方药：左归丸合地黄饮子加减。左归丸功专补肝肾真阴，地黄饮子功能滋肾阴、补肾阳、开窍化痰。

常用药：干地黄、何首乌、枸杞、山茱萸——补肾益精；麦冬、石斛——养阴生津；当归、鸡血藤——养血和络。

[结语]

(1) 中风病多见于中年以上患者，以发病突然、昏倒不省人事、口眼歪斜、半身不遂，

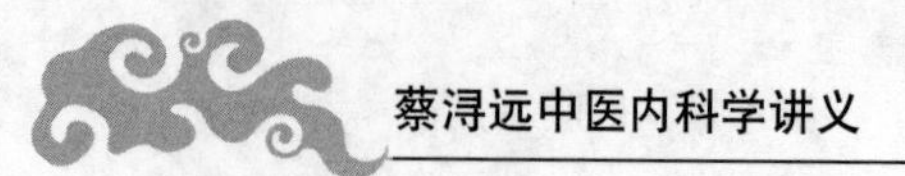

或仅有口歪、半身不遂，或语言不利为临床特征。

(2) 中风的形成，有原始病因和诱发因素。原始病因以情志不调，久病体虚，饮食不节，素体阳亢为主。诱发因素主要为烦劳、恼怒、醉饱无常、气候变化等。

(3) 病位在脑，涉及心、肝、肾。病理基础为肝肾阴虚，病理因素为肝风、痰火和血瘀。病机主要为阴阳失调，气血逆乱，上冲于脑。轻者中经络，重者中脏腑。中脏又有闭脱之分，闭证邪势盛，多见痰火内闭；脱证正气虚，可致阴竭阳亡。

(4) 中经络的治疗，一般宜平肝息风、化痰通络。中腑宜通腑泄热。中脏之闭证治宜息风清火，豁痰开窍。脱证治宜救阴回阳固脱。恢复阶段以经络病变为主，应配合针灸治疗，使直接作用于经络，同时加强功能锻炼，促进恢复。

(5) 临床有少数中经络患者，突然半身不遂，口眼歪斜，并见恶寒发热、骨节酸痛、肢体拘急、舌苔薄白等症，属络脉空虚、风邪侵袭所致；或原系阴虚阳亢、痰湿内盛之体，复加外感风邪而发病。治以祛风通络，佐以扶正。

第八节　瘿　　病

一、概述

(一) 含义

瘿病是以颈前喉结两旁结块肿大为主要临床特征的一类疾病。古籍中有瘿、瘿气、瘿瘤、瘿囊、影袋等名者。

(二) 病名释义

(1) 瘿气：因情志不调，忧恚气结所致之瘿病。

(2) 影袋：瘿块肿大，如囊似袋，又名瘿囊、瘿瘤。

(3) 五瘿：有两种说法，一指石瘿、泥瘿、劳瘿、忧瘿、气瘿五种瘿病；一指石瘿、肉瘿、筋瘿、血瘿、气瘿五种瘿病。

(三) 讨论范围

现代医学的以甲状腺肿大为主要临床表现的疾病可参照本节辨证论治，如单纯性甲状腺肿、甲状腺功能亢进症、甲状腺炎、甲状腺腺瘤、甲状腺癌等。

二、病因病机

(1) 示意图：见图 4-8。

(2) 病位：在肝脾，与心有关。

(3) 病理因素：以气滞为主，继而痰浊、火郁、血瘀交互为患。

(4) 基本病机：气滞、痰凝、血瘀壅结颈前。

(5) 病理性质：实证居多，久病可见气虚、阴虚等虚候或虚实夹杂之候。

(6) 预后转归：瘿肿小，质软，病程短者——经治可愈；瘿肿较大，质较硬，或有结节者——不易消散；瘿肿坚硬，结节高低不平，增长迅速者——谨防恶变。

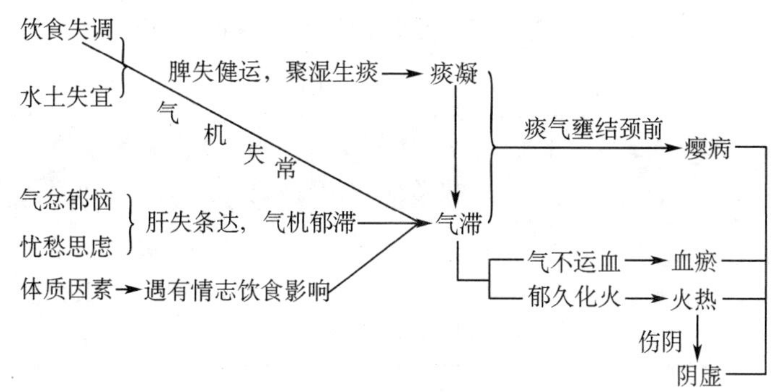

图 4-8　病因病机示意图

三、诊断与病证鉴别

（一）诊断依据

（1）瘿病以颈前喉结两旁结块肿大为临床特征，可随吞咽动作而上下移动。初作可如樱桃或指头大小，一般生长缓慢，大小程度不一，大者可如囊如袋，触之多柔软、光滑，病程日久则质地较硬，或可扪及结节。

（2）多发于女性，常有饮食不节，情志不舒的病史，或发病有一定的地区性。

（3）早期多无明显的伴随症状，发生阴虚火旺的病机转化时，可见低热、多汗、心悸、眼突、手抖、多食易饥、面赤、脉数等表现。

（二）病证鉴别

（1）与瘰疬的鉴别：见表 4-23。

表 4-23　与瘰疬的鉴别

病名	共同点	不同点
瘿病	均可在颈项部出现肿块	肿块在颈部正前方，肿块一般较大
瘰疬		肿块在颈项的两侧或颌下，肿块一般较小，每个约黄豆大，个数多少不等

（2）与消渴的鉴别：见表 4-24。

表 4-24　与消渴的鉴别

病名	症状	颈部瘿肿	兼症
消渴	多饮、多食、多尿，尿中常有甜味	无	形体消瘦
瘿病	有多食易饮，但无多饮、多尿等症	有	烦热心悸，急躁易怒，眼突，脉数等症

（3）瘿囊与瘿瘤的鉴别：见表 4-25。

表 4-25 瘿囊与瘿瘤的鉴别

病名	病因	病机	症状	预后
瘿囊	多因饮食，水土失宜	气郁痰阻	颈前肿块较大，两侧比较对称，肿块光滑，柔软	日久兼瘀血内停者，局部可出现结节
瘿瘤	多因情志内伤，体质因素	气滞、痰结、血瘀	颈前肿块偏于一侧，或一侧较大，或两侧均大，瘿肿大小如桃核，质较硬	病情严重者，肿块迅速增大，质地坚硬，表面高低不平

四、辨证论治

（一）辨证要点

1. 辨病在气分与病在血分

见表 4-26。

表 4-26 辨病在气分与病在血分

类型	病程	病机	症状
病在气分	较短	气郁痰阻	颈前肿块光滑，柔软
病在血分	较长	痰结血瘀	肿块质地较硬，甚则质地坚硬，表面高低不平

2. 辨火旺与阴虚

见表 4-27。

表 4-27 辨火旺与阴虚

类型	病机	症状	舌脉
火旺	肝火旺盛	烦热，易汗，性情急躁易怒，眼球突出，手指颤抖，面部烘热，口苦	舌红苔黄，脉数
阴虚	阴虚火旺	心悸不宁，心烦少寐，易出汗，手指颤动，两目干涩，头晕目眩，倦怠乏力	舌红，脉弦细数

（二）治疗原则

基本治则：理气化痰，消瘿散结。

瘿肿质地较硬及有结节者，配合活血化瘀；阴虚火旺者，配以滋阴降火。

（三）证治分类

1. 气郁痰阻证（气机郁滞，痰浊壅阻）

主症：颈前喉结两旁结块肿大，质软不痛，颈部觉胀。

兼症：胸闷，喜太息，或兼胸胁窜痛，病情常随情志波动。

舌脉：苔薄白，脉弦。

治法：理气舒郁，化痰消瘿。

方药：四海舒郁丸。本方功能理气解郁，化痰软坚，消瘿散结。

常用药：昆布、海带、海藻、海螵蛸、海蛤壳、浙贝母——化痰软坚，消瘿散结；郁金、青木香、青陈皮——疏肝理气；桔梗——载诸药上行兼以利咽。

2．痰结血瘀证（痰瘀交阻，搏结成瘿）

主症：颈前喉结两旁结块肿大，按之较硬或有结节，肿块经久未消。

兼症：胸闷，纳差。

舌脉：舌质暗或紫，苔薄白或白腻，脉弦或涩。

治法：理气活血，化痰消瘿。

方药：海藻玉壶汤。本方既能理气化痰消瘿，又能养血活血。

常用药：海藻、昆布、海带——化痰软坚，消瘿散结；青皮、陈皮、半夏、胆南星、浙贝母、连翘、甘草——理气化痰散结；当归、赤芍、川芎、丹参——养血活血。

3．肝火旺盛证（痰气化火，壅结颈前）

主症：颈前喉结两旁轻度或中度肿大，一般柔软光滑，眼球突出，手指颤抖，面部烘热，口苦。

兼症：烦热，容易出汗，性情急躁易怒。

舌脉：舌质红，苔薄黄，脉弦数。

治法：清肝泻火，消瘿散结。

方药：栀子清肝汤合消瘰丸加减。栀子清肝汤清肝泻火，消瘰丸清热化痰，软坚散结。

常用药：柴胡——疏肝解郁；栀子、牡丹皮——清泻肝火；当归——养血活血；白芍——柔肝；牛蒡子——散热利咽消肿；生牡蛎、浙贝母——化痰软坚散结；玄参——滋阴降火。

4．心肝阴虚证（气火内结日久，心肝之阴耗伤）

主症：颈前喉结两旁结块或大或小，质软，心悸不宁，心烦少寐。

兼症：眼干，目眩，易出汗，手指颤动，倦怠乏力。

舌脉：舌质红，苔少或无苔，舌体颤动，脉弦细数。

治法：滋阴降火，宁心柔肝。

方药：天王补心丹或一贯煎加减。天王补心丹滋阴清热，宁心安神；一贯煎养阴疏肝。

常用药：生地黄、沙参、玄参、麦冬、天冬——养阴清热；人参、茯苓——益气宁心；当归、枸杞子——养肝补血；丹参、酸枣仁、柏子仁、五味子、远志——养心安神；川楝子——疏肝理气；桔梗——载诸药上行兼以利咽。

[结语]

（1）瘿病以颈前喉结两旁结块肿大为基本临床特征。

（2）病因主要由情志内伤，饮食及水土失宜引起，并与体质有密切关系。气滞、痰凝、血瘀壅结颈前是瘿病的基本病理，临床常见证型有气郁痰阻、痰结血瘀、肝火旺盛及心肝阴虚四种，以上四种证候之间常发生转化。在病变发生发展过程中，火旺及阴虚常相兼出现。

（3）对气郁痰阻，痰结血瘀型的瘿病，治疗一般均以理气化痰、活血软坚、消瘿散结为主；对肝火旺盛、心肝阴虚型的瘿病则应重在滋阴降火。对本病的预防应防止情志内伤并注意饮食调摄。

第九节　疟　疾

一、概述

（一）含义

疟疾是感受疟邪引起的以寒战、壮热、头痛、汗出、休作有时为临床特征的一类疾病。本病多发生于夏秋季节，但其他季节亦可发生。

（二）病名释义

（1）正疟：寒战、壮热、头痛、汗出、休作有时的典型疟疾。

（2）类疟：发作不典型之疟疾。

（3）温疟：热多寒少之疟疾。

（4）瘅疟：但热不寒之疟疾。

（5）牝疟：寒多热少或但寒不热之疟疾，又名寒疟。

（6）疫疟：来势凶险，病情严重，流行广泛的疟疾。

（7）瘴疟：感受山岚瘴毒，寒热不清的疟疾，好发于岭南一带，发无固定时日，有神志昏迷，或黄疸等病情出现。

（8）劳疟：久疟正虚，形体羸瘦，遇劳即发之疟疾。

（9）疟母：指久疟而在左胁下结有痞块者。

（三）讨论范围

本节讨论内容与西医学中疟疾密切相关。至于非感受“疟邪”而表现为寒热往来、似疟非疟的类疟疾患，如回归热、黑热病、病毒性感染及部分血液系统疾病等，亦可参照本节辨治，但在辨病诊断上应加以鉴别。

二、病因病机

（1）示意图：见图4-9。

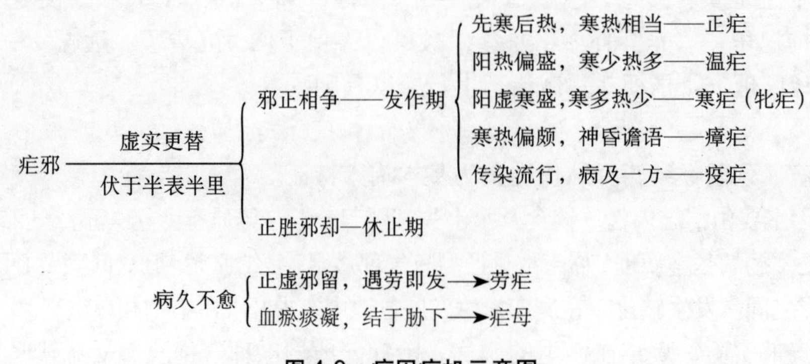

图4-9　病因病机示意图

（2）病因：感受疟邪，正虚邪乘。

（3）病位：总属少阳。

（4）基本病机：疟邪伏于半表半里，出入于营卫之间，邪正交争，则疟病发作；正胜邪却，疟邪伏藏，则发作休止。

（5）病理性质：以邪实为主，久病可致正虚。

（6）临床表现：由于感邪不一，或体质差异，导致不同的病理变化。

1）一般以寒热休作有时的正疟，临床最为常见。

2）若素体阳热偏盛，或感受暑热诱发，表现为热多寒少之温疟。

3）若素体阳虚寒盛，或感受寒湿诱发，表现为寒多热少的寒疟或但寒不热之“牝疟”。

4）因感受山岚瘴毒之气，表现为神昏谵语、痉厥者为瘴疟（若疫毒热邪深重，内陷心肝——热瘴；若湿浊蒙蔽心神——冷瘴）。

5）若邪毒深重，内热炽盛：热极动风——痉厥；邪盛正虚——内闭外脱。

三、诊断与病证鉴别

（一）诊断依据

（1）发作时寒战，高热，汗出热退，每日或隔日或三日发作一次，伴有头痛身楚，恶心呕吐等症。

（2）多发于夏秋季节和流行地区，或输入过疟疾患者的血液，反复发作后可出现脾脏肿大。

（二）病证鉴别

（1）与风温初起、淋证发热的鉴别：见表 4-28。

表 4-28　与风温初起、淋证发热的鉴别

病名	病位	病机	寒热特点	发病季节
风温初起	卫表	邪袭卫表	寒战发热，多伴有咳嗽气急、胸痛等肺系症状	多见于冬春
疟疾	少阳	疟邪伏于半表半里，邪正交争	寒热往来，汗出热暂退，休作有时，无肺系症状	常发于夏秋
淋证	肾、膀胱	湿热蕴蒸少阳，邪正相搏	寒战发热，兼小便频急，滴沥刺痛，腰部酸胀疼痛	与季节无关

（2）寒疟、温疟和瘴疟的鉴别：见表 4-29。

表 4-29　寒疟、温疟和瘴疟的鉴别

病名	寒热特点	病机	舌苔脉象
寒疟	寒重热轻，或但寒不热	阳虚寒甚，寒多热少	苔白腻，脉弦
温疟	热重寒轻，或但热不寒	阳热偏盛，寒少热多	舌红，苔黄，脉弦滑
瘴疟（疫疟）	高热不退，头痛甚则出现惊厥，抽搐，颈项强直，昏迷等症，为邪入心肝的危重症	热瘴：热甚寒微，甚至壮热不寒	舌红绛，苔黄腻，脉洪数
		冷瘴：寒甚热微，甚至但寒不热	苔厚腻色白，脉弦

四、辨证论治

（一）辨证要点

1. 辨一般疟疾与瘴疟的不同

见表 4-30。

表 4-30　一般疟疾与瘴疟的鉴别

类型	一般疟疾	瘴疟
发作情况	症状典型，休作之时，可如常人	症状多样，病情严重，未发之时也有症状存在
发病周期	定时而作，周期明显	周期不如一般疟疾明显
神志	清楚	多有神昏谵语
发病地区	全国各地	主要在南方地区

2. 分清阴阳

一般来说，邪在三阳者，则昼发，其病浅；邪在三阴者，则夜发，其病深。

3. 辨正气之盛衰

疟疾每发，必耗伤人体气血，病程愈久，则气血耗伤愈甚，正气亏虚，易形成劳疟而反复发作。

（二）治疗原则

基本原则：祛邪截疟。

温疟兼清；寒疟兼温；瘴疟宜解毒除瘴；劳疟则以扶正为主，佐以截疟。如属疟母，当祛瘀化痰软坚。

（三）证治分类

1. 正疟（邪伏少阳，邪正交争）

主症：发作症状比较典型，常先有呵欠乏力，继则寒战鼓颔，寒罢则内外皆热，每日或间一两日发作一次，寒热休作有时。

兼症：头痛面赤，口渴引饮，终则遍身汗出，热退身凉。

苔脉：舌红、苔薄白或黄腻，脉弦。

治法：祛邪截疟，和解表里。

方药：柴胡截疟饮或截疟七宝饮加减。两方均有祛邪截疟作用。前方兼能和解表里，导邪外出；后方偏重化痰散结，理气和中。

常用药：柴胡、黄芩——和解少阳；常山、草果、槟榔、半夏——化痰截疟；生姜、红枣——调和营卫，兼顾胃气。

2. 温疟（阳热素盛，疟邪与营卫相搏，热炽于里）

主症：发作时热多寒少，汗出不畅。

兼症：头痛，骨节酸痛，口渴引饮，便秘尿赤。

苔脉：舌红，苔黄，脉弦数。

治法：清热解表，和解祛邪。

方药：白虎加桂枝汤或白虎加人参汤加减。两方均系白虎汤加味而成，具有清热祛邪作用。前方兼有疏表散寒，后方加人参益气生津。

常用药：生石膏、知母、黄芩——清泄邪热；柴胡、青蒿、桂枝——和解疏表；常山——截疟祛邪。

3．寒疟（素体阳虚，疟邪入侵，寒湿内盛）

主症：发作时热少寒多。

兼症：口不渴，胸闷脘痞，神疲体倦。

苔脉：舌苔白腻，脉弦。

治法：和解表里，温阳达邪。

方药：柴胡桂枝干姜汤合截疟七宝丹加减。前方功能和解表里，温阳达邪；后方具有截疟化痰，运脾和胃作用。

常用药：柴胡、黄芩——和解少阳；桂枝、干姜、甘草——温阳达邪；常山、草果、槟榔、厚朴、青皮、陈皮——散寒燥湿，化痰截疟。

4．瘴疟

(1) 热瘴（瘴毒内盛，热邪内陷心包）

主症：热甚寒微，或壮热不寒，面红目赤，肢体烦疼，甚至神昏谵语。

兼症：头痛，胸闷呕吐，烦渴饮冷，大便秘结，小便热赤。

苔脉：舌质红绛，苔黄腻或垢黑，脉洪数或弦数。

治法：解毒除瘴，清热保津。

方药：清瘴汤加减。本方清热解毒，除瘴截疟。

常用药：黄芩、黄连、知母、金银花、柴胡——清热解毒除瘴；常山、青蒿——截疟祛邪；半夏、竹茹——和胃化痰；碧玉散——清利湿热。神昏痉厥，高热不退者，急用紫雪丹清心开窍。

(2) 冷瘴（瘴毒内盛，湿浊蒙蔽心窍）

主症：寒甚热微，或但寒不热，嗜睡不语，神志昏蒙。

兼症：或呕吐腹泻。

苔脉：舌苔厚腻色白，脉弦。

治法：解毒除瘴，芳化湿浊。

方药：加味不换金正气散。本方燥湿化浊，除瘴截疟。

常用药：苍术、厚朴、陈皮、藿香、半夏、佩兰、荷叶——燥湿化浊，健脾理气；槟榔、草果——截疟除湿；石菖蒲——豁痰宣窍。

嗜睡昏蒙者，可加服苏合香丸芳香开窍；若呕吐较著，可吞服玉枢丹以辟秽和中止呕。

5．劳疟（疟邪久留，气血耗伤）

主症：疟疾迁延日久，每遇劳累辄易发作，发时寒热较轻。

兼症：面色萎黄，倦怠乏力，短气懒言，纳少自汗。

苔脉：舌质淡，脉细弱。

治法：益气养血，扶正祛邪。

方药：何人饮加减。本方功能补气养血。

常用药：何首乌、人参、白术、当归、白芍——补益气血；陈皮——理气和中；生姜、红枣——调和营卫；青蒿、常山——祛邪截疟。

6．疟母（瘀血凝痰，结于胁下）

症状：疟疾病久，左胁下形成痞块，触之有形，按之压痛，或胁肋胀痛，舌质紫黯，有瘀斑，脉细涩。(与前五种不同，无寒热往来之证)。

治法：软坚散结，祛瘀化痰。

方药：鳖甲煎丸。本方具有攻补兼施，寒热并调，活血化瘀，软坚消痞的作用。兼有气血亏虚者，配合八珍汤或十全大补汤，以扶正祛邪。

[结语]

(1) 疟疾是以寒战、壮热、头痛、汗出、休作有时为临床特征的疾病。

(2) 病因为感受疟邪，并与正虚有关。病机多为疟邪伏于半表半里，邪正相争，则寒热发作；正胜邪却，则寒热休止。

(3) 其临床表现，若寒热休作有时者为正疟；热多寒少或但热不寒属温疟；寒多热少或但寒不热属寒疟；瘴毒内盛，病势严重，多伴神志障碍者属瘴疟；疟邪久留，耗伤气血，遇劳即发者为劳疟；疟久不愈，血瘀痰凝，结于胁下，则为疟母。

(4) 治疗原则为祛邪截疟，并根据疟疾的不同证候论治。如温疟兼清；寒疟兼温；瘴疟宜解毒除瘴；劳疟则以扶正为主，佐以截疟；如属疟母，又当祛瘀化痰，软坚散结。

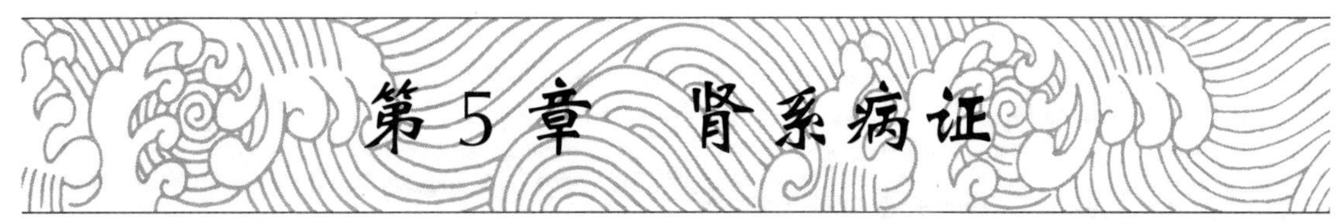

第5章 肾系病证

第一节 水　　肿

一、概述

（一）含义

水肿是指体内水液潴留，泛滥肌肤，引起眼睑、头面、四肢、腹背甚至全身浮肿为特征的一类病证。严重者还可伴有胸腔积液、腹水等。

（二）病名释义

（1）阳水：水肿属实热者。阳水多头面先肿，小便赤涩，大便秘结，腹胀满，苔腻脉数。

（2）阴水：水肿属于虚寒者。其肿多起于下肢，兼见肢冷神疲，小便清利，大便溏薄，舌淡胖，脉沉迟。

（3）风水：多由风邪侵袭，肺失宣降，通调失司，水气不行而潴留体内所致，水肿以头面为著。以发病较快，水肿发展迅速，并伴有风邪表证为其临床特点。

（4）皮水：由于脾虚湿盛，水溢肌肤所致之水肿。虽无表证但脉亦浮，其水气在表。以发病渐起，水肿从下肢开始并发展到全身，伴有湿邪遏阳的症状为其临床特点的病证。

（5）正水：因脾肾阳虚，水停于里，上迫于肺所致之水肿。以全身浮肿，腹满，喘而脉沉迟为其临床特点的病证。

（6）石水：是由于下焦（肾与膀胱）阴寒水气（痰凝瘀阻）凝聚所致的水肿，表现为少腹肿大且坚硬如石，晨起睑肿，傍晚跗肿，腹满不喘为临床特点的病证。可见于肾积、癃闭等证的后期而虚实夹杂者。

（7）涌水：水自下而上如泉之涌也，由肺移寒于肾、肾气不化所致。

（8）开鬼门："鬼门"，指汗孔，即发汗之意。

（9）洁净府："净府"，指膀胱，即利小便之意。

（10）去菀陈莝：铲除堆积的陈腐之物，引申为消除郁积的水液废物。

（三）讨论范围

水肿是多种疾病的一个症状，包括西医学中肾性水肿、心性水肿、肝性水肿、营养不良性水肿、功能性水肿、内分泌失调引起的水肿等。本节论及的水肿主要以肾性水肿为主，包括急慢性肾小球肾炎、肾病综合征、继发性肾小球疾病等。肝性水肿，以腹水为主症，属于鼓胀范畴。其他水肿的辨治，可以参照本节内容。

二、病因病机

（1）示意图：见图 5-1。

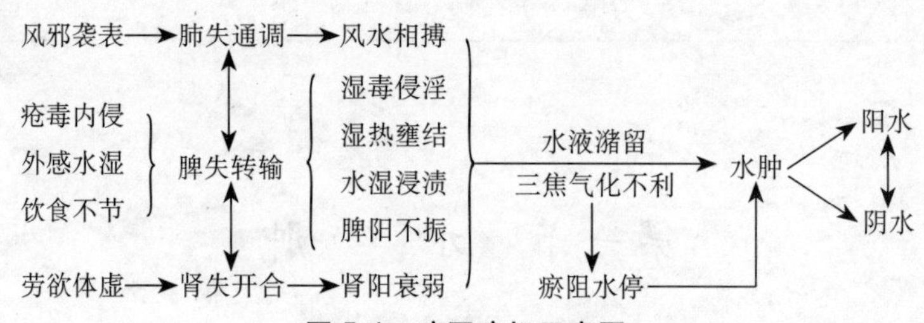

图 5-1　病因病机示意图

（2）病位：在肺、脾、肾，关键在肾。其中阳水在肺、脾；阴水在脾、肾。

（3）病因：外邪、内伤。

（4）病理因素：风邪、水湿、疮毒、瘀血。

（5）基本病机：肺失通调，脾失转输，肾失开合，三焦气化不利。

（6）病理性质：有阴水、阳水之分，久病瘀阻水停，每多迁延难退。

（7）转归：阳水易消，阴水难治。若治疗不当，后期可影响到心、肝，甚至发展为关格，癃闭。

三、诊断与病证鉴别

（一）诊断依据

（1）水肿先从眼睑或下肢开始，继及四肢全身。

（2）轻者仅眼睑或足胫浮肿，重者全身皆肿，甚则腹大胀满，气喘不能平卧；更严重者可见尿少或尿闭，恶心呕吐，口有秽味，鼻衄牙宣，头痛，抽搐，神昏谵语等危象。

（3）可有乳蛾、心悸、疮毒、紫癜及久病体虚病史。

（二）病证鉴别

与鼓胀的鉴别：见表 5-1。

表 5-1　与鼓胀的鉴别

类型	水肿	鼓胀
病因	风邪外袭，水湿浸渍，湿热相搏，疮毒内陷，饥馑劳倦，房劳太过	饮食不节，情志所伤，血吸虫感染，黄疸积聚迁延而成
病机	肺、脾、肾气化功能失调，水液泛滥肌肤	肝、脾、肾三脏功能失调，气滞、血瘀、水湿聚于腹中
病史	肾病病史	肝病病史（黄疸、积聚等）
病位	主要为肌肤	腹部为主

续表

类型	水肿	鼓胀
症状	头面或下肢先肿，继及全身，面色㿠白，严重者伴腹水，腹壁无青筋暴露	单腹胀大，面色苍黄，腹壁青筋暴露，四肢多不肿，反见瘦削，后期可见轻度下肢肿胀，面部有赤缕，颈胸可见红斑
预后	阳水可痊愈，阴水治较难	如治不当，预后较差

四、辨证论治

（一）辨证要点

1. 首先辨阳水、阴水

见表 5-2。

表 5-2　辨阳水、阴水

类型	阳水	阴水
年龄	多见于青少年或体壮者	多见于中年以上及体虚者
病因	外感风邪、水湿、湿热、疮毒	饮食劳倦，先天或后天因素致脏腑亏损
病机	多为肺气失宣，脾为湿困	多为脾肾亏虚，气化不利
病位	肺、脾	脾、肾，病危者涉及心肝
病势	发病急速，每成于数日之间	发病较缓，病程较长
症状	（1）肿多由面目开始，自上而下，继及全身 （2）肿处皮肤绷急，光亮而薄，按之凹陷易复 （3）兼风寒或风热等表证	（1）肿多由足踝开始，自下而上，继及全身 （2）肿处皮肤松弛，肤色萎黄或晦暗，按之凹陷不易恢复，甚则按之如泥 （3）无表证
属性	多属表、实，属《金匮要略》风水、皮水	多属里、虚，或虚实夹杂，属《金匮要略》正水、石水

2. 辨水肿之病因

风邪所致者——水肿头面为主，恶风头痛；湿邪所致者——水肿下肢为主，纳呆身重；热邪所致者——水肿而伴有咽痛溲赤；疮毒所致者——可见疮痍、猩红赤斑。

3. 辨病变之脏腑

在肺、脾、肾、心之差异。病在肺者：水肿较甚，咳喘较急，不能平卧；病在脾者：水肿日久，纳食不佳，四肢无力，身重，苔腻；病在肾者：水肿反复，腰膝酸软，耳鸣眼花；病在心者：水肿下肢明显，心悸怔忡，胸闷烦躁，甚则不能平卧。

4. 辨危候

凡水肿严重，古有“五不治之说”，即唇黑、缺盆平、脐突、足下平、背平，或见心悸、气急喘促不能平卧，甚至尿闭、下血者，多属危候。

（二）治疗原则

（1）基本原则：发汗、利尿、泻下逐水。

（2）具体治疗原则

阳水——以祛邪为主，予以发汗、利水，或攻逐，同时配合清热解毒、理气化湿等法。

阴水——以扶正为主，健脾温肾，同时配以利水、养阴、活血、祛瘀等法。

虚实夹杂——攻补兼施，须视症的性质、轻重、转变趋势而灵活应用，不可固执一法。

（三）证治分类

1．阳水

（1）风水相搏证（风邪侵袭，肺失通调）

主症：眼睑浮肿，继则四肢及全身皆肿，来势迅速，按之水肿凹陷易复。

兼症：恶寒，发热，肢节酸楚，小便不利。偏于风热者，伴咽喉红肿疼痛；偏于风寒者，兼恶寒，咳喘。

苔脉：舌质红，脉浮滑数；或舌苔薄白，脉浮滑或浮紧。

治法：疏风清热，宣肺行水。

方药：越婢加术汤加减。本方有宣肺清热、祛风利水之功效。

常用药：麻黄、杏仁、防风、浮萍——疏风宣肺；白术、茯苓、泽泻、车前子——淡渗利水；石膏、桑白皮、黄芩——清热宣肺。

（2）湿毒浸淫证（疮毒内陷，肺脾失职）

主症：咽喉肿痛，或身发疮痍，甚则溃烂，随后见眼睑浮肿，延及全身，皮肤光亮。

兼症：尿少色赤，恶风发热

苔脉：舌质红、苔薄黄，脉浮数或滑数。

治法：宣肺解毒，利湿消肿。

方药：麻黄连翘赤小豆汤合五味消毒饮加减。前方宣肺利尿，治风水在表之水肿；后方清热解毒，治疮毒内归之水肿。两方合用共起宣肺利水、清热解毒之功，主治痈疡疮毒或乳蛾红肿而诱发的水肿。

常用药：麻黄、杏仁、桑白皮、赤小豆——宣肺利水；金银花、野菊花、蒲公英、紫花地丁、紫背天葵——清热解毒。

（3）水湿浸渍证（水湿内聚，脾阳受困）

主症：全身水肿，下肢明显，按之没指，小便短少。

兼症：身体困重，胸闷，纳呆，泛恶，起病缓慢，病程较长。

苔脉：苔白腻，脉沉缓。

治法：运脾化湿，通阳利水。

方药：五皮饮合胃苓汤加减。前方理气化湿利水；后方通阳利水，燥湿运脾。两方合用共起健脾化湿，通阳利水之功。

常用药：桑白皮、陈皮、大腹皮、茯苓皮、生姜皮——化湿行水；苍术、厚朴、陈皮、

草果——燥湿健脾；桂枝、白术、茯苓、猪苓、泽泻——温阳化气行水。

(4) 湿热壅盛证（湿热内盛，三焦壅滞）

主症：遍体浮肿，皮肤绷紧光亮。

兼症：胸脘痞闷，烦热口渴，小便短赤，或大便干结。

苔脉：舌红，苔黄腻，脉沉数或濡数。

治法：分利湿热。

方药：疏凿饮子加减。本方功用泻下逐水，疏风发表。

常用药：羌活、秦艽、防风、大腹皮、茯苓皮、生姜皮——疏风解表，发汗消肿，使在表之水从汗而疏解；猪苓、茯苓、泽泻、木通、椒目、赤小豆、黄柏——清热利尿消肿；商陆、槟榔、生大黄——通便逐水消肿。

2．阴水

(1) 脾阳虚衰证（脾阳不振，土不制水）

主症：身肿日久，腰以下肿甚，按之凹陷不易恢复。

兼症：脘腹胀闷，纳减便溏，面色不华，神疲肢倦，小便短少。

苔脉：舌质淡，苔白腻或白滑，脉沉缓或沉弱。

治法：健脾温阳利水。

方药：实脾饮加减。本方功效健运脾阳，以利水湿。

常用药：干姜、附子、草果、桂枝——温阳散寒利水；白术、茯苓、炙甘草、生姜、大枣——健脾补气；泽泻、车前子、木瓜——利水消肿；木香、厚朴、大腹皮——理气行水。

(2) 肾阳衰微证（脾肾阳虚，水寒内聚）

主症：水肿反复消长不已，面浮身肿，腰以下甚，按之凹陷不起，腰酸冷痛，四肢厥冷，怯寒神疲。

兼症：尿量减少或反多，面色㿠白，甚者心悸胸闷，喘促难卧，腹大胀满。

苔脉：舌质淡胖，苔白，脉沉细或沉迟无力。

治法：温肾助阳，化气行水。

方药：济生肾气丸合真武汤加减。前方温补肾阳；后方温阳利水。两方合用适用于肾阳虚损、水气不化而致的水肿。

常用药：附子、肉桂、巴戟天、淫羊藿——温补肾阳；白术、茯苓、泽泻、车前子——通利小便；牛膝——引药下行。

(3) 瘀水互结证（水停湿阻，气滞血瘀，三焦气化不利）

主症：水肿延久不退，肿势轻重不一，四肢或全身浮肿，以下肢为主。

兼症：皮肤瘀斑，腰部刺痛或伴血尿。

苔脉：舌紫暗，苔白，脉沉细涩。

治法：活血祛瘀，化气行水。

方药：桃红四物汤合五苓散加减。前方活血化瘀；后方通阳行水。两方合用，适用于水肿兼夹瘀血者或水肿久病之患者。

常用药：当归、赤芍、川芎、丹参——养血活血；益母草、红花、凌霄花、路路通、桃仁——活血通络；桂枝、附子——通阳化气；茯苓、泽泻、车前子——利水消肿。

[结语]

(1) 水肿是指体内水液潴留，泛滥肌肤，表现以头面、眼睑、四肢、腹背，甚至全身浮肿为特征的一类病证。

(2) 病因有风邪袭表、疮毒内犯、外感水湿、饮食不节及禀赋不足、久病劳倦。形成本病的机理为肺失通调，脾失转输，肾失开合，三焦气化不利。

(3) 临床辨证以阴阳为纲，分清病因、病位，还须注意寒热、虚实的错杂与转化。

(4) 治疗方法，阳水应发汗、利水，或攻逐，以祛邪为主，同时配合清热解毒、健脾理气等法；阴水当温肾健脾，以扶正为主，同时配以利水、养阴、活血、祛瘀等法。对于虚实夹杂者，或先攻后补，或攻补兼施，须视证的性质、轻重、转变趋势而灵活应用。各种治法中尤应慎用攻逐法，以免伤正。

(5) 一般而言，阳水易消，阴水难治，由于疮毒内侵及饮食不足所致水肿，治疗得当，水肿可望治愈。若阴水日久，导致正气大亏，肺、脾、肾三脏功能严重受损，则难向愈，且常易转变为关格、癃闭、胸痹、心悸、眩晕等证。

第二节　淋　证

一、概述

(一) 含义

淋证是指小便频数短涩，淋沥刺痛，小腹拘急引痛为主症的病证。

病证特点：数、涩、短、痛。

(二) 病名释义

(1) 淋秘：小便涩痛，淋沥不爽，甚则秘涩不通。

(2) 气淋：小便涩痛兼小腹胀满明显者。

(3) 子淋：即妊娠淋证，指孕妇小便频数，淋沥疼痛的一种病证。

(4) 尿浊：凡小便浑浊，白如泔浆，排尿时无疼痛感者谓之。

(5) 提壶揭盖：依据“上窍通下窍自通”的理论，运用开宣肺气、取嚏、探吐等法通调水道，以利小便的方法。

(三) 讨论范围

根据本病的临床表现，类似于西医学所指的急、慢性尿路感染，尿道结核，尿路结石，急、慢性前列腺炎，乳糜尿及尿道综合征等病，凡是具有淋证特征者，均可参照本节内容辨证论治。

二、病因病机

(1) 示意图：见图 5-2。

（2）病理因素：湿热。

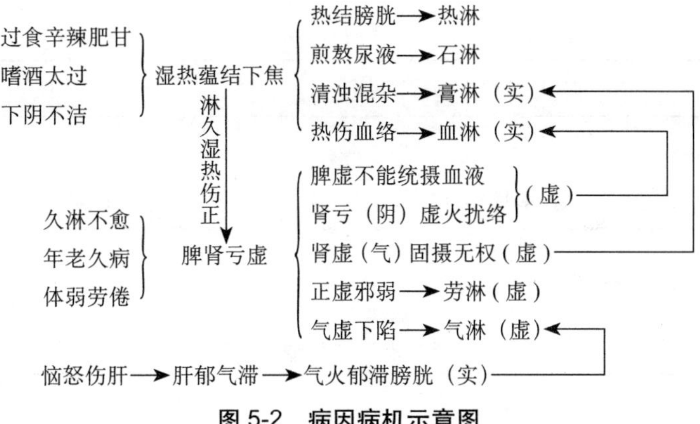

图 5-2　病因病机示意图

（3）病位：在膀胱与肾，与肝、脾有关。

（4）病理机制：湿热蕴结下焦，肾与膀胱气化不利。

（5）病理性质：初起，多属实证，病久由肾及脾，致脾肾两虚，临床多见虚实夹杂之证（肾虚为本，膀胱湿热为标），虚实之间可相互转化，某些淋症之间可相互转换或同时并见。

三、诊断与病证鉴别

（一）诊断依据

（1）小便频数，淋沥涩痛，小腹拘急引痛，是诊断淋证的主要依据。但还需根据各种淋证的不同临床特征，来确定不同的淋证类型。

（2）病久或反复发作后，常伴有低热、腰痛、小腹坠胀、疲劳等症。

（3）多见于已婚女性，每因疲劳、情志变化、不洁房事而诱发。

（二）病证鉴别

（1）与癃闭的鉴别：见表 5-3。

表 5-3　与癃闭的鉴别

类型	淋证	癃闭
共同点	均有排尿困难，小便量少	
病位	肾与膀胱	膀胱
病机	湿热蕴结下焦，肾与膀胱气化不利	膀胱气化不利，尿液潴留
尿痛	尿频而尿痛	一般无排尿疼痛
尿量	每日排尿总量多为正常	每日排尿总量少于正常，甚至无尿
联系	淋证日久不愈，可发展成癃闭，癃闭复感湿热，常可并发淋证	

（2）血淋与尿血的鉴别：见表5-4。

表 5-4　血淋与尿血的鉴别

联系	血淋	尿血
共同点	均有小便出血，尿色红赤，甚至溺出纯血	
不同点	小便滴沥而疼痛难忍，多属实证	溺时不痛或仅有轻微胀痛或热痛，虚证多见

（3）膏淋与尿浊的鉴别：见表5-5。

表 5-5　膏淋与尿浊的鉴别

联系	膏淋	尿浊
共同点	均有小便混浊，白如米泔的特点	
不同点	排尿时有频数疼痛滞涩感	排尿时尿出自如，无疼痛滞涩感

四、辨证论治

（一）辨证要点

1. 辨六淋主症

（1）六淋共症：小便频涩，滴沥刺痛，小腹拘急引痛。

（2）热淋：起病多急骤，小便赤热，尿少频急，溲时灼痛，或伴有发热，腰痛拒按。

（3）石淋：以小便排出砂石为主症，或排尿时突然中断，尿道窘迫疼痛，或腰腹绞痛难忍。

（4）气淋：小腹胀满较明显，小便艰涩疼痛，尿后余沥不尽。

（5）血淋：溺血而痛。

（6）膏淋：小便浑浊如米泔水或滑腻如膏脂。

（7）劳淋：小便不甚赤涩，溺痛不甚，但淋沥不已，时作时止，遇劳即发。

2. 辨淋证虚实

见表5-6。

表 5-6　辨淋证虚实

类型	实证	虚证
病机	湿热蕴结，膀胱气化不利	脾肾亏虚，膀胱气化无权
病程	病程较短	病程较长
症状	小便涩痛不利	小便频急，痛涩不甚
舌脉	舌红苔黄，脉实数	舌淡苔薄，脉细软

3. 虚实转化过程中，辨标本虚实之主次及六淋相互兼见。各种淋证除自身的虚实转化外，六淋往往互见。如石淋、膏淋、血淋可兼见热淋症状；热淋、石淋、膏淋可伴血淋；

劳淋因复感外邪、疲劳、情志而发作时，可见血淋、热淋、气淋（实）证候；诸淋日久皆可见劳淋、气淋特征。

（二）治疗原则

（1）基本治则：实则清利，虚则补益。

（2）具体治疗原则：见图 5-3。

实证
- 膀胱湿热为主——清热利湿
- 热灼血络为主——凉血止血
- 砂石结聚——通淋排石
- 气滞不利——利气疏导

虚证
- 脾虚为主——健脾益气
- 肾虚为主——补虚益肾
- 虚实夹杂——通补兼施，审其主次缓急，兼顾治疗

图 5-3 具体治疗原则

（三）证治分类

1．*热淋（湿热蕴结下焦，膀胱气化失司）*

主症：小便频数短涩，灼热刺痛，溺色黄赤。

兼症：少腹拘急胀痛，或有寒热，口苦，呕恶，或有腰痛拒按，或有大便秘结。

舌脉：舌质红，苔黄腻，脉滑数。

治法：清热利湿通淋。

方药：八正散加减。本方有清热解毒，利湿通淋功能。

常用药：瞿麦、萹蓄、车前子、滑石、萆薢——利湿通淋；大黄、黄柏、蒲公英、紫花地丁——清热解毒。

2．*石淋（湿热煎熬尿液，结为砂石）*

主症：尿中夹有砂石，排尿涩痛，或排尿时突然中断，尿道窘迫疼痛。

兼症：少腹拘急，往往突发一侧腰腹绞痛难忍，甚则牵及外阴，尿中带血。

舌脉：舌红，苔薄黄，脉弦或带数。

治法：清热利湿，排石通淋。

方药：石韦散加减。本方清热利湿，排石通淋，适用于各种石淋。

常用药：瞿麦、萹蓄、通草、滑石——清热利湿通淋；金钱草、海金砂、鸡内金、石韦——排石化石；穿山甲、虎杖、王不留行、牛膝——活血软坚；青皮、乌药、沉香——理气导滞。

3．*血淋*

（1）实证（湿热下注膀胱，血热伤络）

主症：小便热涩刺痛，尿色深红，或夹有血块。

兼症：小腹或尿道疼痛满急加剧，或见心烦，口干。

舌脉：舌尖红，苔黄，脉滑数。

方药：小蓟饮子加减。本方清热通淋，凉血止血。

常用药：小蓟、生地黄、白茅根、旱莲草——凉血止血；木通、生甘草梢、山栀子、滑石——清热泻火通淋；当归、蒲黄、土大黄、三七、马鞭草——通络止血。

(2) 虚证（肾阴不足，虚火扰络）

主症：尿色淡红，尿痛滞涩不显著，腰酸膝软。

兼症：神疲乏力，或伴低热。

舌脉：舌淡红，脉细数。

治则：滋阴清热，补虚止血。

方药：知柏地黄丸加减。本方有滋阴泻火之功效。

常用药：知母、黄柏——滋阴降火；熟地黄、山茱萸、山药、牡丹皮、茯苓、泽泻——滋补肾阴。

4. 气淋

(1) 实证（气机郁结，膀胱气化不利）

主症：郁怒之后，小便涩滞，淋沥不宣。

兼症：少腹胀满疼痛，心烦易怒。

舌脉：苔薄白，脉弦。

治法：理气疏导，通淋利尿。

方药：沉香散加减。本方用于肝郁气滞的气淋。

常用药：沉香、青皮、乌药、香附——疏肝理气；石韦、滑石、冬葵子、车前子——利水通淋。

(2) 虚证（肾气亏虚，摄纳无权）

主症：尿频溲清，余沥难尽，少腹坠胀，空痛喜按。

兼症：面色㿠白，少气懒言。

舌脉：舌质淡，脉虚细无力。

治则：补中健脾，益气升陷。

方药：补中益气汤合缩泉丸加减。

常用药：党参、黄芪、白术——补益中气；山药、益智仁——健脾温肾固摄；升麻、柴胡——升清降浊；乌药——助膀胱气化。

5. 膏淋

(1) 实证（湿热下注，阻滞络脉，脂汁外溢）

主症：小便浑浊，乳白或如米泔水，上有浮油，置之沉淀，或伴有絮状凝块物，或混有血液、血块。

兼症：尿道热涩疼痛，尿时阻塞不畅，口干。

舌脉：舌质红，苔黄腻，脉濡数。

治法：清热利湿，分清泄浊。

方药：程氏萆薢分清饮加减。本方清利湿热，分清泄浊。

常用药：萆薢、石菖蒲、黄柏、车前子——清热利湿；大蓟、水蜈蚣、向日葵心——分清泌浊；莲子心、连翘心、牡丹皮、灯心草——清心泄热。

(2) 虚证(脾肾两虚,气不固摄)

主症:病久不已,反复发作,淋出如脂,涩痛不甚。

兼症:形体渐瘦,头昏乏力,腰膝酸软。

舌脉:舌淡,苔腻,脉细无力。

治则:补肾固涩。

方药:膏淋汤加减。本方有补脾益肾固涩之功效。

常用药:山药、芡实——健脾补虚,兼有收摄之功;龙骨、牡蛎——收敛固摄,兼有化滞之用;生地黄、白芍——清热利便;党参——补气健脾。

6. 劳淋(湿热留恋,脾肾两虚,膀胱气化无权)

主症:小便不甚赤涩,溺痛不甚,但淋沥不已,时作时止,遇劳即发。

兼症:腰膝酸软,神疲乏力,病程缠绵。

舌脉:舌质淡,脉细弱。

治法:补脾益肾。

方药:无比山药丸加减。本方健脾益肾。

常用药:党参、黄芪、怀山药、莲子肉——补气健脾;茯苓、薏苡仁、泽泻、扁豆衣——化湿利水;山茱萸、菟丝子、芡实、金樱子、煅牡蛎——益肾固摄。

[结语]

(1) 淋证是以小便频数、淋沥刺痛、小腹拘急引痛为主症的疾病。根据病因和症状特点不同,可分为热淋、血淋、石淋、气淋、膏淋、劳淋六证。六淋之间存在着一定的联系,并有相应的转归。

(2) 淋证的基本病机为湿热蕴结下焦,肾与膀胱气化不利。病理因素为湿热,病位在膀胱与肾。病理性质初病多实,久则转虚,或虚实夹杂。

(3) 辨证时首辨淋证类别,再审证候虚实,继辨标本缓急。初起湿热蕴结,膀胱气化失司者属实,治以清热利湿通淋;病久脾肾两亏,膀胱气化无权者属虚,治宜培补脾肾;虚实夹杂者,宜标本兼治。并根据各个淋证的特征,或参以止血,或辅以行气,或配以排石,或佐以泄浊等。

(4) 淋证的预后:热淋、血淋、石淋初起,病情轻者一般预后良好,若处理不当可致热毒入营血;或久淋不愈,脾肾两虚,发为劳淋,甚者脾肾衰败,成为水肿、癃闭、关格;或肾虚肝旺,成为头痛、眩晕;或石阻水道,出现水气上凌心肺等重证。膏淋久延可致消瘦乏力,气血两虚之证。

(5) 热淋主要病理因素是湿热,但在临床,还可见肝经火旺及心火偏盛者,治疗上以八正散为基础方外,还可配合龙胆泻肝汤或导赤散加减用药。

(6) 淋证的治法,古有忌汗、忌补之说,但验之临床实际,未必都是如此。

1) 淋家忌汗:①淋证往往有畏寒发热,此并非外邪袭表,而是湿热熏蒸,邪正相搏,或湿热郁于少阳所致,发汗解表,自非所宜;②淋证多属膀胱有热,阴液常感不足,即使感受寒邪,亦容易化热,而辛散之药性多偏温,用之不当,不仅不能退热,反有劫伤营阴,伤络动血之弊;③若淋证确由外感诱发,或淋家新感外邪,症见恶寒发热、鼻塞流涕、咳嗽咽痛者，可适当配合运用辛凉解表之剂。

2）淋家忌补：是指实热之证而言，诸如脾虚中气下陷，肾虚下元不固，自当运用健脾益气、补肾固涩等法治之，不必有所禁忌。

(7) 石淋的治疗，除使用利水通淋、排石消坚的中药外，尚可加用行气活血、化瘀软坚中药，疗效更佳。有实验研究提示：穿山甲片、王不留行、当归、桃仁等中药具有使结石变脆的药理作用；大黄、川芎、牛膝可增强输尿管蠕动，促进结石排出。因此对于石淋日久不愈者，或石淋兼有瘀象者，可在石韦散的基础上配以理气活血化瘀之品。

附 尿 浊

一、概述

（一）含义

尿浊是以小便混浊，白如泔浆，尿时无涩痛不利感为主症的疾患。

（二）范围

西医学中的乳糜尿，多属本病范围。

二、病因病机

(1) 病因：感受湿热；丝虫内侵；饮食肥腻；病后体虚。

(2) 病位：在脾、肾。

(3) 基本病机：湿热下注，脾肾亏虚。

(4) 病理性质：初起以湿热为主，多属实证；病久则脾肾亏虚，多属虚证，或虚实夹杂者。

三、辨证论治

1. 湿热下注证（中焦湿热，清浊不分）

主症：小便浑浊，色白或黄或红，或夹凝块，上有浮油。

兼症：或伴血块，或尿道有灼热感，口苦，口干。

舌脉：舌质红、苔黄腻，脉濡数。

治法：清热利湿，分清泄浊。

方药：程氏萆薢分清饮加减。本方清利湿热，分清泄浊。

常用药：萆薢、石菖蒲、黄柏、茵陈、滑石、车前子——清热利湿泄浊；莲子心、连翘心、牡丹皮、灯心草——健脾清心。

2. 脾虚气陷证（脾虚气陷，精微下泄）

主症：尿浊反复发作，日久不愈，状如白浆。

兼症：小腹坠胀，神倦无力，面色无华，劳累或进食油腻则发作加重。

舌脉：舌淡苔白，脉虚软。

治法：健脾益气，升清固摄。

方药：补中益气汤加减。本方补中益气，升清降浊。

常用药：党参、黄芪、白术——补益中气；山药、益智仁、金樱子、莲子、芡实——健脾固摄；升麻、柴胡——升清降浊。

3．肾虚不固证（肾失固摄，脂液下漏）

主症：尿浊日久不愈，小便乳白如脂膏，腰膝酸软，头晕耳鸣。

兼症：精神萎靡，消瘦无力；偏于阴虚者，烦热，口干；偏于阳虚者，面色㿠白，形寒肢冷。

舌脉：舌质红，脉细数；或舌质淡红，脉沉细。

治法：偏肾阴虚者，宜滋阴益肾；偏于阳虚者，宜温肾固摄。

方药：偏肾阴虚者，用知柏地黄丸加减；偏肾阳虚者，鹿茸固涩丸加减。前方滋养肾阴，用于肾阴不足之尿浊；后方温肾固摄，用于肾阳虚衰的尿浊。

常用药：熟地黄、山药、山茱萸、枸杞子——滋养肾阴；鹿茸、附子、菟丝子、肉桂、补骨脂——温补肾阳；桑螵蛸、龙骨、益智仁、芡实——收敛固摄；茯苓、泽泻——利湿健脾。

第三节 癃 闭

一、概述

（一）含义

癃闭是小便量少，排尿困难，甚则小便闭塞不通为主症的一种病证。

癃——小便不畅，点滴短少，病势较缓而轻；闭——小便闭塞，点滴不通，病势较急而重。

癃和闭虽有区别，但都是指排尿困难，只是程度上的不同，因此多合称为癃闭。

（二）讨论范围

根据本病的临床表现，类似于西医学中各种原因引起的尿潴留及无尿症，如神经性尿闭、膀胱括约肌痉挛、尿道结石、尿路肿瘤、尿道损伤、尿道狭窄、前列腺增生症、脊髓炎等病所出现的尿潴留及肾功能不全引起的少尿、无尿症。对上述疾病，可参照本节内容辨证论治，同时还应注意辨病求因治疗。

二、病因病机

（1）示意图：见图5-4。

（2）病位：在膀胱与肾，涉及三焦、肺、脾、肝。

（3）病理因素：湿热、热毒、气滞、痰瘀。

（4）基本病机：膀胱气化功能失调。

（5）病理性质：有虚实之分。实证：膀胱气化不利；虚证：膀胱气化无权。

（6）预后及转归：取决于病情轻重和是否及时有效的治疗。

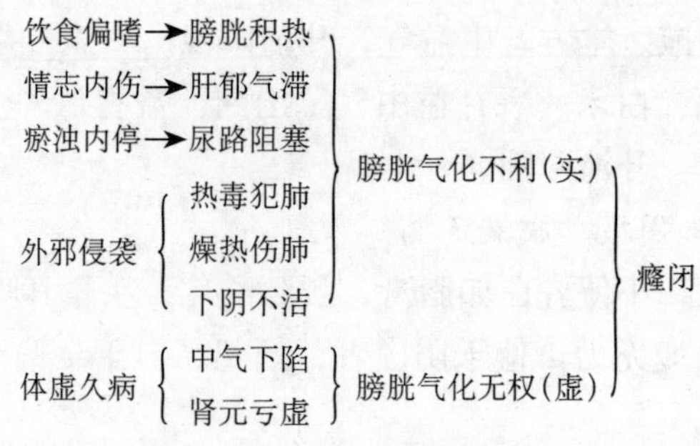

图 5-4 病因病机示意图

三、诊断与病证鉴别

（一）诊断依据

（1）起病急骤或逐渐加重，主症为小便不利、点滴不畅，甚至小便闭塞、点滴全无，每日尿量明显减少。

（2）触叩小腹部可发现膀胱明显膨隆等水蓄膀胱证候，或查膀胱内无尿液，甚或伴有水肿、头晕、喘促等肾元衰竭证候。

（3）多见于老年男性或产后妇女及腹部手术后患者，或患有水肿、淋证、消渴等病，迁延日久不愈之患者。

（二）病证鉴别

（1）与淋证相鉴别：见本章第二节“淋证”。

（2）与水肿的鉴别：见表 5-7。

表 5-7 与水肿的鉴别

病名	共同点	病机	症状	水蓄膀胱证
癃闭	小便不利，小便量少	膀胱气化功能失调，水蓄膀胱	小便欲解不能，或点滴而出，多不伴有浮肿	小腹胀满膨隆
水肿		肺、脾、肾功能失调，三焦气化不利，体内水液潴留，泛溢于肌肤	头面、眼睑、四肢浮肿，甚者伴有胸腔积液、腹水	无

（3）与关格的鉴别：见表 5-8。

表 5-8 与关格的鉴别

病名	共同点	症状	兼症	联系
癃闭	小便量少，或闭塞不通	不伴有呕吐，部分患者有水蓄膀胱之证候	是多种疾病伴见的一个症状	癃闭进一步恶化，可转变为关格
关格		小便不通与呕吐并见，常由水肿、淋证、癃闭等经久不愈发展而来，病情较为严重	常伴有皮肤瘙痒，口中尿味，四肢搐搦，甚或昏迷等症状	

四、辨证论治

(一)辨证要点

1．首辨病之虚实

实证：辨湿热、浊瘀、肺热、肝郁之偏胜；虚证：辨脾、肾虚衰之不同，阴阳亏虚之差别。

2．次辨病之缓急轻重

急病：水蓄膀胱，小便闭塞不通；缓证：小便量少，但点滴能出，无水蓄膀胱症状。

由“癃”转“闭”为病势加重，由“闭”转“癃”为病势减轻。

(二)治疗原则

基本治则：以通为用。

实证：清邪热，利气机，散瘀结；虚证：补脾肾，助气化。

对水蓄膀胱之急症，应配合针灸、取嚏、探吐、导尿等法急通小便。

(三)证治分类

1．膀胱湿热证(湿热壅结下焦，膀胱气化不利)

主症：小便点滴不通，或量极少而短赤灼热，小腹胀满。

兼症：口苦口黏，或口渴不欲饮，或大便不畅。

舌脉：舌质红，苔黄腻，脉数。

治法：清利湿热，通利小便。

方药：八正散加减。本方有清热利湿、通利小便的功能。

常用药：黄柏、山栀子、大黄、滑石——清热利湿；瞿麦、萹蓄、茯苓、泽泻、车前子——通利小便。

2．肺热壅盛证(肺热壅盛，失于肃降)

主症：小便不畅或点滴不通，咽干，烦渴欲饮。

兼症：呼吸急促，或有咳嗽。

舌脉：舌红，苔薄黄，脉数。

治法：清泻肺热，通利水道。

方药：清肺饮加减。本方清肺泻热利水。

常用药：黄芩、桑白皮、鱼腥草——清泻肺热；麦冬、芦根、天花粉、地骨皮——清肺生津养阴；车前子、茯苓、泽泻、猪苓——通利小便。

3．肝郁气滞证(肝失疏泄，三焦失宣)

主症：小便不通或通而不爽，胁腹胀满。

兼症：情志抑郁，或多烦善怒。

舌脉：舌红，苔薄黄，脉弦。

治法：疏利气机，通利小便。

方药：沉香散加减。本方疏达肝气，活血行水。

常用药：沉香、橘皮、柴胡、青皮、乌药——疏肝理气；当归、王不留行、郁金——行下焦气血；石韦、车前子、冬葵子、茯苓——通利小便。

4．浊瘀阻塞证（瘀血败精，阻塞尿道）

主症：小便点滴而下，或尿如细线，甚则阻塞不通。

兼症：小腹胀满疼痛。

舌脉：舌紫暗，或有瘀点，脉涩。

治法：行瘀散结，通利水道。

方药：代抵当丸加减。本方活血化瘀散结。

常用药：当归尾、穿山甲片、桃仁、莪术——活血化瘀；大黄、芒硝、郁金——通瘀散结；肉桂、桂枝——助膀胱气化。

5．脾气不升证（脾运无力，升降失职）

主症：小腹坠胀，时欲小便而不得出，或量少而不畅。

兼症：神疲乏力，食欲不振，气短而语声低微。

舌脉：舌淡，苔薄脉细。

治法：升清降浊，化气行水。

方药：补中益气汤合春泽汤加减。前方益气升清，后方益气通阳利水。两方合用益气升清，通阳利水。

常用药：人参、党参、黄芪、白术——益气健脾；桂枝、肉桂——通阳以助膀胱气化；升麻、柴胡——升提中气；茯苓、猪苓、泽泻、车前子——利水渗湿。

6．肾阳衰惫证（肾阳虚衰，气化不及）

主症：小便不通或点滴不爽，排出无力，畏寒肢冷，腰膝冷而酸软无力。

兼症：面色皖白，神气怯弱。

舌脉：舌淡胖，苔薄白，脉沉细或弱。

治法：温补肾阳，化气利水。

方药：济生肾气丸加减。本方温肾通阳，化气行水。

常用药：附子、肉桂——温肾通阳；地黄、山药、山茱萸——补肾滋阴；车前子、茯苓、泽泻、牛膝——利尿。

[结语]

(1) 癃闭是指小便量少，排尿困难，甚则小便闭塞不通为主症的病证。

(2) 基本病理变化为膀胱气化功能失调，且与肺、脾、肾、肝、三焦有密切关系。

(3) 临床辨证首先要抓住主症，辨证求因；其次要根据证候区分虚实，掌握病情之缓急，病势之轻重。

(4) 治疗原则应以通利为法。对膀胱湿热、肺热壅盛、肝郁气滞、浊瘀阻塞所致膀胱气化不利属实证者，当清湿热，利气机，散瘀结，以通水道；对中气下陷，肾阳虚衰而致膀胱气化无权属虚证者，宜补脾肾，助气化，气化则水行；对虚实夹杂者，应标本同治，切忌一味利尿。对水蓄膀胱之急症，内服药缓不济急，应速用导尿、针灸等各种外治法急通小便。

(5) 癃闭病机转化迅速，病情稍有延误，常易并发水肿、喘促、心悸甚或关格等危重病证，临证应正确、及时诊治，以防变证的发生。

附　关　格

一、含义

关格是以脾肾虚衰，气化不利，浊邪壅塞三焦，而致小便不通与呕吐并见为临床特征的危重病证。分而言之，小便不通谓之关，呕吐时作称之格。多见于水肿、淋证、癃闭的晚期。

二、病因病机

（1）示意图：见图 5-5。

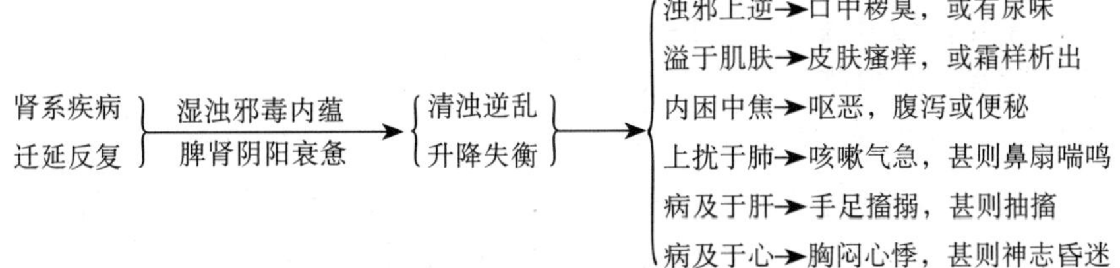

图 5-5　病因病机示意图

（2）病位：在脾（胃）、肾（膀胱），尤以肾为主，涉及肺、肝、心诸脏。

（3）病理因素：湿浊、瘀毒。

（4）病机关键：清浊逆乱，升降失衡。

（5）基本病理：脾肾衰惫，气化不利，湿浊毒邪内蕴三焦。

（6）病理性质：本虚标实，脾肾虚衰为本，湿浊毒邪为标。

（7）预后：可由虚入损，损不可复，最后内闭外脱、阴竭阳亡。

三、诊断依据

（1）临床出现呕吐及小便不通两大症状，但须先有小便不通而后出现呕吐，方可诊断为关格。

（2）病程中出现神疲乏力，腰膝酸痛，心悸，胸痹，眩晕，中风，严重者伴喘促、抽搐，甚至谵语、昏迷。

（3）一般起病缓慢，多有水肿、淋证、癃闭等肾系慢性病史。

四、辨证论治

（一）辨证要点

1. 辨虚实

若以本虚为主者，应分辨脾肾阳虚，还是肝肾阴虚。

2. 分浊邪

应区分寒湿和湿热的不同，以及浊邪在气分、血分。

3. 辨别病在上焦、中焦和下焦

（二）治疗原则

本病治原则为“治主当缓，治客当急”。

主：指关格病之本，即脾肾阳虚；客：指关格病之标，即浊邪、瘀毒。治疗宜攻补兼施，标本兼顾。

（三）证治分类

1．脾肾阳虚，湿浊内蕴证

主症：小便短少，色清，甚则尿闭，面色晦滞，形寒肢冷，神疲乏力，浮肿腰以下为主。

兼症：纳差，腹胀，泛恶呕吐，大便溏薄。

舌脉：舌淡体胖，边有齿印，苔白腻，脉沉细。

治法：温补脾肾，化湿降浊。

方药：温脾汤合吴茱萸汤加减。

常用药：附子、干姜、淫羊藿——温补肾阳；人参、白术、茯苓——益气健脾；姜半夏、陈皮、制大黄、六月雪——化湿降浊；吴茱萸、生姜——降逆止呕。

2．肝肾阴虚，肝风内动证

主症：小便短少，呕恶频作，头晕头痛，手足抽搐。

兼症：面部烘热，腰膝酸软。

舌脉：舌红，苔黄腻，脉弦细。

治法：滋补肝肾，平肝息风。

方药：杞菊地黄丸合羚角钩藤汤加减。

常用药：熟地黄、山药、山茱萸、枸杞子——滋补肝肾；羚羊角、钩藤、石决明——平肝息风；贝母、竹茹、胆南星、竹沥——化痰止呕；制大黄、败酱草、六月雪——降浊解毒。

3．肾气衰微，邪陷心包证

主症：无尿或少尿，全身浮肿，口中尿臭，神志昏蒙，循衣摸床。

兼症：面白唇暗，四肢厥冷。

舌脉：舌卷缩，淡胖，苔白腻或灰黑，脉沉细欲绝。

治法：温阳固脱，豁痰开窍。

方药：急用参附汤合苏合香丸，继用涤痰汤。

常用药：人参、附子——回阳固脱；胆南星、石菖蒲、半夏、竹茹——豁痰开窍；苏合香丸——开窍醒神。

昏迷不醒者，可静脉滴注醒脑静开窍醒神；若狂躁痉厥，可服紫雪丹；若心阳欲脱，用参附龙牡汤。

此外，关格患者，还可用灌肠法加强通腑降浊解毒作用。

第四节 阳 痿

一、概述

（一）含义

阳痿是指成年男子性交时，由于阴茎痿软不举，或举而不坚，或坚而不久，无法进行正常性生活的病证。

（二）讨论范围

西医学中各种功能及器质性疾病造成的阳痿，可参照本病辨证论治。

二、病因病机

（1）示意图：见图5-6。

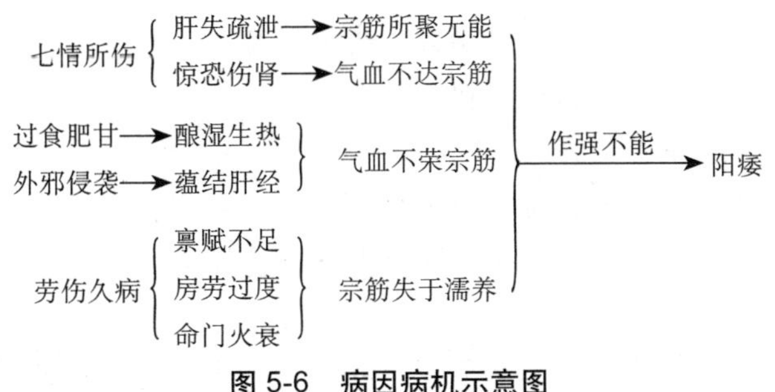

图5-6 病因病机示意图

（2）病位：在宗筋，与肝、肾、心、脾有关。

（3）基本病机：肝、肾、心、脾受损，气血阴阳亏虚，阴络失荣；或肝郁湿阻，经络失畅，宗筋不用。

（4）病理性质：有虚实之分，且多虚实相兼。

三、诊断与病证鉴别

（一）诊断依据

（1）成年男子性交时，阴茎痿而不举，或举而不坚，或坚而不久，无法进行正常性生活者，但须除外阴茎发育不良引起的性交不能。

（2）常有神疲乏力，腰酸膝软，畏寒肢冷，夜寐不安，精神苦闷，胆怯多疑，或小便不畅，滴沥不尽等症。

（3）常有房劳过度，手淫频繁，久病体弱，或有消渴，惊悸，郁证等病史。

（二）与早泄的鉴别

阳痿是指欲性交时阴茎不能勃起，或举而不坚，或坚而不久，不能进行正常性生活的病证。

早泄是指同房时，阴茎能勃起，但因过早射精，射精后阴茎痿软的病证。

两者在临床表现上有明显差别，但在病因病机上有相同之处，若早泄日久不愈，可进一步导致阳痿。故阳痿病情重于早泄。

四、辨证论治

（一）辨证要点

1．辨虚实

（1）实证：由七情所伤，饮食不节，外邪侵袭，致肝气郁结，肝经湿热，痰湿阻络，肝经瘀滞者属实证，多见于中青年。

（2）虚证：恣情纵欲，思虑惊恐，久病不愈，年老体衰，致心脾两虚，惊恐伤肾，命门火衰者则属虚证，多见于中老年。

（3）虚实夹杂：久病入络，肾虚痰瘀或肾虚邪恋者多为虚实夹杂。

2．审病位

（1）因肝气郁结，肝经湿热，病位在肝。

（2）大惊卒恐，房室劳伤，命门火衰者，病位在肾。

（3）思虑太过，心脾受损，病在心脾。

（4）内蕴湿热者，往往先犯脾，后侮肝。

（5）痰湿血瘀阻滞者，则病在血脉与宗筋。

（6）临床上有时单一脏腑发病，亦可累及多个脏腑经络。

3．明寒热

（1）阳痿热证者，其热常与湿邪夹杂侵犯肝经，临床多见阴囊潮湿、舌苔黄腻、脉弦数或伴见手足心热、潮热腰酸、舌红苔腻、脉弦细数等热灼肾阴，虚热内生之候。

（2）阳痿寒证者为命门火衰之虚寒，临床可见腰膝酸冷、肢体畏寒、夜尿频作、小便清长、舌质淡、脉沉细迟。

（二）治疗原则

（1）虚者其治在心脾肾，注意祛邪。命门火衰宜温补，结合养精，心脾血虚当调气养血，佐以温补开郁。

（2）实者其治在肝，肝郁者宜疏通，湿热者宜清利，痰瘀者宜通化。

（3）年轻体壮者，病多在心肝，实证为多，治宜调和心肝为主；年老体弱者，病多在脾肾，虚证或虚实夹杂者为多，治以调补脾肾为先。

（三）证治分类

1．命门火衰证（精气虚冷，宗筋失养）

主症：阳事不举，或举而不坚，精薄清冷，腰膝酸软，畏寒肢冷。

兼症：神疲倦怠，面色㿠白，头晕耳鸣，夜尿清长。

舌脉：舌淡胖，苔薄白，脉沉细。

治法：温肾壮阳。

方药：赞育丹加减。本方功效温补肾阳，兼以滋养肾阴。

常用药：巴戟天、肉桂、淫羊藿、韭菜子——壮命门之火；熟地黄、山茱萸、枸杞子、

当归——滋阴养血，从阴求阳。

2．心脾亏虚证（气血乏源，宗筋失养）

主症：阳痿不举，心悸，失眠多梦，食少纳呆，腹胀便溏。

兼症：神疲乏力，面色萎黄。

舌脉：舌淡，苔薄白，脉细弱。

治法：补益心脾。

方药：归脾汤加减。本方有益气健脾，养心补血作用。

常用药：党参、黄芪、白术、茯苓——补气助运；当归、熟地黄、酸枣仁、远志——养血安神；淫羊藿、补骨脂、九香虫、阳起石——温补肾阳；木香、香附——理气解郁。

3．肝郁不舒证（肝郁气滞，宗筋所聚无能）

主症：阳事不起，或起而不坚，心情抑郁，胸胁胀痛。

兼症：脘闷不适，食少便溏。

舌脉：苔薄白，脉弦。

治法：疏肝解郁。

方药：逍遥散加减。本方理气开郁，养血健脾。

常用药：柴胡、香附、郁金、川楝子——疏肝理气；当归、白芍、生地黄、枸杞子——养血柔肝；白术、茯苓、甘草——健脾助运。

4．惊恐伤肾证（肾精破散，气血不达宗筋）

主症：阳痿不振，心悸易惊，胆怯多疑。

兼症：夜多噩梦，常有被惊吓史。

舌脉：苔薄白，脉弦细。

治法：益肾宁神。

方药：启阳娱心丹加减。本方有益肾壮阳，疏郁宁神作用。

常用药：人参、菟丝子、当归、白芍——益肾补肝壮胆；远志、茯神、龙齿、石菖蒲——宁心安神；柴胡、香附、郁金——理气舒郁。

5．湿热下注证（湿热下注肝经，宗筋经络失畅）

主症：阴茎痿软，阴囊潮湿，瘙痒腥臭，睾丸坠胀作痛。

兼症：小便赤涩灼痛，胁胀腹闷，肢体困倦，泛恶口苦。

舌脉：舌红苔黄腻，脉滑数。

治法：清利湿热。

方药：龙胆泻肝汤加减。本方清热利湿，泻肝坚阴，主治湿热下注肝经之证。

常用药：龙胆草、牡丹皮、山栀子、黄芩——清肝泻火；木通、车前子、泽泻、土茯苓——清利湿热；柴胡、香附——疏肝理气；当归、生地黄、牛膝——凉血坚阴。

[结语]

(1) 阳痿是指青壮年阴茎痿软，或举而不坚，或坚而不久，不能进行正常性生活而言。

(2) 其病因有禀赋不足、劳伤久病，或七情失调，过食肥甘，湿热内侵等。基本病理变化为肝、肾、心、脾受损，经络空虚，或经络失畅，导致宗筋失养而成。

（3）临床辨证，应辨清病情之虚实，病损之脏腑，虚实之夹杂。实证当疏利。肝郁不疏者，宜疏肝解郁；湿热下注者，宜清利湿热。虚证应补益。命门火衰者宜温补下元；心脾血虚者宜补益心脾；惊恐伤肾宜益肾宁神。虚实夹杂可先治标后治本，亦可标本同治。

第五节　遗　　精

一、概述

（一）含义

遗精是指不因性生活而精液遗泄的病证。

（二）病名释义

梦遗：因梦而遗精者。

滑精：无梦而遗精，甚至清醒时精液流出者。

早泄：指房事不能持久，一触即泄的证候。

走阳：指性交时精泄不止的证候。

（三）讨论范围

西医学中的神经衰弱、神经症、前列腺炎、精囊炎，或包皮过长、包茎等疾患造成以遗精为主要症状者，与本病类似，可参阅本节内容辨证治疗。

二、病因病机

（1）示意图：见图 5-7。

劳心太过→心火偏亢→相火妄动
欲念不遂→心动神摇→君相火旺
醇酒厚味→酿湿生热→湿热下注
（以上三项）→扰动精室（实）→遗精
恣情纵欲→房劳伤肾→肾虚精脱→肾失封藏（虚）→遗精

图 5-7　病因病机示意图

（2）病位：在肾，与心、肝、脾等脏器关系密切。

（3）病理因素：湿与火。

（4）基本病机：肾失封藏，精关不固。

（5）病理性质：初起多实，因于火旺、湿热；病久多虚，因相火、湿热灼伤肾阴，致阴阳两虚，肾阳衰惫等。往往出现阴虚火旺、阴虚湿热等虚实夹杂之证。

（6）预后：遗泄日久，导致阳痿、不育、虚劳等。

三、诊断与病证鉴别

（一）诊断依据

（1）男子梦中遗精，每周超过 2 次以上；或清醒时，不因性生活而排泄精液者。

（2）常伴有头昏、精神萎靡，腰腿酸软，失眠等证。

(3) 常有恣情纵欲，情志内伤，久嗜醇酒厚味等病史。

(二) 病证鉴别

(1) 与早泄的鉴别：遗精是指没有进行性交的情况下，而精液流出；早泄是性交时精液过早泄出，而影响性生活。

(2) 与走阳的鉴别：走阳是指性交时，精泄不止；遗精是没有同房而精液流出。

(3) 与精浊的鉴别：见表5-9。

表5-9　与精浊的鉴别

病名	共同点	不同点
遗精	都是尿道有白色分泌物流出，流出物均来自于精室	多发生于梦中或情欲萌动时，不伴有疼痛
精浊		常在大便时或排尿终了时发生，尿道口有米泔样或糊状分泌物溢出，并伴有茎中作痒作痛

四、辨证论治

(一) 辨证要点

1. 首辨虚实

新病梦遗有虚有实，多虚实参见；久病精滑虚多实少；湿热下注多为实证。

2. 审查脏腑病位

用心过度，邪念妄想者——多责之于心，“有梦为心病”；精关不固，无梦滑泄者——多由于肾，“无梦为肾病”。

(二) 治疗原则

实证：宜清泻为主，依其君火、相火、湿热之不同，或清或泻。

虚证：宜补涩为要，针对脏腑阴阳不同，以滋阴温肾，调补心脾，固涩精关为宜。

虚实夹杂者，应虚实兼顾。

久病入络夹瘀者，可佐以活血通络。

(三) 证治分类

1. 君相火旺证（君火妄动，相火随之，迫精妄泄）

主症：少寐多梦，梦则遗精，阳事易举，心中烦热。

兼症：头晕目眩，口苦胁痛，小溲短赤。

舌脉：舌红，苔薄黄，脉弦数。

治法：清心泻肝。

方药：黄连清心饮合三才封髓丹加减。前方清心泻火为主，兼以养心安神；后方宁心滋肾，承制相火。

常用药：黄连、山栀子、灯心草——清心火；知母、黄柏、牡丹皮——泻相火；生地黄、熟地黄、天冬——滋水养阴；远志、酸枣仁、茯神——养心安神。

2. 湿热下注证（湿热蕴滞，下扰精室）

主症：遗精时作，小溲黄赤，热涩不畅。

兼症：口苦而腻。

舌脉：舌质红，苔黄腻，脉濡数。

治法：清热利湿。

方药：程氏萆薢分清饮加减。本方清化湿热，通利湿浊。

常用药：萆薢、黄柏、茯苓、车前子——清热利湿；莲子心、石菖蒲、丹参——清心安神；白术、薏苡仁——健脾化湿。

3．劳伤心脾证（心脾两虚，气不摄精）

主症：劳则遗精，失眠健忘，心悸不宁，纳差便溏。

兼症：面色萎黄，神疲乏力。

舌脉：舌淡苔薄，脉弱。

治法：调补心脾，益气摄精。

方药：妙香散加减。本方益气生精，养心安肾。

常用药：人参、黄芪、山药——益气生精；茯神、远志——清心调神；木香、桔梗、升麻——理气升清。

4．肾气不固证（肾元虚衰，封藏失职）

主症：常无梦而遗，甚则滑泄不禁，精液清稀而冷。

兼症：形寒肢冷，面色㿠白，头昏目眩，腰膝酸软，阳痿早泄，夜尿清长。

舌脉：舌淡胖，苔白滑，脉沉细。

治法：补肾固精。

方药：金锁固精丸加减。本方有固肾摄精之功效。

常用药：沙苑子、杜仲、菟丝子、山药——补肾益精；莲须、煅龙骨、煅牡蛎——涩精止遗；金樱子、芡实、莲子、山茱萸——补肾涩精。

[结语]

(1) 遗精是不因性生活而精液遗泄的病证。

(2) 多因劳心太过，欲念不遂，饮食不节，恣情纵欲等引起，基本病机为肾失封藏、精关不固。病变脏腑责之于肾、脾、心、肝。

(3) 临床辨证应分清虚实或虚实夹杂。始病时以君相火旺，心肾不交为多，病机虚实参见，治宜清心安神、疏泻相火为先；湿热扰肾，肾气不藏，病机多为实证，应导湿利肾；气虚下陷，不能摄精，宜予升清益气；久遗伤肾，下元滑脱，多由以上各型转化而成，其虚明显，当补虚固本，收摄精关。常用治法是“上则清心安神；中则调其脾胃，升举阳气；下则益肾固精”。

附 早 泄

一、概述

含义：早泄是指房事时过早射精而影响正常性交而言。

二、病因病机

病因：情志内伤，湿热侵袭，纵欲过度，久病体虚。

病位：在肾，与心、脾有关。

基本病机：肾失封藏，精关不固。

病理性质：虚多实少，虚实夹杂亦多见。

三、治疗原则

虚证——补脾肾，佐以固涩。

实证——清热利湿，清心降火。

慎用补涩，忌苦寒太过。

四、证治分类

1. 肝经湿热证

主症：泄精过早，阴茎易举，阴囊潮湿，瘙痒坠胀。

兼症：口苦咽干，胸胁胀痛，小便赤涩。

舌脉：舌红，苔黄腻，脉弦滑。

治法：清泻肝经湿热。

方药：龙胆泻肝汤加减。

常用药：龙胆草、栀子、黄芩——清泻肝火；泽泻、木通、黄柏、车前子——清利湿热；柴胡、乌药——疏肝理气：当归、生地黄——柔肝坚阴。

2. 阴虚火旺证

主症：过早泄精，性欲亢进，五心烦热，腰膝酸软。

兼症：头晕目眩，时有遗精。

舌脉：舌红，少苔，脉细数。

治法：滋阴降火。

方药：知柏地黄丸加减。

常用药：知母、黄柏、牡丹皮——清降相火；生地黄、山茱萸、枸杞、龟板——滋水养阴；金樱子、芡实、龙骨——益肾固精。

3. 心脾亏损证

主症：早泄，心悸怔忡，食少便溏。

兼症：神疲乏力，形体消瘦，面色少华。

舌脉：舌淡脉细。

治法：补益心脾。

方药：归脾汤加减。

常用药：党参、黄芪、白术、炙甘草——益气健脾；当归、熟地黄、桂圆肉——养血；酸枣仁、茯神、远志——宁神；木香——理气；山茱萸、龙骨、金樱子——益肾固精。

4. 肾气不固证

主症：早泄遗精，性欲减退，腰膝酸软。

兼症：面色㿠白，夜尿清长。

舌脉：舌淡苔薄，脉沉弱。

治法：益肾固精。

方药：金匮肾气丸加减。

常用药：熟地黄、淮山药、山茱萸——补肾阴；附子、肉桂——助阳；龙骨、金樱子、芡实——涩精。

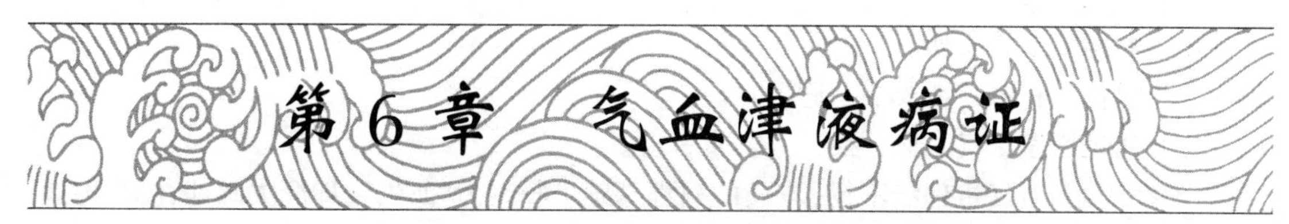

第6章 气血津液病证

第一节 郁 证

一、概述

（一）含义

郁证是由于情志不舒、气机郁滞所致，以心情抑郁、情绪不宁、胸部满闷、胁肋胀痛，或易怒喜哭，或咽中如有异物梗塞等症为主要临床表现的一类病证。

广义——包括外邪、情志等因素所致的郁。

狭义——单指情志不舒为病因的郁。

（二）病名释义

郁：郁而不散，滞而不通之义。

梅核气：指自觉咽中如有物梗塞，咯之不出，咽之不下的病证，多因情志抑郁而致。

脏躁：妇人中年以后，心气不足，心神失养，表现为“喜悲伤欲哭，有如神灵所作，数欠伸”等症者。

（三）讨论范围

西医学的神经衰弱、癔症、焦虑症，以及更年期综合征、反应性精神病等，表现出郁证的临床症状时，可参考本节辨证论治。

二、病因病机

（1）示意图：见图6-1。

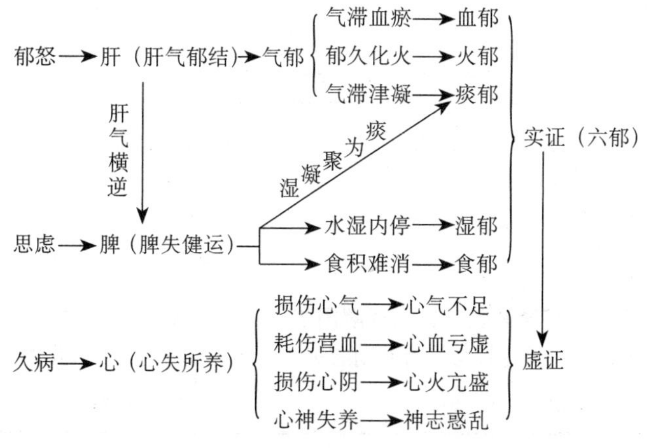

图6-1 病因病机示意图

（2）病因：七情所伤。

（3）病位：在肝，涉及心、脾、肾。

（4）病理因素：气、血、痰、火、食、湿。

(5)病理基础:气机郁滞不畅。本病的病理基础可归纳为“四失”:即肝失疏泄,脾失健运,心失所养，脏腑阴阳气血失调。

（6）病理性质：初起多实，日久转虚或虚实夹杂。

三、诊断与病证鉴别

（一）诊断依据

（1）以忧郁不畅，情绪不宁，胸胁胀满疼痛为主要临床表现，或有易怒易哭，或有咽中如有炙脔，吞之不下，咯之不出的特殊症状。

（2）患者大多数有忧愁、焦虑、悲哀、恐惧、愤懑等情志内伤的病史。并且郁证病情的反复常与情志因素密切相关。

（3）本病多发于青中年女性，无其他病证的症状及体征。

（二）病证鉴别

（1）梅核气与虚火喉痹的鉴别：见表6-1。

表6-1　梅核气与虚火喉痹的鉴别

类型	梅核气	虚火喉痹
流行病学	多见于青中年女性	以青中年男性发病为多见
病因	因情志抑郁而致病	多因感冒，长期烟酒，嗜食辛辣食物
症状	自觉咽中有物梗塞，咯之不出，咽之不下，无咽痛及吞咽困难	咽部除有异物感外，尚觉咽干、灼热、咽痒，常咯出藕粉样少量痰液
与情志关系	咽中梗塞感与情绪波动有关	咽部症状与情绪波动无关，但过度辛劳或感受外邪易于加剧
咽部检查	咽部无明显病理变化	咽部可见充血，发红，表面附有黏稠分泌物

（2）梅核气与噎膈的鉴别：见表6-2。

表6-2　梅核气与噎膈的鉴别

类型	梅核气	噎膈
共同点	均见咽中有哽噎不舒的症状	
易发人群	青中年女性居多	中老年男性居多
病机	无形之邪阻于咽部	有形之物阻于食管
症状	自觉咽部有异物感，但无吞咽困难，不妨碍饮食，其症状与情绪波动有关	梗塞的感觉主要在胸骨后的部位，吞咽困难的程度日渐加重
食管检查	无异常发现，预后较好	有异常发现，预后较差

（3）脏躁与癫证的鉴别：见表 6-3。

表 6-3　脏躁与癫证的鉴别

类型	脏躁	癫证
共同点	均与五志过极、七情内伤有关，临床表现有相似之处	
病机	心神惑乱	气火痰瘀蒙蔽心窍
易发人群	多发于青中年妇女	多发于青壮年，无男女差异
病势	间歇性发作	病程迁延
症状	精神恍惚，数欠伸，悲伤欲哭，哭笑无常	表情淡漠，沉默痴呆，语无伦次，喃喃自语，静而少动
发病特点	不发作时可如常人	心神失常的症状极少自行缓解

四、辨证论治

（一）辨证要点

1．辨明受病脏腑与六郁

气郁、血郁、火郁——关系于肝；食郁、湿郁、痰郁——关系于脾；虚证——关系于心。

2．辨别证候虚实

实证：病程较短，表现为精神抑郁，胸胁胀痛，咽中梗塞，时欲太息，脉弦或滑。

虚证：病已久延，症见精神不振，心神不宁，心慌，虚烦不寐，悲忧善哭，脉细或细数。

初起：以气、痰、火郁为主——属实。

日久：易伤正气，气血阴精亏虚——属虚。

（二）治疗原则

基本原则：理气开郁、调畅气机、怡情易性。

实证：理气解郁，配以活血、降火、祛痰、化湿、消食等法。

虚证：分别脏腑气血阴阳亏虚的不同而补之。

（三）证治分类

1．肝气郁结证（肝气郁滞，脾胃失和）

主症：精神抑郁，情绪不宁，胁肋胀痛，痛无定处。

兼症：胸部满闷，脘闷嗳气，不思饮食，大便不调。

舌脉：苔薄腻，脉弦。

治法：疏肝解郁，理气畅中。

方药：柴胡疏肝散加减。本方具有疏肝理气，活血止痛的功效。

常用药：柴胡、香附、枳壳、陈皮——疏肝解郁，理气畅中；郁金、青皮、苏梗、合欢皮——调气解郁；川芎——理气活血；芍药、甘草——柔肝缓急。

2．气郁化火证（肝郁化火，横逆犯胃）

主症：性情急躁易怒，胸胁胀满，口苦而干。

兼症：或头痛，目赤，耳鸣，或嘈杂吞酸、大便秘结。

舌脉：舌质红，苔黄，脉弦数。

治法：疏肝解郁，清肝泻火。

方药：丹栀逍遥散加减。本方具有疏肝解郁，清泻肝火的功效。

常用药：柴胡、薄荷、郁金、制香附——疏肝解郁；当归、白芍——养血柔肝；白术、茯苓——健脾祛湿；牡丹皮、栀子——清肝泻火。

3．痰气郁结证（气郁痰凝，阻滞胸咽）

主症：咽中如有物梗塞，吞之不下，咯之不出。

兼症：精神抑郁，胸部闷塞，胁肋胀满。

舌脉：苔白腻，脉弦滑。

治法：行气开郁，化痰散结。

方药：半夏厚朴汤加减。本方行气开郁，降逆化痰。

常用药：厚朴、紫苏——理气宽胸，开郁畅中；半夏、茯苓、生姜——化痰散结，和胃降逆。

4．心神失养证（营阴暗耗，心神失养）

主症：精神恍惚，心神不宁，多疑易惊，悲忧善哭，喜怒无常。

兼症：或时时欠伸，或手舞足蹈，骂詈喊叫。

舌脉：舌质淡，脉弦。

治法：甘润缓急，养心安神。

方药：甘麦大枣汤加减。本方养心安神，和中缓急。

常用药：甘草——甘润缓急；小麦——味甘微寒，补益心气；大枣——益脾养血；郁金、合欢花——解郁安神。

5．心脾两虚证（脾虚血亏，心失所养）

主症：多思善疑，头晕神疲，心悸胆怯。

兼症：失眠健忘，纳差，面色不华。

舌脉：舌质淡，苔薄白，脉细。

治法：健脾养心，补益气血。

方药：归脾汤加减。本方补气生血，健脾养心，是心脾两虚证的首选方剂。

常用药：党参、茯苓、白术、甘草、黄芪、当归、龙眼肉——益气健脾生血；酸枣仁、远志、茯苓——养心安神；木香、神曲——理气醒脾。

6．心肾阴虚证（阴精亏虚，阴不涵阳）

主症：情绪不宁，心悸，健忘，失眠，多梦，五心烦热。

兼症：盗汗，口咽干燥。

舌脉：舌红少津，脉细数。

治法：滋养心肾。

方药：天王补心丹合六味地黄丸加减。前方滋阴降火，养心安神，后方滋补肾阴。两方合用适宜于心肾阴虚之心悸，失眠，腰酸，遗泄。

常用药：地黄、淮山药、山茱萸、天冬、麦冬、玄参——滋养心肾；西洋参、茯苓、五味子、当归——益气养血；柏子仁、酸枣仁、远志、丹参——养心安神；牡丹皮——凉血清热。

[结语]

（1）郁证的病因是情志内伤，其病理变化与心、肝、脾有密切关系。

（2）初病多实，以六郁见证为主，其中以气郁为病变的基础，病久则由实转虚，引起心、脾、肝、肾气血阴精的亏损，而成为虚证类型。临床上虚实互见的类型亦较为多见。

（3）郁证的主要临床表现为心情抑郁，情绪不宁，胸胁胀满疼痛，或咽中如有异物梗塞，或时作悲伤哭泣，辨证可分为实证和虚证两类。实证类型以气机郁滞为基本病变，治疗以疏肝理气解郁为主。气郁化火者，配合清肝泻火；气郁夹痰，痰气交阻者，配合化痰散结；气病及血，气郁血瘀者，配合活血化瘀；兼有湿滞者，配合健脾燥湿或芳香化湿；夹食积者，配合消食和胃。虚证宜补，针对病情分别采用养心安神、补益心脾、滋养肝肾等法。虚实互见者，则当虚实兼顾。

（4）郁证的各种证候之间有一定的内在联系，认识证候间的关系，对指导临床具有实际意义。

（5）郁证的预后一般良好。结合精神治疗及解除致病原因，对促进痊愈具有重要作用。

第二节　血　　证

一、概述

（一）含义

凡血液不循常道，或上溢于口鼻诸窍，或下泄于前后二阴，或渗出于肌肤，所形成的一类出血性疾患，统称为血证。

（二）讨论范围

血证的范围相当广泛，凡以出血为主要临床表现的内科病症，均属本证的范围。本节讨论内科常见的鼻衄、齿衄、咯血、吐血、便血、尿血、紫斑等血证。

西医学中多种急慢性疾病所引起的出血，包括多系统疾病有出血症状者，以及造血系统病变所引起的出血性疾病，均可参考本节辨证论治。

二、病因病机

（1）示意图：见图 6-2。

（2）病位：同一血证，可以由不同的脏腑病变而引起。

鼻衄——肺、胃、肝。

吐血——胃、肝。

齿衄——胃、肾。

尿血——膀胱、肾、脾。

(3) 基本病机：

1）火热熏灼，迫血妄行；火热有实火、虚火之分。

2）气虚不摄，血溢脉外；气虚有仅见气虚和气损及阳，阳气亦虚之别。

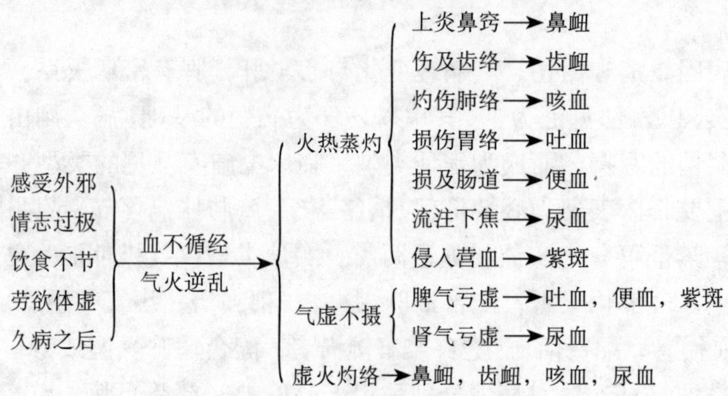

图 6-2　病因病机示意图

(4) 病理性质：有虚实之分，虚实可相互转化。

(5) 预后：主要与三个因素有关。

1）与引起血证的原因有关：一般而论，外感易治，内伤难愈，新病易治，久病难疗。

2）与出血量的多少有关：出血量少者病轻，量多者病重，甚则形成气随血脱的危象。

3）与兼见症状有关：出血而伴有发热、咳喘、脉数等症者，病情较重。

三、诊断与病证鉴别

（一）诊断依据

1．鼻衄

凡血自鼻道外溢而非因外伤、倒经所致者，均可诊断为鼻衄。

2．齿衄

血自牙龈或齿缝外溢，且排除外伤所致者，均可诊断为齿衄。

3．咯血

血由肺、气道而来，经咳嗽而出，或觉喉痒胸闷，一咯即出，血色鲜红，或夹泡沫，或痰血相兼、痰中带血。多有慢性咳嗽、痰喘、肺痨等病史。

4．吐血

发病急骤，吐血前多有恶心、胃脘不适、头晕等症。血随呕吐而出，常伴有食物残渣等胃内容物，血色多为咖啡色或紫暗色，也可为鲜红色，大便色黑如漆，或呈暗红色。本病有胃痛、胁痛、黄疸、癥积等病史。

5．便血

大便色鲜红、暗红或紫暗，甚至黑如柏油样，次数增多。有胃肠或肝病病史。

6．尿血

小便中混有血液或夹有血丝，排尿时无疼痛。

7．紫斑

肌肤出现青紫斑点，小如针尖，大者融合成片，压之不褪色。紫斑好发于四肢，尤以下肢为甚，常反复发作。重者可伴有鼻衄、齿衄、尿血、便血及崩漏。小儿及成人皆可患此病，但以女性为多见。

（二）病证鉴别

1．鼻衄

（1）与外伤鼻衄的鉴别：外伤鼻衄多因碰伤、挖鼻等引起血管破裂所致，出血多在损伤的一侧，且经局部止血治疗后不再出血，没有全身症状，与内科所论鼻衄有别。

（2）与经行衄血的鉴别：经行衄血又名倒经、逆经，其发生与月经周期有密切关系，多于经行前期或经期出现，与内科所论鼻衄机理不同。

2．齿衄与舌衄的鉴别

齿衄：为血自齿缝、牙龈溢出。

舌衄：血出自舌面，舌面上常有如针眼样出血点。

3．咯血

（1）与吐血的鉴别：见表 6-4。

表 6-4　与吐血的鉴别

类型	咯血	吐血
共同点	血液均经口出	
病位	肺与气道	胃与食管
来源	血由肺来，经气道随咳嗽而出	血自胃而来，经呕吐而出
血色	多为鲜红，常混有痰液	紫暗，常夹有食物残渣
出血前后症状	咯血之前多有咳嗽、胸闷、喉痒等症状，大量咯血后，可见痰中带血数天	吐血之前多有胃脘不适或胃痛、恶心等症状，吐血之后无痰中带血
大便颜色	除非吞下大量血液，大便一般不呈黑色	大便多呈黑色

（2）与口腔出血的鉴别：鼻咽部、牙龈及口腔其他部位出血的患者，常为纯血或随唾液而出，血量少，并有口腔、鼻咽部病变的相应症状可寻，可与咯血相区别。

4．吐血

吐血与鼻腔、口腔及咽喉出血：吐血经呕吐而出，血色紫暗，常夹有食物残渣，常有胃病史。鼻腔、口腔及咽喉出血，血色鲜红，不夹食物残渣，在五官科做有关检查即可明确具体部位。

5．便血

（1）与痢疾、痔疮的鉴别：见表 6-5。

表 6-5　与痢疾、痔疮的鉴别

类型	便血	痢疾	痔疮
便血特点	大便色鲜红、黯红或紫黯，甚至黑如柏油样	脓血相兼，且有腹痛，肛门灼热等症	便时或便后出血，肛门有异物感或疼痛，肛检时可发现内痔或外痔
里急后重	无	有	无
全身症状	有胃肠或肝病病史及症状	初起有发热、恶寒等症	一般无明显全身症状

（2）远血与近血的鉴别：见表 6-6。

表 6-6　远血与近血的鉴别

类型	远血	近血
病位	胃、小肠（上消化道）	乙状结肠、直肠、肛门（下消化道）
出血特点	先便后血，血与粪便相混，血色如黑漆色或黯紫色	先血后便，血便分开，或便外裹血，色多鲜红或黯红

（3）肠风与脏毒的鉴别：见表 6-7。

表 6-7　肠风与脏毒的鉴别

类型	肠风	脏毒
共同点	均有便血	
病因	风热为患	湿热（毒）所致
出血特点	血色鲜泽清稀，其下如溅	血色黯浊黏稠，点滴不畅

6．尿血

（1）与血淋的鉴别：见表 6-8。

表 6-8　与血淋的鉴别

类型	尿血	血淋
共同点	血由尿道而出	
症状特点	排尿时不痛	排尿时滴沥刺痛

（2）与石淋的鉴别：见表 6-9。

表 6-9　与石淋的鉴别

类型	尿血	石淋
共同点	血随尿出	
症状特点	尿色发红，或夹有血丝、血块	尿中时有砂石夹杂，小便涩滞不畅，时有小便中断，或伴腰腹绞痛等症，若砂石从小便排出则痛止

（3）尿血病位的鉴别

1）尿道出血：排尿一开始有血，后来清晰无血。

2）肾脏出血：小便始终混有血液。

3）膀胱出血：排尿至最后有血。

7．紫斑

（1）与出疹的鉴别：见表 6-10。

表 6-10　与出疹的鉴别

类型	紫斑	出疹
症状特点	隐于皮内，呈点状或片状	高出皮肤，如粟粒
触摸感觉	压之不褪色，触之不碍手	压之褪色，摸之碍手

（2）与温病发斑的鉴别：见表 6-11。

表 6-11　与温病发斑的鉴别

类型	紫斑	温病发斑
病因	内伤杂病	外感热病
病势	相对缓和，常有反复发作史，也有突然发生者	发病急骤，病情险恶多变
症状	可见发热、口渴等热毒亢盛的表现，但神志清楚，舌质一般不红绛	高热烦躁、头痛如劈、昏狂谵语、四肢抽搐、鼻衄、齿衄、便血、尿血、舌质红绛
传变	无	迅速

（3）与丹毒的鉴别：丹毒属外科皮肤病，以皮肤色红如红丹得名，轻者压之褪色，重者压之不褪色，但其局部皮肤灼热肿痛，与紫斑有别。

8．血证主要证型

血证主要有以下几个证型，见表 6-12。

表 6-12　血证的主要证型

证型	病因	病势	兼症	舌脉
热盛迫血证	多发生在血证的初期	起病较急	发热，烦躁，口渴欲饮，便秘，尿黄	舌质红，苔黄，少津，脉弦数或滑数
阴虚火旺证	多由热盛迫血证迁延转化而成	起病较缓	反复出血，伴有口干咽燥，颧红，潮热盗汗，头晕耳鸣，腰膝酸软	舌质红，苔少，脉细数
气虚不摄证	多见于病程较长，久病不愈的出血患者	起病较缓	反复出血，伴有神情倦怠，心悸，气短懒言，头晕目眩，食欲不振，面色苍白或萎黄	舌质淡，脉弱

四、辨证论治

（一）辨证要点

1．*辨病证的不同*

口中吐出的血液，有吐血、咯血之分；小便出血，有尿血、血淋之别；大便下血，有便血、痔疮之异。

2．*辨脏腑病变之异*

鼻衄：有在肺、胃、肝的不同；

吐血：有在胃、肝的区别；

齿衄：有在胃、肾之分；

尿血：有在膀胱、肾或脾的不同。

3．*辨证候之虚实*

实证：初病，由火热迫血所致；虚证：久病，由阴虚火旺，气虚不摄，阳气虚衰所致。

（二）治疗原则

本病的治疗原则为治火、治气、治血。

(1) 治火：实火——清热泻火；虚火——滋阴降火。

(2) 治气：实证——清气降气；虚证——补气益气。

(3) 治血：适当选用凉血止血、收敛止血或祛瘀止血的方药。

（三）分证论治

1．*鼻衄*

(1) 热邪犯肺证（燥热伤肺，血溢清窍）

主症：鼻燥衄血，口干咽燥。

兼症：身热，恶风，头痛，咳嗽，痰少。

舌脉：舌质红，苔薄，脉数。

治法：清泄肺热，凉血止血。

方药：桑菊饮加减。本方疏散风热，宣肺止咳。

常用药：桑叶、菊花、薄荷、连翘——辛凉轻透，宣散风热；桔梗、杏仁、甘草——宣降肺气，利咽止咳；芦根——清热生津；牡丹皮、白茅根、墨旱莲、侧柏叶——凉血止血。

(2) 胃热炽盛证（胃火上炎，迫血妄行）

主症：鼻衄，或兼齿衄，血色鲜红，口干臭秽。

兼症：口渴欲饮，鼻干，烦躁，便秘。

舌脉：舌红，苔黄，脉数。

治法：清胃泻火，凉血止血。

方药：玉女煎加减。本方滋阴清胃泻火。

常用药：石膏、知母——清胃泻火；地黄、麦冬——养阴清热；牛膝——引血下行；大蓟、小蓟、白茅根、藕节——凉血止血。

(3) 肝火上炎证（火热上炎，迫血上溢）

主症：鼻衄，烦躁易怒，两目红赤，口苦。

兼症：头痛，目眩，耳鸣。

舌脉：舌红，脉弦数。

治法：清肝泻火，凉血止血。

方药：龙胆泻肝汤加减。本方清泻肝胆火热。

常用药：龙胆草、柴胡、栀子、黄芩——清肝泻火；木通、泽泻、车前子——清利湿热；生地黄、当归、甘草——滋阴养血；白茅根、蒲黄、大蓟、小蓟、藕节——凉血止血。

(4) 气血亏虚证（气虚不摄，血溢清窍）

主症：鼻衄，或兼齿衄、肌衄，神疲乏力，面色㿠白。

兼症：头晕，耳鸣，心悸，夜寐不宁。

舌脉：舌质淡，脉细无力。

治法：补气摄血。

方药：归脾汤加减。本方补气生血，健脾养心。

常用药：党参、茯苓、白术、甘草——补气健脾；当归、黄芪——益气生血；酸枣仁、远志、龙眼肉——补心益脾，安神定志；木香——理气醒脾；阿胶、仙鹤草、茜草——养血止血。

2．*齿衄*

(1) 胃火炽盛证（胃火内炽，循经上犯）

主症：齿衄，血色鲜红，齿龈红肿疼痛。

兼症：头痛，口臭。

舌脉：舌红，苔黄，脉洪数。

治法：清胃泻火，凉血止血。

方药：加味清胃散合泻心汤加减。前方清胃凉血，后方泻火解毒。两方合用有较强的清胃泻火、凉血止血的作用。

常用药：生地黄、牡丹皮、水牛角——清热凉血；大黄、黄连、黄芩、连翘——清热泻火；当归、甘草——养血和中；白茅根、大蓟、小蓟、藕节——凉血止血。

(2) 阴虚火旺证（肾阴不足，虚火上炎）

主症：齿衄，血色淡红，齿摇不坚。

兼症：常因受热及烦劳而诱发，起病较缓。

舌脉：舌质红，苔少，脉细数。

治法：滋阴降火，凉血止血。

方药：六味地黄丸合茜根散加减。前方滋阴补肾，后方养阴清热、凉血止血。两方合用于阴虚火旺的血证。

常用药：熟地黄、山药、山茱萸、茯苓、牡丹皮、泽泻——养阴补肾，滋阴降火；茜草根、黄芩、侧柏叶——凉血止血；阿胶——养血止血。

3．咯血

(1) 燥热伤肺证（燥热伤肺，肺络受损）

主症：喉痒咳嗽，痰中带血。

兼症：口干鼻燥，或有身热。

舌脉：舌质红，少津，苔薄黄，脉数。

治法：清热润肺，宁络止血。

方药：桑杏汤加减。本方清宣肺热，肃肺止咳。

常用药：桑叶、栀子、淡豆豉——清宣肺热；沙参、梨皮——养阴清热；贝母、杏仁——肃肺止咳；白茅根、茜草、藕节、侧柏叶——凉血止血。

(2) 肝火犯肺证（木火刑金，肺络受损）

主症：咳嗽阵作，痰中带血或纯血鲜红。

兼症：胸胁胀痛，烦躁易怒，口苦。

舌脉：舌质红，苔薄黄，脉弦数。

治法：清肝泻火，凉血止血。

方药：泻白散合黛蛤散加减。前方清泻肺热，后方泻肝化痰。两方合用并加止血药适用于肝火犯肺的咯血。

常用药：青黛、黄芩——清肝凉血；桑白皮、地骨皮——清泻肺热；海蛤壳、甘草——清肺化痰；墨旱莲、白茅根、大蓟、小蓟——凉血止血。

(3) 阴虚肺热证（虚火灼肺，肺络受损）

主症：咳嗽痰少，痰中带血，或反复咯血，血色鲜红。

兼症：口干咽燥，颧红，潮热盗汗。

舌脉：舌质红，脉细数。

治法：滋阴润肺，宁络止血。

方药：百合固金汤加减。本方养阴润肺止咳。

常用药：百合、麦冬、玄参、生地黄、熟地黄——滋阴清热，养阴生津；当归、白芍——柔润养血；贝母、甘草——肃肺化痰止咳；白及、藕节、白茅根、茜草——止血。

4．吐血

(1) 胃热壅盛证（胃热内郁，热伤胃络）

主症：吐血色红或紫黯，常夹有食物残渣，口臭，大便色黑。

兼症：脘腹胀闷，嘈杂不适，甚则作痛，便秘。

舌脉：舌质红，苔黄腻，脉滑数。

治法：清胃泻火，化瘀止血。

方药：泻心汤合十灰散加减。前方清胃泻火，后方清热凉血、收敛止血，为治疗血证的常用方剂。两方合用适用于胃热壅盛的吐血。

常用药：黄芩、黄连、大黄——苦寒泻火；牡丹皮、栀子——清热凉血；大蓟、小蓟、侧柏叶、茜草根、白茅根——清热凉血止血；棕榈皮——收敛止血。

(2) 肝火犯胃证（肝火横逆，胃络损伤）

主症：吐血色红或紫黯，口苦胁痛。

兼症：心烦易怒，寐少梦多。

舌脉：舌质红绛，脉弦数。

治法：泻肝清胃，凉血止血。

方药：龙胆泻肝汤加减。本方清肝泻热、清利湿热，适用于肝火犯胃的吐血。

常用药：龙胆草、柴胡、黄芩、栀子——清肝泻火；泽泻、木通、车前子——清热利湿；生地黄、当归——滋阴养血；白茅根、藕节、墨旱莲、茜草——凉血止血。

(3) 气虚血溢证（中气亏虚，统血无权）

主症：吐血缠绵不止，时轻时重，血色暗淡。

兼症：神疲乏力，心悸气短，面色苍白。

舌脉：舌质淡，脉细弱。

治法：健脾益气摄血。

方药：归脾汤加减。本方补气生血，健脾养心。

常用药：党参、茯苓、白术、甘草——补气健脾；当归、黄芪——益气生血；酸枣仁、远志、龙眼肉——补心益脾，安神定志；木香——理气醒脾；阿胶、仙鹤草——养血止血；炮姜炭、白及、乌贼骨——温经固涩止血。

5. 便血

(1) 肠道湿热证（湿热蕴结，肠络受损）

主症：便血色红黏稠。

兼症：大便不畅或稀溏，或有腹痛，口苦。

舌脉：舌质红，苔黄腻，脉濡数。

治法：清化湿热，凉血止血。

方药：地榆散合槐角丸加减。两方均能清热化湿，凉血止血，但两方比较，地榆散清化湿热之力较强，而槐角丸则兼能理气活血。

常用药：地榆、茜草、槐角——凉血止血；栀子、黄芩、黄连——清热燥湿，泻火解毒；茯苓——淡渗利湿；防风、枳壳、当归——疏风理气活血。

(2) 气虚不摄证（气不摄血，血溢胃肠）

主症：便血色红或紫黯，心悸，少寐。

兼症：体倦，食少，面色萎黄。

舌脉：舌质淡，脉细。

治法：益气摄血。

方药：归脾汤加减。本方补气生血，健脾养心。

常用药：党参、茯苓、白术、甘草——补气健脾；当归、黄芪——益气生血；酸枣仁、远志、龙眼肉——补心益脾，安神定志；木香——理气醒脾；阿胶、槐花、地榆、仙鹤草——养血止血。

(3) 脾胃虚寒证（中焦虚寒，统血无力）

主症：便血紫黯，甚则黑色，喜热饮，便溏。

兼症：腹部隐痛，面色不华，神倦懒言。

舌脉：舌质淡，脉细。

治法：健脾温中，养血止血。

方药：黄土汤加减。本方温阳健脾、养血止血，适用于脾阳不足的便血，吐血者。

常用药：灶心土、炮姜——温中止血；白术、附子、甘草——温中健脾；干地黄、阿胶——养血止血；黄芩——苦寒坚阴，起反佐作用；白及、乌贼骨——收敛止血；三七、花蕊石——活血止血。

6．*尿血*

(1) 下焦湿热证（热伤阴络，血渗膀胱）

主症：小便黄赤灼热，尿血鲜红。

兼症：心烦口渴，面赤口疮，夜寐不安。

舌脉：舌质红，脉数。

治法：清热利湿，凉血止血。

方药：小蓟饮子加减。本方清热利水，凉血止血。

常用药：小蓟、生地黄、藕节、蒲黄——凉血止血；栀子、木通、竹叶——清热泻火；滑石、甘草——利水清热，导热下行；当归——养血活血。

(2) 肾虚火旺证（虚火内炽，灼伤脉络）

主症：小便短赤带血，颧红潮热，腰膝酸软。

兼症：头晕耳鸣，神疲。

舌脉：舌质红，脉细数。

治法：滋阴降火，凉血止血。

方药：知柏地黄丸加减。本方滋阴降火。

常用药：地黄、淮山药、山茱萸、茯苓、泽泻、牡丹皮——滋补肾阴，“壮水之主，以制阳光”；知母、黄柏——滋阴降火；墨旱莲、大蓟、小蓟、藕节、蒲黄——凉血止血。

(3) 脾不统血证（统血无力，血渗膀胱）

主症：久病尿血，气短声低，面色不华。

兼症：食少，体倦乏力，甚或兼见齿衄、肌衄。

舌脉：舌质淡，脉细弱。

治法：补脾摄血。

方药：归脾汤加减。本方补气生血，健脾养心。

常用药：党参、茯苓、白术、甘草——补气健脾；当归、黄芪——益气生血；酸枣仁、远志、龙眼肉——补心益脾，安神定志；木香——理气醒脾；熟地黄、阿胶、仙鹤草、槐花等——养血止血。

(4) 肾气不固证（肾虚不固，血失藏摄）

主症：久病尿血，血色淡红，腰脊酸痛。

兼症：头晕耳鸣，精神困惫。

舌脉：舌质淡，脉沉弱。

治法：补益肾气，固摄止血。

方药：无比山药丸加减。本方补肾固摄。

常用药：熟地黄、山药、山茱萸、牛膝——补肾益精；肉苁蓉、菟丝子、杜仲、巴戟天——温肾助阳；茯苓、泽泻——健脾利水；五味子、赤石脂——益气固涩；仙鹤草、蒲黄、槐花、紫珠草——止血。

7. 紫斑

(1) 血热妄行证（邪热迫血，血溢肌腠）

主症：皮肤出现青紫斑点或斑块，或伴有鼻衄、齿衄、便血、尿血。

兼症：或有发热，口渴，便秘。

舌脉：舌质红，苔黄，脉弦数。

治法：清热解毒，凉血止血。

方药：十灰散加减。本方清热凉血止血，并兼有化瘀止血的作用，适用于血热妄行之紫斑、咯血、衄血、面赤、身热、舌绛等。

常用药：大蓟、小蓟、侧柏叶、茜草根、白茅根——清热凉血止血；棕榈皮——收敛止血；牡丹皮、栀子——清热凉血；大黄——通腑泻热。

(2) 阴虚火旺证（虚火内炽，灼伤脉络）

主症：皮肤出现青紫斑点或斑块，时发时止，颧红，心烦，手足心热，或有潮热，盗汗。

兼症：口渴，常伴鼻衄、齿衄或月经过多。

舌脉：舌质红，苔少，脉细数。

治法：滋阴降火，宁络止血。

方药：茜根散加减。本方养阴清热，凉血止血。

常用药：茜草根、黄芩、侧柏叶——清热凉血止血；生地黄、阿胶——滋阴养血止血；甘草——和中解毒。

(3) 气不摄血证（中气亏虚，血溢肌腠）

主症：反复发生肌衄，久病不愈。

兼症：神疲乏力，头晕目眩，面色苍白或萎黄，食欲不振。

舌脉：舌质淡，脉细弱。

治法：补气摄血。

方药：归脾汤加减。本方补气生血，健脾养心。

常用药：党参、茯苓、白术、甘草——补气健脾；当归、黄芪——益气生血；酸枣仁、远志、龙眼肉——补心益脾，安神定志；木香——理气醒脾；仙鹤草、棕榈炭、地榆、蒲黄、茜草根、紫草——止血消斑。

[结语]

(1) 血证以血液不循常道，溢于体外为共同特点。随出血部位的不同，常见的血证有鼻衄、齿衄、咳血、吐血、便血、尿血、紫斑等多种。

(2) 外感、内伤的多种病因均会导致血证。

(3) 基本病机可以归纳为火热熏灼及气虚不摄两大类。在火热之中有实火、虚火之分；在气虚之中有气虚和气损及阳之别。

(4) 治疗血证主要应掌握治火、治气、治血三个基本原则。实火当清热泻火，虚火当滋阴降火；实证当清气降气，虚证当补气益气；各种血证均应酌情选用凉血止血、收敛止血或活血止血的药物。

(5) 严密观察病情，做好调摄护理，对促进血证的治愈有重要意义。

(6) 明代缪希雍《先醒斋医学广笔记·吐血》强调了行血、补肝、降气在治疗吐血中的重要作用，提出了治吐血时要谨记：①宜行血不宜止血；②宜补肝不宜伐肝；③宜降气不宜降火。清代唐容川在《血证论》中提出止血、消瘀、宁血、补虚的治血四法，是通治血证之大纲，值得临床借鉴参考。

第三节 痰 饮

一、概述

(一) 含义

痰饮是指体内水液输布、运化失常，停积于某些部位的一类病证。

(二) 病名释义

痰：古通“淡”，是指水一类的可以“淡荡流动”的物质。

饮：指水液，作为致病因素，则是指病理性质的液体。古代所称的“淡饮”、“流饮”，实均指痰饮而言。

广义的痰饮包括痰饮、悬饮、溢饮、支饮四类，是诸饮的总称。

狭义的痰饮，则是指饮停胃肠之证。

(三) 讨论范围

四饮的临床表现多端，与西医学中的慢性支气管炎、支气管哮喘、渗出性胸膜炎、慢性胃炎、心力衰竭、肾炎水肿等均有较密切联系。本节讨论以《金匮要略》痰饮病内容为主。

二、病因病机

（1）示意图：见图 6-3。

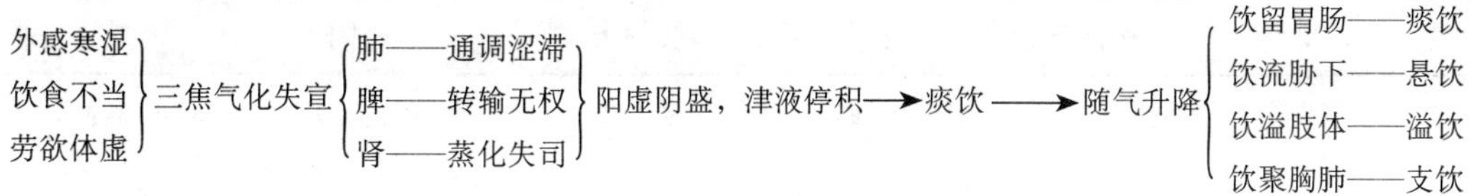

图 6-3　病因病机示意图

（2）病位：在三焦，与肺、脾、肾关系密切，重点在脾。
（3）基本病机：三焦气化失宣。
（4）病理基础：中阳素虚，脏气不足。
（5）病理性质：阳虚阴盛，输化失调，因虚致实，水液停积为患。

三、诊断与病证鉴别

（一）诊断依据

四饮的诊断依据见表 6-13。

表 6-13　四饮的诊断依据

病名	病变部位	临床特征
痰饮	饮留胃肠	由于水液的流动，胃肠沥沥有声是其主症，伴心下满闷，呕吐清水痰涎，形体昔肥今瘦
悬饮	饮流胁下	胸胁饱满，咳唾引痛，喘促不能平卧，或有肺痨病史
溢饮	饮溢肢体	身体疼痛而沉重，甚则肢体浮肿，当汗出而不汗出，或伴咳喘
支饮	饮聚胸肺	咳逆倚息，短气不得平卧，其形如肿

（二）病证鉴别

（1）饮、痰、水、湿的鉴别：见表 6-14。

表 6-14　饮、痰、水、湿的鉴别

病名	相同点	形质	病症	病理属性
饮	同出一源，俱为津液不归正化，停积而成	清稀	多停于体内空腔或体位低下处	阴邪，多因寒积聚而成
痰		稠浊	有形者质厚，无形者无处不到	阴邪，多因热煎熬而成
水		清液	泛滥体表、四末	阴邪，有阳水阴水之分
湿		黏滞	易聚于身半以下，发病缓慢，缠绵难解	阴邪，随五气从化，多与它邪相兼为病

(2) 悬饮与胸痹的鉴别：见表6-15。

表6-15 悬饮与胸痹的鉴别

病名	共同点	疼痛部位	疼痛性质	缓解方式	诱因	兼症
悬饮	均有胸痛	胸胁	胀痛	持续不解	咳唾、转侧、呼吸时加重	肋间饱满，有咳嗽、咳痰等肺系证候
胸痹		胸膺部或心前区，可引及左侧肩背或左臂内侧	闷痛，有压榨感	历时较短，休息或用药后得以缓解	常于劳累、饱餐、受寒、情绪激动时发作	有心悸、气短等心系证候

(3) 溢饮与风水证的鉴别：见表6-16。

表6-16 溢饮与风水证的鉴别

病名		共同点	不共同点
溢饮		均可见肢体浮肿	恶寒无汗，身体疼重，小便自利，肿以四肢明显，甚或偏于一侧肢体
风水证	表实者		水肿而无汗，身体疼重，与溢饮基本相同
	表虚者		汗出恶风，小便不利，浮肿以眼睑开始，迅速蔓延于四肢全身，与溢饮有异

(4) 支饮、伏饮与肺胀、喘病、哮病的鉴别：见表6-17。

表6-17 支饮、伏饮与肺胀、喘病、哮病的鉴别

病名	共同点	不共同点	联系
支饮	均有咳逆上气，喘满，咳痰等表现	是痰饮的一个类型，因饮邪支撑胸肺而致	
伏饮		是指伏而时发的饮证	
肺胀		是肺系多种慢性疾患日久积渐而成	急性发病阶段，可以表现支饮证候
喘病		是多种急慢性疾病的重要主症	喘证的肺寒、痰饮两证，又常具支饮特点
哮病		是反复发作的一个独立疾病	哮病属于伏饮范围

四、辨证论治

(一) 辨证要点

1. *辨标本的主次*

掌握阳虚阴盛，本虚标实的特点。本虚：阳气不足。标实：水饮留聚。

2. *辨病邪的兼夹*

寒证居多，但亦有郁久化热者；初起若有寒热见证，为夹表邪；饮积不化，气机升降

受阻，常兼气滞。

（二）治疗原则

（1）基本原则：温化。

（2）根据表里虚实的不同，采取相应的处理。

水饮壅盛——祛饮治标；阳微气虚——温阳治本；在表——温散发汗；在里——温化利水；正虚——补之；邪实——攻之；邪实正虚——消补兼施；饮热相杂——温清并用。

（三）证治分类

1．痰饮

（1）脾阳虚弱证（脾阳虚弱，饮停于胃）

主症：胸胁支满，心下痞闷，胃中有振水音，脘腹喜温畏冷，泛吐清水痰涎，饮入易吐，口渴不欲饮水。

兼症：头晕目眩，心悸气短，食少，大便或溏，形体逐渐消瘦。

舌脉：舌苔白滑，脉弦细而滑。

治法：温脾化饮。

方药：苓桂术甘汤合小半夏加茯苓汤加减。前方温脾阳，利水饮；后方和胃降逆。

常用药：桂枝、甘草——辛甘化阳，通阳化气；白术、茯苓——健脾渗湿；半夏、生姜——和胃降逆。

（2）饮留胃肠证（水饮壅结，留于胃肠）

主症：心下坚满或痛，自利，利后反快，虽利，心下续坚满，或水走肠间，沥沥有声。

兼症：腹满、便秘、口舌干燥。

舌脉：舌苔腻、色白或黄，脉沉弦或伏。

治法：攻下逐饮。

方药：甘遂半夏汤或己椒苈黄丸加减。前方攻守兼施，因势利导，用于水饮在胃；后方苦辛宣泄，前后分消，用于水饮在肠、饮郁化热之证。

常用药：甘遂、半夏——逐饮降逆；白芍、蜂蜜——酸甘缓中，以防伤正；甘遂、甘草——相反相激，祛逐留饮；大黄、葶苈子——攻坚决壅，泻下逐水；防己、椒目——辛宣苦泄，导水利尿。

2．悬饮

（1）邪犯胸肺证（邪犯胸肺，枢机不利）

主症：寒热往来，身热起伏，汗少，或发热不恶寒，有汗而热不解，胸胁刺痛，呼吸、转侧疼痛加重，心下痞硬。

兼症：咳嗽，痰少，气急，干呕，口苦，咽干。

舌脉：舌苔薄白或黄，脉弦数。

治法：和解宣利。

方药：柴枳半夏汤加减。本方功能和解清热、宣肺利气、涤饮开结、用于悬饮初期。

常用药：柴胡、黄芩——清解少阳；瓜蒌、半夏、枳壳——宽胸化痰开结；青皮、赤芍——理气和络止痛；桔梗、杏仁——宣肺止咳。

(2) 饮停胸胁证（饮停胸胁，脉络受阻）

主症：胸胁疼痛，咳唾引痛，痛势较前减轻，而呼吸困难加重，病侧肋间胀满，甚则可见病侧胸廓隆起。

兼症：咳逆气喘，息促不能平卧，或仅能偏卧于停饮的一侧。

舌脉：舌苔白，脉沉弦或弦滑。

治法：泻肺祛饮。

方药：椒目瓜蒌汤合十枣汤或控涎丹加减。三方均为攻逐水饮之剂。椒目瓜蒌汤主泻肺降气化痰；十枣汤和控涎丹攻逐水饮，用于形体壮实，积饮量多者。

常用药：葶苈子、桑白皮——泻肺逐饮；紫苏子、瓜蒌皮、杏仁、枳壳——降气化痰；川椒目、茯苓、猪苓、泽泻、冬瓜皮、车前子——利水导饮；甘遂、大戟、芫花——攻逐水饮。

(3) 络气不和证（饮邪久郁，络脉痹阻）

主症：胸胁疼痛，如灼如刺，胸闷不舒，呼吸不畅。

兼症：或有闷咳，甚则迁延，经久不已，阴雨更甚，可见病侧胸廓变形。

舌脉：舌苔薄，质黯，脉弦。

治法：理气和络。

方药：香附旋覆花汤加减。本方理气化饮和络。

常用药：旋覆花、紫苏子——降气化痰；柴胡、香附、枳壳——疏肝理气解郁；郁金、延胡索——利气通络；当归、赤芍、沉香——行瘀通络。

(4) 阴虚内热证（饮阻气郁，化热伤阴）

主症：咳呛时作，咯吐少量黏痰，口干咽燥，手足心热。

兼症：或午后潮热，颧红，心烦，盗汗，或伴胸胁闷痛，病久不复，形体消瘦。

舌脉：舌质偏红，少苔，脉小数。

治法：滋阴清热。

方药：沙参麦冬汤合泻白散加减。前方清肺润燥，养阴生津；后方清肺降火。

常用药：沙参、麦冬、玉竹、白芍、天花粉——养阴生津；桑白皮、桑叶、地骨皮、甘草——清肺降火止咳。

3. 溢饮

表寒里饮证（寒水内留，泛溢肢体）

主症：身体沉重而疼痛，甚则肢体浮肿，恶寒，无汗。

兼症：或有咳喘，痰多白沫，胸闷，干呕，口不渴。

舌脉：苔白，脉弦紧。

治法：发表化饮。

方药：小青龙汤加减。本方发表散寒，温肺化饮。

常用药：麻黄、桂枝——解表散寒；半夏、干姜、细辛——温化寒饮；五味子——温敛肺气；白芍、炙甘草——甘缓和中，缓和麻、桂辛散太过。

4. 支饮

(1) 寒饮伏肺证（寒饮伏肺，肺失宣降）

主症：咳逆喘满不得卧，痰吐白沫量多，经久不愈。

兼症：天冷受寒加重，甚至引起面浮跗肿。或平素伏而不作，遇寒即发，发则寒热，背痛，腰痛，目泣自出，身体振振瞤动。

舌脉：舌苔白滑或白腻，脉弦紧。

治法：宣肺化饮。

方药：小青龙汤加减。本方有温里发表之功，用于支饮遇寒触发、表寒里饮之证。

常用药：麻黄、桂枝、干姜、细辛——温肺散寒化饮；半夏、厚朴、紫苏子、杏仁、甘草——化痰利气；五味子——温敛肺气。

（2）脾肾阳虚证（脾肾阳虚，饮凌心肺）

主症：喘促动则为甚，心悸，气短，或咳而气怯，痰多，胸闷，怯寒肢冷。

兼症：食少，神疲，少腹拘急不仁，脐下动悸，小便不利，足跗浮肿，或吐涎沫而头目昏眩。

舌脉：舌体胖大，质淡，苔白润或腻，脉沉细而滑。

治法：温脾补肾，以化水饮。

方药：金匮肾气丸合苓桂术甘汤加减。两方均能温阳化饮，但前方补肾，后方温脾，主治各异。两方合用，温补脾肾，以化水饮。

常用药：桂枝、附子——温阳化饮；黄芪、淮山药、白术、炙甘草——补气健脾；紫苏子、干姜、款冬花——化饮降逆；钟乳石、沉香、补骨脂、山茱萸——补肾纳气。

[结语]

（1）痰饮是体内水液不得输化，停聚在某些部位而形成的一类病证。

（2）痰饮有广义、狭义之分。广义的痰饮为诸饮之总称，分为痰饮、悬饮、溢饮、支饮四种，狭义者仅为四饮中的痰饮。

（3）痰饮的病机主要为中阳素虚，复加外感寒湿，或为饮食、劳欲所伤，致使三焦气化失常，肺、脾、肾通调、转输、蒸化无权，阳虚阴盛，津液停聚而成。

（4）辨证应先从部位分别四饮，痰饮病在胃，悬饮病在胁下，溢饮外溢肌表，支饮病在胸肺等。其次抓住体虚邪实的特点，分清标本虚实的主次。

（5）治疗应以温化为原则。因痰饮总属阳虚阴盛，本虚标实，故有治标、治本、善后调理等区别。其中发汗、利水、攻逐为治标之法，只可权宜用之；健脾、温肾为治本之法，亦用作善后调理。

第四节　消　渴

一、概述

（一）含义

消渴是以多尿、多饮、多食、乏力、消瘦，或尿有甜味为主要临床表现的一种疾病。

上消：口渴多饮谓之。中消：消谷善饥谓之。下消：渴而便数有膏谓之。三者多互相参见，实为同一病证的三种证型，常合并讨论，统称“三消”。

（二）病名释义

消瘅：即消渴。“瘅”指内热，又名“热瘅”。

肺消：阳虚肺寒所致的多饮多溲病证。

膈消：又名“上消”，因心移热于肺，两脏俱热，熏蒸膈间，久则引饮为消渴之疾。以烦渴多饮，口干舌燥，尿频量多为特征。

消中：以消谷善饥为特征，属消渴病之中消。

肾消：以尿频量多，浑浊如脂膏或尿甜为主症，属消渴病之下消。

（三）讨论范围

根据消渴病的临床特征，主要是指西医学的糖尿病。其他如尿崩症等，如具有多尿、烦渴的临床特点，与消渴病有某些相似之处，可参考本节辨证论治。

二、病因病机

（1）示意图：见图6-4。

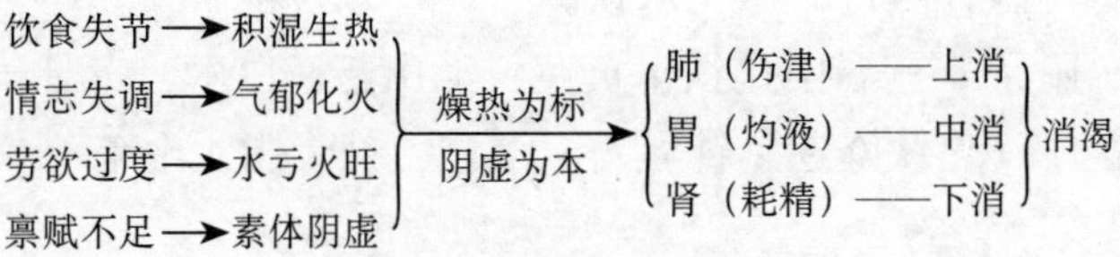

饮食失节→积湿生热
情志失调→气郁化火
劳欲过度→水亏火旺
禀赋不足→素体阴虚
→ 燥热为标 / 阴虚为本 →
肺（伤津）——上消
胃（灼液）——中消
肾（耗精）——下消
→ 消渴

图6-4 病因病机示意图

（2）病位：在肺、胃、肾，以肾为关键。

（3）基本病机：阴津亏损，燥热偏胜。以阴虚为本，燥热为标，继而导致瘀血内蕴。

（4）病理性质：本虚标实。

（5）病理演变：

1）阴损及阳，以脾、肾阳虚多见，甚则阴竭阳亡。

2）久病入络，血脉瘀滞。

（6）消渴病日久，百证变出：中风——阴虚燥热，痰瘀阻络，脑脉闭阻或血溢脉外；雀目、白内障、耳聋——肝肾精血不能上承于耳目；肺痨——肺失滋养；水肿——脾肾衰败，水湿潴留，泛滥肌肤；疮疖痈疽——燥热内结，营阴被灼，脉络瘀阻，蕴毒成脓。

三、诊断与病证鉴别

（一）诊断依据

（1）口渴多饮、多食易饥、尿频量多、形体消瘦或尿有甜味等具有特征性的临床症状，是诊断消渴病的主要依据。

（2）有的患者初起时“三多”症状不著，但若于中年之后发病，且嗜食膏粱厚味、醇酒炙煿，以及病久并发眩晕、肺痨、胸痹心痛、中风、雀目、疮痈等病症者，应考虑消渴

的可能性。

（3）由于本病的发生与禀赋不足有较为密切的关系，故消渴病的家族史可供诊断参考。

（二）病证鉴别

（1）与口渴的鉴别：见表 6-18。

表 6-18　与口渴的鉴别

病名	病机	症状	渴与小便情况	治法
口渴	热邪伤津	发热烦躁，不伴多食、多尿、尿甜、瘦削等症状	口渴，小便少	恣饮可安，水足渴止
消渴	阴虚燥热	饮不解渴，消谷善饥，胫腿干瘦	口渴而小便多，随饮随溲，尿甜	非恣饮可安，治宜清火育阴

（2）与瘿病的鉴别：见表 6-19。

表 6-19　与瘿病的鉴别

病名	共同点	不同点
瘿病	多食易饥、消瘦	心悸，眼突，颈前瘿肿有形
消渴		多饮、多尿 、尿甜

四、辨证论治

（一）辨证要点

1．辨病位

上消：肺燥为主——多饮症状突出；中消：胃热为主——多食症状突出；下消：肾虚为主——多尿症状突出。

2．辨标本

发病初起——燥热为主，兼有阴虚；病程较长——阴虚燥热互见；病久——以阴虚为主，或兼燥热；后期——阴损及阳，阴阳两虚。

3．辨本证与并发症

本证：多饮、多食、多尿和乏力、消瘦。

并发症：中风、雀目、胸痹、肺痨、水肿、痹症、疮痈等。

（二）治疗原则

（1）基本原则：清热润燥，养阴生津。

（2）新久异治：初治肺胃，久治脾肾。

（3）治分三消，立足于肾：上消——宜润其肺，兼清其胃；中消——宜清其胃，兼滋其肾；下消——宜滋其肾，兼补其肺。无论三消，病多涉及肾脏，一经入肾，即治肾为救本之计。

（4）防治兼证。

(5)注意配用活血化瘀之品。

(三)证治分类

1．上消

肺热津伤证(肺脏燥热，津液失布)

主症：口渴多饮，口舌干燥，尿频量多。

兼症：烦热多汗。

舌脉：舌边尖红，苔薄黄，脉洪数。

治法：清热润肺，生津止渴。

方药：消渴方加减。本方清热降火，生津止渴。若烦渴不止，小便频数，而脉数乏力者，为肺热津亏，气阴两伤，可选用玉泉丸或二冬汤。

常用药：天花粉、葛根、麦冬、生地黄、藕汁——生津清热，养阴增液；黄连、黄芩、知母——清热降火。

2．中消

(1)胃热炽盛证(胃热消谷，伤耗津液)

主症：多食易饥，口渴，尿多。

兼症：形体消瘦，大便干燥。

舌脉：苔黄，脉滑实有力。

治法：清胃泻火，养阴增液。

方药：玉女煎加减。本方清胃滋阴。亦可选用白虎加人参汤。

常用药：生石膏、知母、黄连、栀子——清胃泻火；玄参、生地黄、麦冬——滋肺胃之阴；川牛膝——活血化瘀，引热下行。

(2)气阴亏虚证(气阴不足，脾失健运)

主症：口渴引饮，能食与便溏并见，或饮食减少。

兼症：精神不振，四肢乏力，体瘦。

舌脉：舌质淡红，苔白而干，脉弱。

治法：益气健脾，生津止渴。

方药：七味白术散加减。本方益气健脾生津，可合生脉散益气生津止渴。

常用药：黄芪、党参、白术、茯苓、淮山药、甘草——益气健脾；木香、藿香——醒脾行气散津；葛根——升清生津；天冬、麦冬——养阴生津。

3．下消

(1)肾阴亏虚证(肾阴亏虚，肾失固摄)

主症：尿频量多，混浊如脂膏，或尿甜，腰膝酸软，头晕耳鸣。

兼症：乏力，口干唇燥，皮肤干燥，瘙痒。

舌脉：舌红苔少，脉细数。

治法：滋阴固肾。

方药：六味地黄丸加减。本方滋养肾阴。

常用药：熟地黄、山茱萸、枸杞子、五味子——固肾益精；淮山药——滋补脾阴，

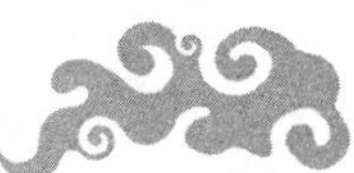

固摄精微；茯苓——健脾渗湿；泽泻、牡丹皮——清泻火热。

（2）阴阳两虚证（阴损及阳，肾阳衰微）

主症：小便频数，混浊如膏，甚至饮一溲一。

兼症：面容憔悴，耳轮干枯，腰膝酸软，四肢欠温，畏寒肢冷，阳痿或月经不调。

舌脉：舌苔淡白而干，脉沉细无力

治法：滋阴温阳，补肾固涩。

方药：《金匮》肾气丸加减。方中以六味地黄丸滋阴补肾，并用附子、肉桂以温补肾阳。

常用药：熟地黄、山茱萸、枸杞子、五味子——固肾益精；淮山药——滋补脾阴，固摄精微；茯苓——健脾渗湿；附子、肉桂——温补肾阳。

[结语]

（1）消渴是以多饮、多食、多尿及消瘦为临床特征的一种慢性疾病。前三个症状，也是作为上、中、下三消临床分类的侧重症状。

（2）其病位主要与肺、胃（脾）、肾，尤与肾的关系最为密切。

（3）在治疗上，以清热润燥、养阴生津为基本治则，对上、中、下三消有侧重润肺、养胃（脾）、益肾之别。但上、中、下三消之间有着十分密切的内在联系，其病机性质是一致的。

（4）由于消渴易发生血脉瘀滞、阴损及阳的病变及发生多种并发症，故应注意及时发现、诊断和治疗。

第五节　自汗、盗汗

一、概述

（一）含义

自汗、盗汗是指由于阴阳失调，腠理不固，而致汗液外泄失常的病证。其中，不因外界环境因素的影响，而白昼时时汗出，动辄益甚者，称为自汗；寐中汗出，醒来自止者，称为盗汗，亦称寝汗。

（二）讨论范围

西医学中的甲状腺功能亢进、自主神经功能紊乱、风湿热、结核病等所致的自汗、盗汗亦可参考本节辨证论治。

二、病因病机

（1）示意图：见图 6-5。

（2）病位：外感所致者，病在肌表、经络；内伤所致者，病在脏腑。

（3）病因：肺气不足或营卫不和；阴虚火旺或邪热郁蒸。

（4）基本病机：阴阳失调，腠理不固；营卫失和，汗液外泄。

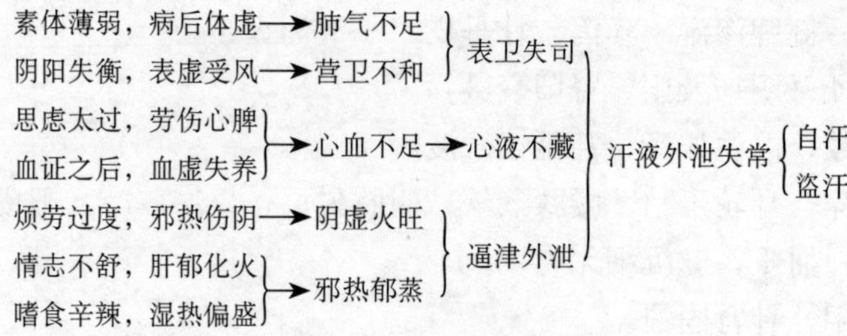

图 6-5　病因病机示意图

(5) 病理性质：有虚实之分，但虚多实少，虚实之间每可兼见或相互转化。

虚证：自汗多为气虚，盗汗多为阴虚。

实证：多由肝火或湿热郁蒸所致。

三、诊断与病证鉴别

（一）诊断依据

(1) 不因外界环境影响，在头面、颈胸，或四肢、全身出汗者，昼日汗出溱溱，动则益甚为自汗；睡眠中汗出津津，醒后汗止为盗汗。

(2) 除外其他疾病引起的自汗、盗汗，作为其他疾病过程中出现的自汗、盗汗，因疾病的不同，各具有该疾病的症状及体征，且出汗大多不居于突出地位。

(3) 本病有病后体虚，表虚受风，思虑烦劳过度，情志不舒，嗜食辛辣等易于引起自汗、盗汗的病因存在。

（二）病证鉴别

自汗、盗汗与战汗、脱汗、黄汗的鉴别：见表 6-20。

表 6-20　自汗、盗汗与战汗、脱汗、黄汗的鉴别

病名	病机要点	出汗特点	伴随症状
自汗	阳气不足	白昼汗出，动则更甚	气短，倦怠乏力，舌淡，脉细弱
盗汗	阴虚内热	寐中汗出，醒后汗止	五心烦热，颧红，口干，舌红，苔少，脉细数
战汗	邪正相争	急性热病过程中，突然恶寒战栗，继则全身汗出	发热，口渴，烦躁不安。若汗出后热退脉静，气息调畅，为正气拒邪，病趋好转
脱汗（绝汗）	正气欲脱	危重病正气欲脱时，表现为大汗淋漓，或汗出如珠	声低息微，精神疲惫，四肢厥冷，脉微欲绝或散大无力
黄汗	湿热内郁	汗出色黄如柏汁，染衣着色	口中黏苦，渴不欲饮，小便不利，舌苔黄腻，脉弦滑

四、辨证论治

（一）辨证要点

辨明阴阳虚实

虚证：自汗——多属气虚不固；盗汗——多为阴虚内热。

实证：肝火、湿热等邪热郁蒸所致。

自汗久则伤阴，盗汗久则伤阳。

（二）治疗原则

虚证——益气、养阴、补血、调和营卫。

实证——清肝泄热，化湿和营。

虚实夹杂者——根据虚实的主次适当兼顾。

可酌加麻黄根、浮小麦、糯稻根、五味子、瘪桃干、牡蛎等固涩止汗之品，以增强止汗的功能。

（三）分证论治

1．肺卫不固证（表虚失固，汗液外泄）

主症：汗出恶风，稍劳汗出尤甚，或表现半身、某一局部出汗。

兼症：易于感冒，体倦乏力，周身酸楚，面色㿠白少华。

舌脉：苔薄白，脉细弱。

治法：益气固表。

方药：桂枝加黄芪汤或玉屏风散加减。两方均能益气固表止汗，但前方能调和营卫，适用于表虚卫弱，营卫不和引起的汗症；后方补肺益气，固表止汗，适用于表虚不固的汗症。

常用药：桂枝——温经解肌，白芍——和营敛阴，两药合用，一散一收，调和营卫；黄芪——益气固表；防风——益气达表；生姜、大枣、甘草——辛温和中。

2．心血不足证（心血耗伤，心液不藏）

主症：自汗或盗汗，心悸少寐。

兼症：神疲气短，面色不华。

舌脉：舌质淡，脉细。

治法：补血养心。

方药：归脾汤加减。本方益气生血，健脾养心。

常用药：人参、黄芪、白术、茯苓——益气健脾；当归、龙眼肉——补血养血；酸枣仁、远志——养心安神；五味子、牡蛎、浮小麦——收涩敛汗。

3．阴虚火旺证（虚火内灼，逼津外泄）

主症：夜寐盗汗，或有自汗，五心烦热。

兼症：或兼午后潮热，两颧色红，口渴。

舌脉：舌红少苔，脉细数。

治法：滋阴降火。

方药：当归六黄汤加减。本方具有滋阴清热，固表止汗的功效。

常用药：当归、生地黄、熟地黄——滋阴养血，“壮水之主，以制阳光”；黄连、黄芩、黄柏——苦寒清热，泻火坚阴；五味子、乌梅——敛阴止汗。

4．邪热郁蒸证（湿热内蕴，逼津外泄）

主症：蒸蒸汗出，汗黏，汗液易使衣服黄染。

兼症：面赤烘热，烦躁，口苦，小便色黄。

舌脉：舌苔薄黄，脉象弦数。

治法：清肝泻热，化湿和营。

方药：龙胆泻肝汤加减。本方清肝泻火，清利湿热。

常用药：龙胆草、黄芩、栀子、柴胡——清肝泄热；泽泻、木通、车前子——清利湿热；当归、生地黄——滋阴养血和营；糯稻根——清热利湿，敛阴止汗。

[结语]

(1) 不因天暑、衣厚、劳作及其他疾病，白昼时时汗出者，称为自汗；寐中汗出，醒来自止者，称为盗汗。

(2) 自汗多由气虚不固，营卫不和；盗汗多因阴虚内热。由邪热郁蒸所致者，则属实证。

(3) 益气固表、养血补心、滋阴降火、清化湿热，是治疗自汗、盗汗的主要治法，可在辨证方药的基础上酌加固涩敛汗之品，以提高疗效。

第六节　内伤发热

一、概述

(一) 含义

内伤发热是指以内伤为病因，脏腑功能失调，气、血、阴、阳失衡为基本病机，以发热为主要临床表现的病证。

临床特征：①起病缓慢，病程较长；②热势轻重不一，低热多见，少见高热；③自觉发热或五心烦热，但体温并不升高。

(二) 病名释义

贼火：病机名，指外感之火。

子火：病机名，指内伤之火。

(三) 讨论范围

凡是不因感受外邪所导致的发热，均属内伤发热的范畴。西医学所称的功能性低热、肿瘤、血液病、结缔组织疾病、内分泌疾病及部分慢性感染性疾病所引起的发热，和某些原因不明的发热，具有内伤发热的临床表现时，均可参照本节辨证论治。

二、病因病机

(1) 示意图：见图 6-6。

(2) 病位：五脏六腑。

(3) 基本病机：脏腑功能失调，阴阳失衡。

(4) 实证病机：气、血、湿等郁结，壅遏发热。

(5) 虚证病机：气、血、阴、阳亏虚，或阴不配阳，阳气亢盛，或阴火内生，阳气外浮而发热。

（6）病理性质：有虚实两大类。实证：气郁、血瘀、痰湿；虚证：气虚、血虚、阴虚、阳虚。

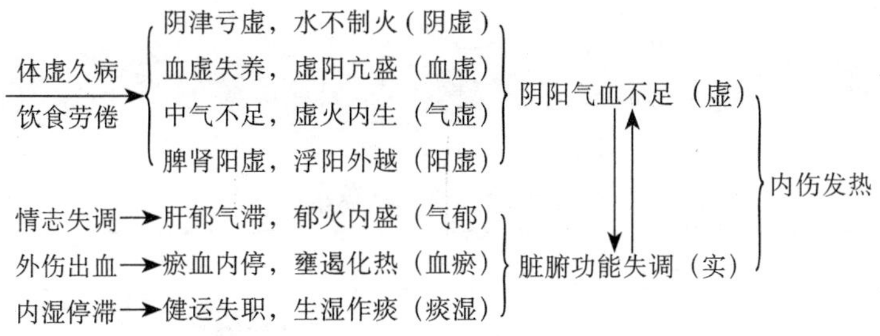

图 6-6　病因病机示意图

三、诊断与病证鉴别

（一）诊断依据

（1）内伤发热起病缓慢，病程较长，多为低热，或自觉发热，而体温并不升高，表现为高热者较少。不恶寒，或虽有怯冷，但得衣被则温。常兼见头晕、神疲、自汗、盗汗、脉弱等症。

（2）一般有气、血、阴、阳亏虚或气郁、血瘀、湿阻的病史，或有反复发热史。

（3）无感受外邪所致的头身疼痛、鼻塞、流涕、脉浮等症。

（二）病证鉴别

内伤发热与外感发热的鉴别：见表 6-21。

表 6-21　内伤发热与外感发热的鉴别

类型	内伤发热	外感发热
病因	由内因引起	感受外邪所致
病机	脏腑功能失调，阴阳失衡	正邪相争
病性	多属虚证，亦有实证	属实证居多
发病方式	起病缓慢，病程较长，或反复发病	起病较急，病程较短
发热特点	多为低热，或自觉发热，其热时作时止，或发无定时，多感手足心热，偶见高热时亦多能耐受	大多热度较高，发热类型随病种的不同而有所差异，病邪不除则发热不退
恶寒	不恶寒，或虽感怯冷，但得衣被则减	发热初期常伴有恶寒，其寒虽得衣被而不减
兼证	兼头晕、神疲、自汗、盗汗、脉弱无力	初期常兼表证（头身疼痛，鼻塞、流涕，咳嗽，脉浮）

四、辨证论治

（一）辨证要点

1. 辨证候虚实

依据病史、症状、脉象。

实证：气郁、瘀血、痰湿所致。

虚证：气虚、血虚、阴虚、阳虚所致。

亦有虚实兼夹者。

2. 辨病情轻重

见表 6-22。

表 6-22　辨病情轻重

病情	病程	发热特点	体质	兼夹证	疗效
轻	短	热势不高	内脏无实质病变	少	易于治愈
重	长	热势亢盛，持续发热，或反复发作	胃气衰败，正气虚甚	多	久治难愈

（二）治疗原则

基本原则：调理阴阳，补虚泻实。

实证：解郁、活血、除湿，佐以清热。

虚证：益气、养血、温阳、滋阴（配以清退虚热药物）。

虚实夹杂者，宜兼顾之。

（三）证治分类

1. 阴虚发热证（阴虚阳盛，虚火内炽）

主症：午后潮热，或夜间发热，不欲近衣，手足心热。

兼症：烦躁，少寐多梦，盗汗，口干咽燥。

舌脉：舌质红，或有裂纹，苔少甚至无苔，脉细数。

治法：滋阴清热。

方药：清骨散加减。本方具有清虚热，退骨蒸的功效。

常用药：银柴胡、知母、胡黄连、地骨皮、青蒿、秦艽——清退虚热；鳖甲——滋阴潜阳。

2. 血虚发热证（血虚失养，阴不配阳）

主症：发热，热势多为低热，心悸不宁，面白少华，唇甲色淡。

兼症：头晕眼花，身倦乏力。

舌脉：舌质淡，脉细弱。

治法：益气养血。

方药：归脾汤加减。本方具有补气生血，健脾养心的功效。

常用药：黄芪、党参、茯苓、白术、甘草——益气健脾；当归、龙眼肉——补血养血；酸枣仁、远志——养心安神；木香——健脾理气。

3. 气虚发热证（中气不足，阴火内生）

主症：发热，热势或低或高，常在劳累后发作或加剧。

兼症：倦怠乏力，气短懒言，自汗，易于感冒，食少便溏。

舌脉：舌质淡，苔白薄，脉细弱。

治法：益气健脾，甘温除热。

方药：补中益气汤加减。本方具有益气升阳、调补脾胃的功效，是甘温除热的代表方剂。

常用药：黄芪、党参、白术、甘草——益气健脾；当归——养血活血；陈皮——理气和胃；升麻、柴胡——既能升举清阳，又能透泻热邪。

4．阳虚发热证（肾阳亏虚，火不归原）

主症：发热而欲近衣，形寒怯冷，四肢不温，面色㿠白。

兼症：少气懒言，头晕嗜卧，腰膝酸软，纳少便溏。

舌脉：舌质淡胖，或有齿痕，苔白润，脉沉细无力。

治法：温补阳气，引火归原。

方药：金匮肾气丸加减。本方具有温补肾阳的功效，本方虽为温阳剂，但方中却配伍了养阴药，其意义在于阴阳相济。

常用药：附子、桂枝——温补阳气；山茱萸、地黄——补养肝肾；山药、茯苓——补肾健脾；牡丹皮、泽泻——清泻肝肾。

5．气郁发热证（气郁日久，化火生热）

主症：发热多为低热或潮热，热势常随情绪波动而起伏。

兼症：精神抑郁，胁肋胀满，烦躁易怒，口干而苦，纳食减少。

舌脉：舌红，苔黄，脉弦数。

治法：疏肝理气，解郁泻热。

方药：丹栀逍遥散加减。本方由逍遥散加牡丹皮、栀子而成，具有疏肝解郁、清热泻火的功效。

常用药：牡丹皮、栀子——清肝泄热；柴胡、薄荷——疏肝解热；当归、白芍——养血柔肝；白术、茯苓、甘草——培补脾土。

6．痰湿郁热证（痰湿内蕴，壅遏化热）

主症：低热，午后热甚，心内烦热，胸闷脘痞，渴不欲饮。

兼症：不思饮食，呕恶，大便稀薄或黏滞不爽。

舌脉：舌苔白腻或黄腻，脉濡数。

治法：燥湿化痰，清热和中。

方药：黄连温胆汤合中和汤加减。前方理气化痰，燥湿清热；后方清热燥湿，理气化痰。

常用药：半夏、厚朴——燥湿化痰；枳实、陈皮——理气和中；茯苓、通草、竹叶——清热利湿；黄连——清热除烦。

7．血瘀发热证（血行瘀滞，瘀热内生）

主症：午后或夜晚发热，或自觉身体某些部位发热，肢体或躯干有固定痛处或肿块。

兼症：口燥咽干，但不多饮，面色萎黄或晦暗。

舌脉：舌质青紫或有瘀点、瘀斑，脉弦或涩。

治法：活血化瘀。

方药：血府逐瘀汤加减。本方具有活血化瘀，行气止痛的功效。

常用药：当归、川芎、赤芍药、地黄——养血活血；桃仁、红花、牛膝——活血祛瘀；柴胡、枳壳、桔梗——理气行气。

[结语]

(1) 凡由情志不舒、饮食失调、劳倦过度、久病伤正等导致脏腑功能失调，阴阳失衡所引起的发热称为内伤发热。

(2) 内伤发热一般起病较缓，病程较长，或有反复发热的病史。临床多表现为低热，但有时也可以是高热，亦有少数患者自觉发热或五心烦热，而体温并不升高。一般发热而不恶寒，或虽感怯冷但得衣被则冷感减轻或消失。发热持续，或时作时止，或作有定时。发热的同时多伴有头晕、神疲、自汗、盗汗、脉弱无力等症。

(3) 气滞、血瘀、痰湿郁结，壅遏化热，以及气、血、阴、阳亏虚发热，是内伤发热的两类病机。前者属实，后者属虚，虚实可以相互转化。

(4) 内伤发热在治疗上，实热宜泻，虚热宜补，并应根据证候的不同而采用解郁泻热、活血化瘀、化痰燥湿、甘温除热、益气养血、滋阴清热、引火归原等治法，对虚实夹杂者，当分清主次，适当兼顾。

第七节　虚　　劳

一、概述

（一）含义

虚劳又称虚损，是以脏腑亏损、气血阴阳虚衰、久虚不复成劳为主要病机，以五脏虚证为主要临床表现的多种慢性虚弱证候的总称。

病证特点：发病缓慢，病程较长，缠绵难愈。

（二）病名释义

五劳：指肺劳、肝劳、心劳、脾劳、肾劳五种虚损病证。

六极：指气极、血极、筋极、骨极、肌极、精极六种虚损证候，是五脏虚损至极，伤其所主而表现的病证。

七伤：诸因所致的心、肝、脾、肺、肾、形、志七种劳伤（大饱伤脾；大怒气逆伤肝；强力举重，久坐湿地伤肾；形寒、寒饮伤肺；忧愁思虑伤心；风雨寒暑伤形；大恐惧不节伤志）。

（三）讨论范围

凡属多种慢性虚弱性疾病，发展至严重阶段，以脏腑气血阴阳亏损为主要表现的病证，均属于本病证的范围。

西医学中多个系统的多种慢性消耗性和功能衰退性疾病，出现类似虚劳的临床表现时，均可参照本节辨证论治。

二、病因病机

(1) 示意图：见图 6-7。

(2) 基本病机：脏腑亏损，气血阴阳虚衰，久虚不复成劳（因虚致病，因病成劳；或因病致虚，久虚不复成劳）。

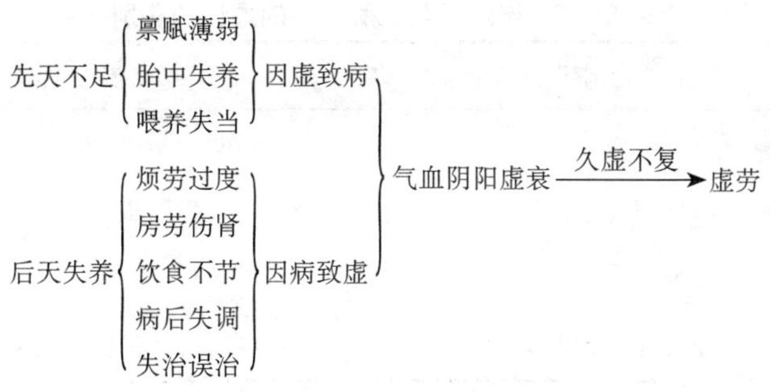

图 6-7　病因病机示意图

(3) 病位：关乎五脏，尤以脾肾为主。

气虚：以肺、脾为主，病重者可影响心、肾；血虚：以心、肝为主，并与脾之化源不足有关；阴虚：以肾、肝、肺为主，涉及心、胃；阳虚：以脾、肾为主，重者每易影响到心。

(4) 病理性质，主要为气、血、阴、阳的亏虚，正虚邪实错杂。

(5) 病理传变：一脏受病，可累及他脏；气血阴阳互损，后期脾胃衰败者危。

(6) 转归预后：与体质的强弱，脾肾的盛衰，能否解除致病原因，以及是否得到及时、正确的治疗、护理等因素有密切关系。

三、诊断与病证鉴别

（一）诊断依据

(1) 多见形神衰败，身体羸瘦，大肉尽脱，食少厌食，心悸气短，自汗盗汗，面容憔悴，或五心烦热，或畏寒肢冷，脉虚无力等症。若病程较长，久虚不复，症状可呈进行性加重。

(2) 具有引起虚劳的致病因素及较长的病史。

(3) 排除类似病证，应着重排除其他病证中的虚证。

（二）病证鉴别

(1) 与肺痨的鉴别：见表 6-23。

表 6-23　与肺痨的鉴别

类型	虚劳	肺痨
共性	同为虚损性疾病	
病因	多种原因所导致，久虚不复，病程较长	正气不足，痨虫侵袭
病位	五脏，以脾肾为主	肺
基本病机	脏腑气、血、阴、阳亏虚	阴虚火旺
临床表现	以两脏或多脏气、血、阴、阳亏虚为主要临床表现	咳嗽、咳痰、咯血、潮热、盗汗、消瘦
传染性	无	有

(2) 与内科其他病证中的虚证的鉴别：见表 6-24。

表 6-24　与内科其他病证中的虚证的鉴别

类型	虚劳	内科其他病证的虚证
病位	涉及多脏，甚至整体	病变脏腑单一
病程	比较长，病势缠绵	以久病属虚者居多，亦有病程较短者
病势	虚弱程度较重	虚弱程度较轻
症状	出现一系列精气亏虚的症状	各以其病证的主要症状为突出表现

四、辨证论治

(一) 辨证要点

1. 以气、血、阴、阳为纲，五脏虚候为目

气虚损者：面色萎黄，神疲体倦，懒言声低，自汗，脉细；血虚损者：面色不华，唇甲淡白，头晕眼花，脉细；阴虚损者：口干舌燥，五心烦热，盗汗，舌红苔少，脉细数；阳虚损者：面色苍白，形寒肢冷，舌质淡胖有齿印，脉沉细。

2. 辨有无兼夹病证

应注意以下三种情况：①因病致虚、久虚不复者，应辨明原有疾病是否还继续存在；②有无因虚致实的表现；③是否兼夹外邪。

(二) 治疗原则

基本原则：以补益为主。

(1) 从病理属性着眼，分别采取益气、养血、滋阴、温阳等治疗方药。

(2) 从病位着眼，结合五脏病位的不同而选用方药，以加强治疗的针对性。

注意点：①重视补益脾肾在治疗虚劳中的作用；②对于虚中夹实及兼感外邪者，当补中有泻、扶正祛邪；③虚劳既可因虚致病，亦可因病致虚，因此，应辨证结合辨病，针对不同疾病的特殊性，一方面补正以复其虚，一方面求因以治其病。

(三) 证治分类

1. 气虚

主症：面色皖白或萎黄，气短懒言，语声低微，头昏神疲，肢体无力，舌淡苔白，脉细软弱。

(1) 肺气虚证（肺气不足，表虚不固）

主症：咳嗽无力，痰液清稀，短气自汗，声音低怯。

兼症：时寒时热，平素易于感冒，面白。

舌脉：舌质淡，脉弱。

治法：补益肺气。

方药：补肺汤加减。本方补益肺气，肃肺止咳。

常用药：人参、黄芪、沙参——益气补肺；熟地黄、五味子、百合——益肾敛肺。

(2) 心气虚证（心气不足，心失所养）

主症：心悸，气短，劳则尤甚。

兼症：神疲体倦，自汗。

舌脉：舌质淡，脉弱。

治法：益气养心。

方药：七福饮加减。本方补益气血，宁心安神。

常用药：人参、白术、炙甘草——益气养心；熟地黄、当归——滋补阴血；酸枣仁、远志——宁心安神。

(3) 脾气虚证（脾虚失健，生化乏源）

主症：饮食减少，食后胃脘不舒，大便溏薄。

兼症：倦怠乏力、面色萎黄。

舌脉：舌质淡，脉弱。

治法：健脾益气。

方药：加味四君子汤加减。本方益气健脾除湿。

常用药：人参、黄芪、白术、甘草——益气健脾；茯苓、白扁豆——健脾除湿。

(4) 肾气虚证（肾气不充，固摄无权）

主症：腰膝酸软，小便频数而清。

兼症：神疲乏力，白带清稀。

舌脉：舌质淡，脉弱。

治法：益气补肾。

方药：大补元煎加减。本方补益肾气。

常用药：人参、山药、炙甘草——益气固肾；杜仲、山茱萸——温补肾气；熟地黄、枸杞子、当归——补养精血。

2. *血虚*

主症：面色淡黄或淡白无华，唇、舌、指甲色淡，头晕目花，肌肤枯糙，舌质淡红，苔少，脉细。

(1) 心血虚证（心血亏虚，心失所养）

主症：心悸怔忡，健忘、失眠、多梦。

兼症：面色不华。

舌脉：舌质偏淡，脉细或结代。

治法：养血宁心。

方药：养心汤加减。本方益气生血，养心安神。

常用药：人参、黄芪、茯苓、五味子、甘草——益气生血；当归、川芎、柏子仁、酸枣仁、远志——养血宁心；肉桂、半夏曲——温中健脾，以助气血之生化。

(2) 肝血虚证（肝血亏虚，筋脉失养）

主症：头晕，目眩，胁痛，肢体麻木，筋脉拘急，或筋惕肉瞤。

兼症：妇女月经不调甚或闭经，面色不华。

舌脉：舌淡，脉弦细或细涩。

治法：补血养肝。

方药：四物汤加味。本方补血调血，加味后适用于肝血虚证。

常用药：熟地黄、当归——补血养肝；芍药、川芎——和营调血；黄芪、党参、白术——补气生血。

3．阴虚

主症：面颧红赤，唇红，低烧潮热，手足心热，虚烦不安，盗汗，口干，舌质光红少津，脉细数无力。

(1) 肺阴虚证（肺阴亏虚，肺失清润）

主症：干咳，咽燥，潮热，盗汗。

兼症：甚或失音，咯血，面色潮红。

舌脉：舌红少津、脉细数。

治法：养阴润肺。

方药：沙参麦冬汤加减。本方滋养肺胃，生津润燥。

常用药：沙参、麦冬、玉竹——滋养肺阴；天花粉、桑叶、甘草——清热润燥。

(2) 心阴虚证（心阴亏耗，心失濡养）

主症：心悸，失眠，烦躁。

兼症：潮热，盗汗，或口舌生疮，面色潮红。

舌脉：舌尖偏红少津，脉细数。

治法：滋阴养心。

方药：天王补心丹加减。本方益气滋阴，养心安神。

常用药：生地黄、玄参、麦冬、天冬——养阴清热；人参、茯苓、五味子、当归——益气养血；丹参、柏子仁、酸枣仁、远志——养心安神。

(3) 脾胃阴虚证（脾胃阴伤，失于濡养）

主症：口干唇燥，不思饮食，大便燥结，面色潮红。

兼症：甚则干呕、呃逆。

舌脉：舌干红，苔少或无苔，脉细数。

治法：养阴和胃。

方药：益胃汤加减。本方养阴和胃。

常用药：沙参、麦冬、生地黄、玉竹——滋阴养液；白芍、乌梅、甘草——酸甘化阴；谷芽、鸡内金、玫瑰花——醒脾健胃；冰糖——养胃和中。

(4) 肝阴虚证（阴虚阳亢，上扰清空）

主症：头痛，眩晕，耳鸣，目干畏光，视物不明。

兼症：急躁易怒，面色潮红，或肢体麻木，筋惕肉瞤。

舌脉：舌干红，脉弦细数。

治法：滋养肝阴。

方药：补肝汤加减。本方养血柔肝，滋养肝阴。

常用药：地黄、当归、芍药、川芎——养血柔肝；木瓜、甘草——酸甘化阴；山茱萸、制首乌——滋养肝阴。

(5) 肾阴虚证（肾精不足，失于濡养）

主症：腰酸，遗精，两足痿弱，眩晕，耳鸣，甚则耳聋。

兼症：口干，咽痛，颧红。

舌脉：舌红，少津，脉沉细。

治法：滋补肾阴。

方药：左归丸加减。本方滋补肾阴。

常用药：熟地黄、龟板胶、枸杞、山药、菟丝子、牛膝——滋补肾阴；山茱萸、鹿角胶——温补肾气、助阳生阴。

4. 阳虚

主症：面色苍白或晦暗，怕冷，手足不温，出冷汗，精神疲倦，气息微弱，或有浮肿，下肢为甚，舌质胖嫩，边有齿痕，苔淡白而润，脉细微，沉迟或虚大。

(1) 心阳虚证（心阳不振，运血无力）

主症：心悸，自汗，心胸憋闷疼痛，形寒肢冷。

兼症：神倦嗜卧，面色苍白。

舌脉：舌淡或紫暗，脉细弱，或沉迟。

治法：益气温阳。

方药：保元汤加减。本方益气温阳。

常用药：人参、黄芪——益气扶正；肉桂、甘草、生姜——温通阳气。

(2) 脾阳虚证（中阳亏虚，温煦乏力）

主症：面色萎黄，肠鸣腹痛，大便溏薄，每因受寒或饮食不甚而加剧。

兼症：神倦乏力，形寒，食少，少气懒言。

舌脉：舌质淡，苔白，脉弱。

治法：温中健脾。

方药：附子理中丸加减。本方益气温中健脾。

常用药：党参、白术、甘草——益气健脾；附子、干姜——温中祛寒。

(3) 肾阳虚证（肾阳亏虚，固摄无权）

主症：腰背酸痛，畏寒肢冷，遗精，阳痿，多尿或不禁。

兼症：面色苍白，下利清谷或五更泄泻。

舌脉：舌质淡胖，有齿痕，苔白，脉沉迟。

治法：温补肾阳，兼养精血。

方药：右归丸加减。本方温补肾阳。

常用药：附子、肉桂——温补肾阳；杜仲、山茱萸、菟丝子、鹿角胶——温补肾气；熟地黄、山药、枸杞、当归——补益精血，滋阴以助阳。

[结语]

（1）虚劳是多种慢性衰弱性证候的总称，其范围相当广泛。禀赋薄弱，劳倦过度，饮食损伤，久病失治等多种原因均会导致虚劳。

（2）五脏功能衰退，气、血、阴、阳亏损，是虚劳的基本病机，其共同点是久虚不复而成劳。

（3）本病辨证应以气、血、阴、阳为纲，五脏虚证为目。由于气血同源，阴阳互根，五脏相关，故应同时注意气血阴阳相兼为病及五脏之间的相互影响。

（4）补益是治疗虚劳的基本原则，应根据病理属性的不同，分别采用益气、养血、滋阴、温阳的治法，并结合五脏病位的不同而选方用药，以加强治疗的针对性。对于虚中夹实及兼感外邪者，治疗当补中有泻，补泻兼施，防止因邪恋而进一步耗伤正气。

（5）做好调摄护理，对虚劳的康复具有重要意义。

第八节　肥　　胖

一、概述

（一）含义

肥胖是由于多种原因导致体内膏脂堆积过多，体重异常增加，并伴有头晕乏力、神疲懒言、少动气短等症状的一类病证。

（二）讨论范围

现代医学的单纯性（体质性）肥胖和继发性肥胖，如继发于下丘脑及垂体病、胰岛病及甲状腺功能低下等的肥胖病，可参照本节治疗。

二、病因病机

（1）示意图：见图 6-8。

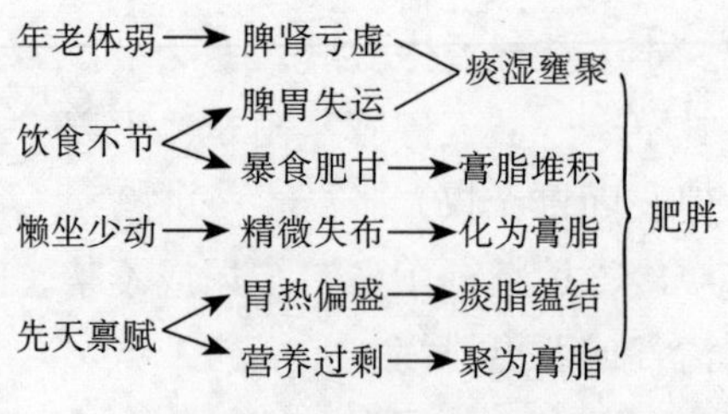

图 6-8　病因病机示意图

（2）病位：在脾与肌肉，与肾虚关系密切，亦与心肺的功能失调及肝失疏泄有关。

（3）基本病机：阳气虚衰、痰湿偏盛。

（4）病理因素：痰湿、气滞、瘀血，痰湿气滞可相互转化。

（5）病理性质：本病多属本虚标实之候。本虚多为脾肾气虚，或兼心肺气虚；标实为

痰湿膏脂内停，或兼水湿、血瘀、气滞等，临床常有偏于本虚及标实之不同。

(6) 病机转化：①虚实之间的转化；②各种病理产物之间相互转化；③肥胖病变日久，常变生他病，易合并消渴、头痛、眩晕、胸痹、中风、胆胀、痹证等。

三、诊断与病证鉴别

(一) 诊断依据

(1) 有饮食过多，恣食肥甘厚味等不良饮食习惯，或缺乏运动，或有肥胖家族史。

(2) 体重明显超过标准体重，或有身体沉重、头晕乏力、行动迟缓，甚或动则喘促等症状。

(3) 本病应排除水肿等器质性病变。

(二) 病证鉴别

(1) 与水肿的鉴别：见表 6-25。

表 6-25　与水肿的鉴别

病名	共同点	不同点	治疗后
肥胖	均有体重增加	身形肥硕	体重减轻相对较缓
水肿		以颜面及四肢浮肿为主，严重者可见腹部胀满，全身皆肿	病理性水湿排出体外后，体重可迅速减轻，降至正常

(2) 与黄胖的鉴别：黄胖由肠道寄生虫与食积所致，以面部黄胖肿大为特征，与肥胖迥然有别。

四、辨证论治

(一) 辨证要点

1．辨标本虚实

本虚：辨明气虚、阳虚之别。

标实：辨明痰湿、水湿及瘀血之异。

2．辨明脏腑病位

病在脾者：身体重着，神疲乏力，腹大胀满，头沉胸闷，或有恶心，痰多者。

病久及肾者：腰膝酸软疼痛，动则气喘，嗜睡，形寒肢冷，下肢浮肿，夜尿频多。

病在心肺者：心悸气短，少气懒言，神疲自汗等。

(二) 治疗原则

基本治则：补虚泻实。

补虚：健脾益气；脾病及肾，结合益气补肾。

泻实：祛湿化痰，结合行气、利水、消导、通腑、化瘀等法。

祛湿化痰法是治疗本病的最常用方法，应贯穿于本病治疗过程的始终。

（三）证治分类

1．胃热滞脾证（胃热脾湿，精微不化，膏脂瘀积）

主症：多食，消谷善饥，形体肥胖，脘腹胀满。

兼症：面色红润，心烦头昏，口干口苦，胃脘灼痛，嘈杂，得食则缓。

舌脉：舌红苔黄腻，脉弦滑。

治法：清胃泻火，佐以消导。

方药：小承气汤合保和丸加减。前方通腑泄热，行气散结；后方重在消食导滞。两方合用，有清热泻火、导滞化积之功，使胃热除，脾湿化，水谷精微归于正化。

常用药：大黄——泻热通便；连翘、黄连——清胃泻火；枳实、厚朴——行气散结；山楂、神曲、莱菔子——消食导滞；陈皮、半夏——理气化痰和胃；茯苓——健脾利湿。

2．痰湿内盛证（痰湿内盛，困遏脾运，阻滞气机）

主症：形盛体胖，身体重着，肢体困倦，胸膈痞满，痰涎壅盛，神疲嗜卧。

兼症：头晕目眩，口干而不欲饮，嗜食肥甘醇酒。

舌脉：苔白腻或白滑，脉滑。

治法：燥湿化痰，理气消痞。

方药：导痰汤加减。本方燥湿化痰和胃，理气开郁消痞。

常用药：制半夏、制天南星、生姜——燥湿化痰和胃；橘红、枳实——理气化痰；冬瓜皮、泽泻——淡渗利湿；决明子——通便；莱菔子——消食化痰；白术、茯苓——健脾化湿；甘草——调和诸药。

3．脾虚不运证（脾胃虚弱，运化无权，水湿内停）

主症：肥胖臃肿，神疲乏力，身体困重，胸闷脘胀。

兼症：四肢轻度浮肿，晨轻暮重，劳累后明显，饮食如常或偏少，既往多有暴饮暴食史，小便不利，便溏或便秘。

舌脉：舌淡胖，边有齿印，苔薄白或白腻，脉濡细。

治法：健脾益气，渗利水湿。

方药：参苓白术散合防己黄芪汤加减。参苓白术散健脾益气渗湿；防己黄芪汤益气健脾利水。两方相合，健脾益气作用加强，恢复脾的运化功能，以杜生湿之源，同时应用渗湿利水之品，祛除水湿以减肥。

常用药：党参、黄芪、茯苓、白术、甘草、大枣——健脾益气；桔梗——性上浮，兼益肺气；山药、白扁豆、薏苡仁、莲子肉——渗湿健脾；陈皮、砂仁——理气化滞，醒脾和胃；防己、猪苓、泽泻、车前子——利水渗湿。

4．脾肾阳虚证（脾肾阳虚，气化不行，水饮内停）

主症：形体肥胖，颜面虚浮，腹胀便溏，畏寒肢冷，下肢浮肿，尿昼少夜频。

兼症：神疲嗜卧，气短乏力，自汗气喘，动则更甚。

舌脉：舌淡胖，苔薄白，脉沉细。

治法：温补脾肾，利水化饮。

方药：真武汤合苓桂术甘汤加减。前方温阳利水；后方健脾利湿，温阳化饮。两方合

用，共奏温补脾肾、利水化饮之功。

常用药：附子、桂枝——补脾肾之阳，温阳化气；茯苓、白术——健脾利水化饮；白芍——敛阴；甘草——和中；生姜——温阳散寒。

[结语]

（1）肥胖是以体重异常增加，身肥体胖，并多伴有头晕乏力、神疲懒言、少动气短等症状的一类病证。

（2）肥胖多由年老体弱、过食肥甘、缺乏运动、先天禀赋等原因导致。

（3）其病机总属脾肾气虚、痰湿偏盛。肥胖的病位主要在脾与肌肉，与肾气虚关系密切，亦与心肺的功能失调有关。

（4）肥胖多为本虚标实之候，虚实之间、各种病理产物之间常发生相互转化，病久还可变生消渴、头痛、眩晕、胸痹、中风、胆胀、痹证等疾病，因此必须积极治疗。

（5）临证时要辨明标本虚实、脏腑病位，以补虚泻实为原则，治本用补益脾肾，治标常用祛湿化痰，结合行气、利水、消导、通腑、化瘀等法。

（6）药物治疗的同时，积极进行饮食调摄及体育锻炼，以提高疗效。

第九节　癌　　病

一、概述

（一）含义

癌病是多种恶性肿瘤的总称，以脏腑组织发生异常增生为其基本特征。临床表现主要为肿块逐渐增大，表面高低不平，质地坚硬，时有疼痛，发热，并常伴见纳差，乏力，日渐消瘦等全身症状。

（二）讨论范围

癌病是一种常见病、多发病，本节着重介绍脑瘤、肺癌、肝癌、大肠癌、肾癌和膀胱癌。此外，食管癌、胃癌、甲状腺癌等病分别与噎膈、胃痛、瘿病等病证有关，可适当参考。

二、病因病机

（1）示意图：见图 6-9。

（2）病位：不同的癌变其病变部位不同，但与肝、脾、肾关系密切。

（3）病变机理：正气内虚，气滞、血瘀、痰浊、湿聚、热毒相互纠结，日久积滞成有形之肿块。

（4）病理属性：本虚标实，全身属虚，局部属实。

初期：邪盛而正虚不明显，以气滞、血瘀、痰结、湿聚、热毒等实证为主。

中晚期：癌瘤耗伤人体之气血津液，多出现气血亏虚、阴阳两虚等病机转变。

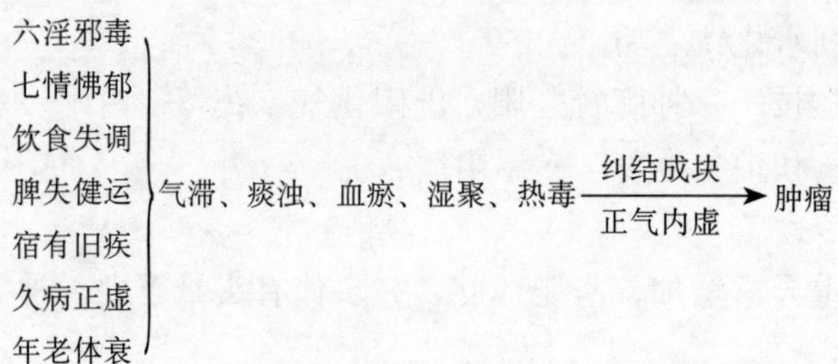

图 6-9 病因病机示意图

三、癌病的特点

不同癌病的特点，见表 6-26。

表 6-26 不同癌病的特点

类型	脑癌	肺癌	大肠癌	肾癌、膀胱癌
病位	脑	肺	肠	肾、膀胱
本虚	肝肾亏虚、气血两亏	阴虚、气阴两虚	脾肾双亏、肝肾阴虚	脾肾两虚、肝肾阴虚
标实	痰浊、瘀血、风毒	气阻、痰浊、瘀血	湿热、瘀毒	湿热蕴结、瘀血内阻

四、诊断与病证鉴别

1．脑瘤

(1) 诊断依据

1）患者有头痛、呕吐、视力障碍等临床表现。

2）随脑组织受损部位的不同而有相应的局部症状，有助于定位诊断。

(2) 病证鉴别

1）脑瘤与脑血管疾病：脑血管疾病多见于老年人，常有高血压和动脉硬化病史，多突然出现昏迷，可有颅内压增高症状和偏瘫。CT、MRI 有助于鉴别。

2）脑瘤与癫痫：脑瘤患者可以有症状性癫痫，常伴有颅内压增高的症状（如头痛、呕吐、视力下降等）和其他局灶性症状（如精神障碍、感觉障碍、运动障碍等）持续存在。原发性癫痫通常缺少局灶性脑症状，发作过后多无明显症状。CT、MRI 有助于鉴别。

2．肺癌

(1) 诊断依据

1）近期发生的呛咳、顽固性干咳持续数周不愈，或反复咯血痰，或不明原因的顽固性胸痛、气急、发热，或伴消瘦、疲乏等。

2）年龄在 40 岁以上，有长期吸烟史的男性。

(2) 病证鉴别

1）与肺痨的鉴别：见表 6-27。

表 6-27　与肺痨的鉴别

类型	肺痨	肺癌
共同点	均有咳嗽、咯血、胸痛、发热、消瘦等症状	
发病年龄	多发生于青壮年	好发于 40 岁以上的中老年男性
抗痨治疗	有效	无效
联系	部分肺痨患者已愈合的结核病灶所引起的肺部瘢痕可恶变为肺癌	

肺部 X 线检查、痰结核菌检查、痰脱落细胞学检查、纤维支气管镜检查等，有助于两者的鉴别。

2）与肺痈的鉴别：见表 6-28。

表 6-28　与肺痈的鉴别

类型	肺痈	肺癌
共同点	发热、咳嗽、咳痰	
病势	急性发病	发病较缓
症状	高热，寒战，咳嗽，咳吐大量脓臭痰，痰中可带血，可伴有胸痛	热势一般不高，呛咳，咳痰不爽或痰中带血，伴见神疲乏力、消瘦等全身症状
联系	肺癌患者在外感寒邪时，也可出现高热、咳嗽加剧等症	

肺部 X 线检查、痰和血的病原体检查、痰脱落细胞学检查等实验室检查可以帮助鉴别。

3）与肺胀的鉴别：见表 6-29。

表 6-29　与肺胀的鉴别

类型	肺胀	肺癌
病机	多种慢性肺系疾患反复发作，迁延不愈所致	气阻、痰浊、瘀血，在肺部纠结成块
病程	长达数年，反复发作，多见于 40 岁以上人群	起病较为隐匿
症状	以咳嗽、咳痰、喘息、胸部膨满为主症	咳嗽、咯血、胸痛、发热、气急，伴见消瘦、乏力等全身症状

3．肝癌

（1）诊断依据

1）不明原因的右胁不适或疼痛，原有肝病症状加重伴全身不适、胃纳减退、乏力、体重减轻等均应纳入检查范围。

2）本病右胁部肝脏进行性肿大，质地坚硬而拒按，表面有结节隆起。此为有诊断价

值的体征，但已属中晚期。

（2）病证鉴别

1）与黄疸的鉴别：见表 6-30。

表 6-30　与黄疸的鉴别

类型	黄疸	肝癌
病性	黄疸是一个独立的病证	黄疸仅视为一个症状而不是独立的病种
病势	起病有急缓，病程有长短	由黄疸等病发展而来，起病缓慢
病机	湿浊阻滞，胆液不循常道外溢	痰、瘀、毒纠结成块
症状	目黄、身黄、小便黄，黄疸色泽有明暗	以右胁疼痛、肝脏进行性肿大、质地坚硬、腹胀大、乏力、形体逐渐消瘦为特征，中晚期可伴有黄疸
治则	利湿解毒	扶正祛邪，标本兼顾

结合血清总胆红素、尿胆红素、直接胆红素测定及血清谷丙转氨酶、甲胎蛋白、肝区 B 超、CT 扫描等以明确诊断。

2）与鼓胀的鉴别：肝癌失治，晚期伴有腹水的患者可有腹胀大、皮色苍黄、脉络暴露的症状而为鼓胀，属于鼓胀的一种特殊类型。肝癌所致之鼓胀，病情危重，预后不良，在鼓胀辨证论治的基础上，需结合西医抗癌治疗。可结合实验室检查明确诊断，协助治疗。

4．大肠癌

（1）诊断依据：凡 30 岁以上的患者有下列症状时需高度重视，考虑有大肠癌的可能：①近期出现持续性腹部不适，隐痛，胀气，经一般治疗症状不缓解；②无明显诱因的大便习惯改变，如腹泻或便秘等；③粪便带脓血、黏液或血便，而无痢疾、肠道慢性炎症等病史；④结肠部位出现肿块；⑤原因不明的贫血或体重减轻。

（2）病证鉴别

1）与痢疾的鉴别：见表 6-31。

表 6-31　与痢疾的鉴别

类型	痢疾	大肠癌
共同点	均有腹痛、泄泻、里急后重、排脓血便	
病势	发病较急	较为隐匿
传染性	有	无
症状	先有发热呕吐，继则腹痛腹泻、里急后重、排赤白脓血便，其腹痛多呈阵发性，常在腹泻后减轻，腹泻次数可达每日 10 ～ 20 次，粪便呈胶冻状、脓血状	早期症状多较轻或不明显，中、晚期伴见明显的全身症状，如神疲倦怠、消瘦等；腹痛常为持续性隐痛，常见腹泻，但每日次数不多，泄泻与便秘交替出现是其特点

实验室检查对明确诊断具有重要价值，如血常规检查、大便细菌培养、粪便隐血试验、直肠指诊、全结肠镜检查等。

2）与痔疾的鉴别：痔疾也常见大便带血、肛门坠胀或异物感的临床表现，应注意区别。痔疾属外科疾病，起病缓，病程长，一般不伴有全身症状，其大便下血特点为便时或便后出血，常伴有肛门坠胀或异物感，多因劳累、过食辛辣等而诱发或加重。直肠指诊、直肠镜等检查有助于明确诊断。

5．肾癌、膀胱癌

（1）诊断依据：肾癌早期常无症状，晚期部分患者可有典型的三联症：血尿、腰部疼痛、上腹或腰部肿块。膀胱癌典型临床表现为血尿、尿急、尿频、尿痛，或持续性尿意感。

（2）病证鉴别

1）与多囊肾的鉴别：多囊肾常有腰、腹疼痛，血尿或蛋白尿，出现肾功能障碍和高血压的患者较多，往往合并其他多囊脏器。B超、CT、MRI有助于鉴别诊断。

2）与泌尿系结石的鉴别：泌尿系结石多有急性疼痛，可伴见尿血，B超、腹部X线等检查有助于诊断。

3）与肾、膀胱结核的鉴别：肾及膀胱结核也常有尿路刺激征，尿血，脓尿，并伴低热、盗汗、消瘦等症状，尿中查到结核杆菌。抗痨治疗有效。

五、辨证论治

（一）辨证要点

1.辨脏腑病位

辨明脑、肺、胃、肝、大肠、肾、膀胱等不同脏腑病位之癌病。

2.辨病邪性质

分清痰结、湿聚、气滞、血瘀、热毒的不同以及有否兼夹。

3.辨标本虚实

分清虚实标本的主次，正确处理扶正与祛邪的关系。

4.辨脏腑阴阳

分清受病脏腑气血阴阳失调的不同。

5.辨病程阶段

明确患者处于早、中、晚期的不同，以选择适当的治法和估计预后。

（二）治疗原则

（1）基本治则：扶正祛邪，攻补兼施。

（2）治疗原则：初期应当先攻之；中期应攻补兼施；晚期应扶正培本。

扶正可根据正虚侧重的不同，结合补气、补血、补阴、补阳。

祛邪应理气、除湿、化痰散结、活血化瘀、清热解毒。适当配伍有抗肿瘤作用的中药，做到“治实当顾虚，补虚勿忘实”。

（3）注意“衰其大半而止”、“养正积自除”的治疗原则，力求带瘤生存。

（三）证治分类

1．脑瘤

(1) 痰瘀阻窍证（痰瘀互结，蔽阻清窍）

主症：头晕头痛，项强，目眩，视物不清，呕吐，失眠健忘。

兼症：肢体麻木，面唇暗红或紫暗。

舌脉：舌质紫暗或有瘀点、瘀斑，脉涩。

治法：息风化痰，祛瘀通窍。

方药：通窍活血汤加减。本方有活血通窍的功效。

常用药：石菖蒲——芳香开窍；桃仁、红花、川芎、赤芍、三七——活血化瘀；白芥子、胆南星——化痰散结。

(2) 风毒上扰证（阳亢化风，热毒内炽，上扰清窍）

主症：头痛头晕，耳鸣目眩，视物不清，呕吐，面红目赤，失眠健忘，肢体麻木。

兼症：咽干，大便干燥，重则抽搐、震颤，或偏瘫，或角弓反张，或神昏谵语、项强。

舌脉：舌质红或红绛，苔黄，脉弦。

治法：平肝潜阳，清热解毒。

方药：天麻钩藤饮合黄连解毒汤加减。前方清肝息风，清热活血，补益肝肾；后方清热泻火，凉血解毒。

常用药：天麻、钩藤、石决明——平肝潜阳；山栀子、黄芩、黄连、黄柏——泻火解毒；牛膝——引血下行；杜仲、桑寄生——补益肝肾；夜交藤、茯神——安神定志。

(3) 阴虚风动证（肝肾阴亏，虚风内动）

主症：头痛头晕，神疲乏力，虚烦不宁，肢体麻木，语言謇涩，颈项强直。

兼症：手足蠕动或震颤，口眼歪斜，偏瘫，口干，小便短赤，大便干。

舌脉：舌质红，苔薄，脉弦细或细数。

治法：滋阴潜阳息风。

方药：大定风珠加减。本方具有滋液填阴，育阴潜阳息风的功能。

常用药：阿胶、熟地黄、白芍——滋养肝肾之阴；龟板、鳖甲、牡蛎——育阴潜阳息风；钩藤、僵蚕——息风止痉。

2．肺癌

(1) 瘀阻肺络证（气滞血瘀，痹阻于肺）

主症：咳嗽不畅，胸闷气憋，胸痛有定处，如锥如刺，或痰血暗红。

兼症：口唇紫暗。

舌脉：舌质暗或有瘀点、瘀斑，苔薄，脉细弦或细涩。

治法：行气活血，散瘀消结。

方药：血府逐瘀汤加减。本方有活血化瘀，理气止痛的功效。

常用药：桃仁、红花、川芎、赤芍、牛膝——活血化瘀；当归、熟地黄——养血活血；柴胡、枳壳——疏肝理气；甘草——调和诸药。

(2) 痰湿蕴肺证（脾湿生痰，痰湿蕴肺）

主症：咳嗽咳痰，气憋，痰质稠黏，痰白或黄白相兼，胸闷胸痛。

兼症：纳呆便溏，神疲乏力。

舌脉：舌质淡，苔白腻，脉滑。

治法：健脾燥湿，行气祛痰。

方药：二陈汤合瓜蒌薤白半夏汤加减。二陈汤燥湿化痰；瓜蒌薤白半夏汤宽胸散结。

常用药：陈皮、法半夏、茯苓——理气燥湿化痰；瓜蒌、薤白——行气祛痰，宽胸散结；紫菀、款冬花——止咳化痰。

(3) 阴虚毒热证（肺阴亏虚，热毒炽盛）

主症：咳嗽无痰或少痰，或痰中带血，甚则咯血不止，胸痛，心烦寐差，低热盗汗。

兼症：或热势壮盛，久稽不退，口渴，大便干结。

舌脉：舌质红，舌苔黄，脉细数或数大。

治法：养阴清热，解毒散结。

方药：沙参麦冬汤合五味消毒饮加减。前方养阴清热；后方以清热解毒为主。

常用药：沙参、玉竹、麦冬、甘草、桑叶、天花粉——养阴清热；金银花、野菊花、蒲公英、紫花地丁、紫背天葵——清热解毒散结。

(4) 气阴两虚证（气虚阴伤，肺痿失用）

主症：咳嗽痰少，或痰稀，咳声低弱，气短喘促。

兼症：神疲乏力，面色㿠白，形瘦恶风，自汗或盗汗，口干少饮。

舌脉：舌质红或淡，脉细弱。

治法：益气养阴。

方药：生脉散合百合固金汤加减。前方益气生津；后方养阴清热，润肺化痰。

常用药：人参——大补元气；麦冬——养阴生津；五味子——敛补肺津；生地黄、熟地黄、玄参——滋阴补肾；当归、芍药——养血平肝；百合、甘草——润肺止咳；桔梗——止咳祛痰。

3. 肝癌

(1) 肝气郁结证（肝气不舒，气机郁结）

主症：右胁部胀痛，右胁下肿块，胸闷不舒。

兼症：善太息，纳呆食少，时有腹泻，月经不调。

舌脉：舌苔薄腻，脉弦。

治法：疏肝健脾，活血化瘀。

方药：柴胡疏肝散加减。本方疏肝理气，散结止痛。

常用药：柴胡、枳壳、香附、陈皮——疏肝理气；川芎、赤芍——活血化瘀；甘草——调和诸药。

(2) 气滞血瘀证（气滞血瘀，结为癥块，不通则痛）

主症：右胁疼痛较剧，如锥如刺，入夜更甚，甚至痛引肩背，右胁下结块较大，质硬拒按，或同时见左胁下肿块。

兼症：面色萎黄而暗，倦怠乏力，脘腹胀满，甚至腹部胀大，皮色苍黄，脉络暴露，

食欲不振，大便溏结不调，月经不调。

舌脉：舌质紫暗，有瘀点瘀斑，脉弦涩。

治法：行气活血，化瘀消积。

方药：复元活血汤加减。

常用药：桃仁、红花、大黄——活血祛瘀；当归——活血补血；三棱、莪术、延胡索、郁金、水蛭——活血定痛，化瘀消积；穿山甲——疏通肝络；柴胡——疏肝理气；甘草——缓急止痛，调和诸药。

(3) 湿热聚毒证（湿邪化热，聚而为毒）

主症：右胁疼痛，甚至痛引肩背，右胁部结块，身黄目黄。

兼症：口干口苦，心烦易怒，食少厌油，腹胀满，便干溲赤。

舌脉：舌质红，苔黄腻，脉弦滑或滑数。

治法：清热利胆，泻火解毒。

方药：茵陈蒿汤加减。

常用药：茵陈、栀子、大黄——清热除湿，利胆退黄；白花蛇舌草、黄芩、蒲公英——清热泻火解毒。

(4) 肝阴亏虚证（病程较久，阴血暗耗）

主症：胁肋疼痛，胁下结块，质硬拒按，五心烦热，潮热盗汗。

兼症：头晕目眩，纳差食少，腹胀大，甚则呕血、便血、皮下出血。

舌脉：舌红少苔，脉细而数。

治法：养血柔肝，凉血解毒。

方药：一贯煎加减。

常用药：生地黄、当归、枸杞——滋养肝肾阴血；沙参、麦冬——滋养肺胃之阴；川楝子——疏肝解郁。

4. 大肠癌

(1) 湿热郁毒证（肠腑湿热，灼血为瘀，热盛酿毒）

主症：腹部阵痛，便中带血或黏液脓血便，里急后重，或大便干稀不调，肛门灼热。

兼症：或有发热，恶心，胸闷，口干，小便黄。

舌脉：舌质红，苔黄腻，脉滑数。

治法：清热利湿，化瘀解毒。

方药：槐角丸加减。本方有清热燥湿，泻火解毒，凉血止血，疏风理气之功。

常用药：槐角、地榆、侧柏叶——凉血止血；黄芩、黄连、黄柏——清热燥湿，泻火解毒；荆芥、防风、枳壳——疏风理气；当归尾——活血祛瘀。

(2) 瘀毒内阻证（瘀滞化热，热毒内生）

主症：腹部拒按，或腹内结块，里急后重，大便脓血，色紫暗，量多。

兼症：烦热口渴，面色晦暗，或有肌肤甲错。

舌脉：舌质紫暗或有瘀点、瘀斑，脉涩。

治法：活血化瘀，清热解毒。

方药：膈下逐瘀汤加减。本方有活血通经，化瘀止痛，理气的功效，适用于瘀血痹阻重者。由于瘀血常壅遏化热，故适当配伍清热解毒之品。

常用药：桃仁、红花、五灵脂、延胡索、牡丹皮、赤芍、当归、川芎——活血通经，化瘀止痛；香附、乌药、枳壳——调理气机；黄连、黄柏、败酱草——清热解毒；甘草——调和诸药。

(3) 脾肾双亏证（脾肾气虚，气损及阳）

主症：腹痛喜温喜按，或腹内结块，下利清谷或五更泄泻，或见大便带血。

兼症：面色苍白，少气无力，畏寒肢冷，腰酸膝冷。

舌脉：苔薄白，舌质淡胖，有齿痕，脉沉细弱。

治法：温阳益精。

方药：大补元煎加减。本方健脾益气，补肾填精。

常用药：人参、山药、黄芪——健脾益气；熟地黄、杜仲、枸杞子、山茱萸——补肾填精；肉苁蓉、巴戟天——温肾助阳。

(4) 肝肾阴虚证（肝肾阴虚，阴虚火旺）

主症：腹痛隐隐，或腹内结块，便秘，大便带血，腰膝酸软，头晕耳鸣，视物昏花，五心烦热。

兼症：口咽干燥，形瘦纳差，盗汗，遗精，月经不调。

舌脉：舌红少苔，脉弦细数。

治法：滋肾养肝。

方药：知柏地黄丸加减。本方滋补肝肾，清泻虚火。

常用药：熟地黄、山茱萸、山药、泽泻、牡丹皮、茯苓——滋补肝肾；知母、黄柏——清泻虚火。

5. 肾癌、膀胱癌

(1) 湿热蕴毒证（湿热蕴结下焦，膀胱气化不利）

主症：腰痛，腰腹坠胀不适，尿血，尿急，尿频，尿痛。

兼症：发热，消瘦，纳差。

舌脉：舌红苔黄腻，脉濡数。

治法：清热利湿，解毒通淋。

方药：八正散或龙胆泻肝汤加减。前方清热利尿通淋，适用于下焦热盛者；后方清热利湿之力均较强，适用于湿热俱盛者。

常用药：瞿麦、萹蓄、车前子、泽泻、芒硝——清热利尿通淋；连翘、龙胆草、栀子、黄芩——清热解毒利湿；当归、生地黄——养血益阴；柴胡——疏肝理气；甘草——调和诸药。

(2) 瘀血内阻证（瘀血蓄结，壅阻气机）

主症：腰腹疼痛，甚则腰腹部肿块，尿血。

兼症：面色晦暗，发热。

舌脉：舌质紫暗或有瘀点、瘀斑，苔薄白，脉涩。

治法：活血化瘀，理气散结。

方药：桃红四物汤加减。本方活血化瘀之力较强，适用于瘀血内阻者。

常用药：桃仁、红花、川芎、当归——活血化瘀；白芍、熟地黄——养血生新；香附、木香、枳壳——理气散结。

(3) 脾肾两虚证（脾肾气虚，气损及阳）

主症：腰痛，腹胀，尿血，畏寒肢冷，腰腹部肿块。

兼症：纳差，呕恶，消瘦，气短乏力，便溏。

舌脉：舌质淡，苔薄白，脉沉细。

治法：健脾益肾，软坚散结。

方药：大补元煎加减。本方健脾益气，补肾填精。

常用药：人参、山药、黄芪——健脾益气；熟地黄、杜仲、枸杞子、山茱萸——补肾填精；海藻、昆布——软坚散结。

(4) 阴虚内热证（肝肾阴亏，虚火内生）

主症：腰痛，腰腹部肿块，五心烦热，小便短赤。

兼症：口干，大便秘结，消瘦乏力。

舌脉：舌质红，苔薄黄少津，脉细数。

治法：滋阴清热，化瘀止痛。

方药：知柏地黄丸加减。本方滋补肝肾，清泻虚火。

常用药：熟地黄、山茱萸、山药、泽泻、牡丹皮、茯苓——滋补肝肾；知母、黄柏——清泻虚火；延胡索、郁金——活血化瘀止痛。

[结语]

(1) 癌病是多种恶性肿瘤的统称，以脏腑组织发生异常增生为其基本特征。

(2) 癌病是在脏腑阴阳气血失调的基础上，六淫邪毒入侵，并与气、痰、湿、瘀、热等相搏结积聚而成。

(3) 癌病的病机重点是本虚标实，本虚为脏腑气血阴阳的亏虚；标实为气滞、瘀血、痰浊、热毒互结，聚结成块。

(4) 癌病的诊断应重视中西医结合诊断，其治疗原则强调扶正祛邪，攻补兼施。

(5) 癌病的预后一般都差，但近年来通过大量临床研究、实验研究，运用中医的理论进行辨证论治，并在癌症的不同阶段，采用中西医相结合的方法，对于提高疗效，减少毒副作用，提高生存质量，延长生存期等都取得了一些成果，值得进一步总结、研究。

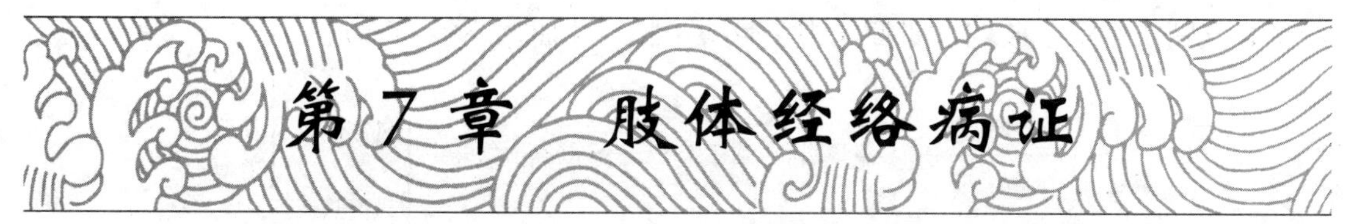

第7章　肢体经络病证

第一节　痹　　证

一、概述

（一）含义

痹证是由于风、寒、湿、热等邪气闭阻经络，影响气血运行，导致肢体筋骨、关节、肌肉等处发生疼痛、重着、酸楚麻木，或有关节屈伸不利、僵硬、肿大、变形等症状的一种疾病。轻者病在四肢关节肌肉，重者可内舍于脏。

（二）病名释义

（1）行痹：痹证以风邪为主，关节酸痛，游走不定，又称“风痹”。

（2）痛痹：痹证以寒邪为主，关节疼痛较甚，痛有定处，遇寒加重，又称“寒痹”。

（3）着痹：痹证以湿邪为主，关节疼痛重着，甚则漫肿，又称“湿痹”。

（4）热痹：痹证以热邪为主，关节疼痛较剧，肌肤红肿灼热。

（5）尪痹：因风寒湿热之邪流注筋骨关节，久之损伤肝肾阴血，以肢体关节疼痛剧烈、肿大、僵硬变形、屈伸受限、活动不利为主要表现。

（6）白虎历节：风寒湿邪，侵入经络，流注关节，症见关节痛剧如虎咬，游走不定，不能屈伸。

（7）鹤膝风：膝关节肿大者称之。

（8）鼓槌风：手指关节肿大者称之。

（9）五体痹：指骨、筋、脉、肌、皮痹。

（10）五脏痹：指心、肝、脾、肺、肾痹。

（三）讨论范围

西医学中风湿性关节炎、类风湿关节炎、赖特综合征、肌纤维炎、强直性脊柱炎、痛风、增生性骨关节病等出现痹证的临床表现时，均可参考本节内容辨证论治。

二、病因病机

（1）示意图：见图7-1。

（2）发病内因：正虚卫外不固；发病外因：感受外邪引发。

（3）病位：筋脉，关节，肌肉。

初病邪痹肌表、经络（五体痹），久则深入筋骨，日久由经入脏（五脏痹，如心痹：心悸，心慌，气喘；脾痹：肢软，肌瘦无力；骨痹：腰背偻曲，不能伸直）。

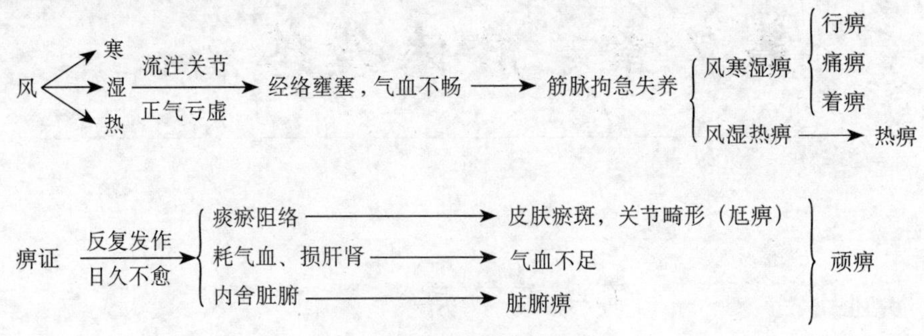

图 7-1　病因病机示意图

（4）病理因素：风、寒、湿、热、痰、瘀。

（5）基本病机：邪气滞留，经络闭阻，不通则痛。

（6）病理性质：有寒热虚实之分，并可相互转化。

阴虚阳盛之体，易成为风湿热痹；阳虚阴盛之体，易成为风寒湿痹。

病初：以邪实为主，邪在经脉，累及筋骨、肌肉、关节。

痹证日久：耗伤气血，损及肝肾，病理性质虚实相兼。

痰浊 - 瘀血在疾病的发展过程中起着重要作用。

（7）病理变化：①风寒湿痹或热痹日久不愈，气血运行不畅日甚，瘀血痰浊阻痹经络，出现皮肤瘀斑、关节周围结节、关节肿大畸形、屈伸不利等症；②病久使正气耗伤，呈现不同程度的气血亏损或肝肾不足证候；③痹证日久不愈，病邪由经络而累及脏腑，出现脏腑痹的证候。其中以心痹较为多见。

三、诊断与病证鉴别

（一）诊断依据

（1）肢体关节、肌肉疼痛，屈伸不利，或疼痛游走不定，甚则关节剧痛、肿大、强硬、变形。

（2）发病及病情的轻重常与劳累，以及季节、气候的寒冷、潮湿等天气变化有关，某些痹证的发生和加重可与饮食不当有关。

（3）本病可发生于任何年龄，但不同年龄的发病与疾病的类型有一定的关系。

（二）病证鉴别

与痿证的鉴别：见表 7-1。

表 7-1　与痿证的鉴别

类型	痹证	痿证
共同点	均属肢体筋脉病变	
病机	风、寒、湿、热之邪气侵袭，痹阻筋脉关节	邪热伤阴，五脏精血亏损，经脉肌肉失养
病位	四肢可患	多病下肢

续表

类型	痹证	痿证
疼痛	疼痛为主	一般不痛
活动状况	因痛而影响活动	无力运动，甚则软瘫
肌肉瘦削	一般无，重者因疼痛或关节僵直，日久废而不用而瘦痿	初病即有

四、辨证论治

（一）辨证要点

1. 首辨寒热类别

见表 7-2。

表 7-2　辨痹证寒热

类型	关节症状	属性
风湿热痹	红肿灼热疼痛	喜冷恶热
风寒湿痹	肿痛，无红肿灼热	喜热恶冷

2. 次辨病邪偏盛

见表 7-3。

表 7-3　辨病邪偏盛

病邪偏盛	症状特点
风邪（行痹）	疼痛游走不定
寒邪（痛痹）	痛势较甚，痛有定处，遇寒加重
湿邪（着痹）	关节酸痛、重着、漫肿
热邪（热痹）	关节肿胀，肌肤焮红，灼热疼痛
痰邪	关节疼痛日久，肿胀局限，或见皮下结节
瘀邪	关节肿胀，僵硬，疼痛不移，肌肤紫暗或瘀斑

3. 再辨证候虚实

见表 7-4。

表 7-4　辨证候虚实

类型	实证	虚证
病程	新病	久病
病势	发病较急	发病较缓
疼痛	痛势较剧	痛势绵绵
症状	风、寒、湿、热之邪明显	有气血耗伤，肝肾不足见证
脉象	脉实有力	脉虚无力

病程缠绵，日久不愈，常为痰瘀互结，肝肾亏虚之虚实夹杂证。

（二）治疗原则

基本治则：祛邪通络，缓急止痛。

(1) 初起（多为邪实）：祛风、散寒、除湿、清热、化痰、行瘀，兼以宣痹通络。

(2) 久痹（多有正虚）：扶正祛邪，兼益气养血，培补肝肾。

另外，对行痹宜重视养血活血，痛痹宜结合温阳补火，着痹宜结合健脾益气，久痹正虚者，应重视扶正，补肝肾、益气血。

（三）证治分类

1. 风寒湿痹

(1) 行痹（风夹寒湿，留滞经脉）

主症：肢体关节、肌肉疼痛酸楚，游走不定，可涉及肢体多个关节。

兼症：关节屈伸不利，初起可见有恶风、发热等表证。

舌脉：舌苔薄白，脉浮或浮缓。

治法：祛风通络，散寒除湿。

方药：防风汤加减。本方有发散风寒、祛湿通络作用。

常用药：防风、麻黄、桂枝、葛根——祛风散寒、解肌通络止痛；当归——养血活血通络；茯苓、生姜、大枣、甘草——健脾渗湿、调和营卫。

(2) 痛痹（寒夹风湿，留滞经络）

主症：肢体关节疼痛，痛势较剧，部位固定，遇寒则痛甚，得热则痛缓。

兼症：关节屈伸不利，局部皮肤或有寒冷感。

舌脉：舌质淡，苔薄白，脉弦紧。

治法：散寒通络，祛风除湿。

方药：乌头汤加减。本方重在温经散寒止痛。

常用药：制川乌、麻黄——温经散寒、通络镇痛；芍药、甘草、蜂蜜——缓急止痛；黄芪——益气固表，利血通痹。

(3) 着痹（湿夹风寒，留滞经脉）

主症：肢体关节、肌肉酸楚、重着、疼痛，肿胀散漫。

兼症：关节活动不利，肌肤麻木不仁。

舌脉：舌质淡，舌苔白腻，脉濡缓。

治法：除湿通络，祛风散寒。

方药：薏苡仁汤加减。本方有健脾祛湿，发散风寒的作用。

常用药：薏苡仁、苍术、甘草——益气健脾除湿；羌活、独活、防风——祛风除湿；麻黄、桂枝、制川乌——温经散寒，祛湿止痛；当归、川芎——养血活血通脉。

2. 风湿热痹（风湿热邪壅滞经脉，气血闭阻不通）

主症：游走性关节疼痛，可涉及一个或多个关节，局部灼热红肿，痛不可触，得冷则舒。

兼症：关节活动不便，可有皮下结节或红斑，常伴有发热、恶风、汗出、口渴、烦躁

不安等全身症状。

舌脉：舌质红，舌苔黄或黄腻，脉滑数或浮数。

治法：清热通络，祛风除湿。

方药：白虎加桂枝汤合宣痹汤加减。前方以清热宣痹为主，适用于风湿热痹，热象明显者；后方重在清热利湿、宣痹通络，适用于风湿热痹，关节疼痛明显者。

常用药：生石膏、知母、黄柏、连翘——清热除烦；桂枝——疏风解肌通络；防己、杏仁、薏苡仁、滑石、赤小豆、蚕砂——清利湿热，通络宣痹。

3．痰瘀痹阻证（痰瘀互结，闭阻经脉）

主症：痹证日久，肌肉关节刺痛，固定不移，或关节肌肤紫暗、肿胀，按之较硬。

兼症：肢体顽麻或重着，或关节僵硬变形，屈伸不利，有硬结、瘀斑，面色暗黧，眼睑浮肿，或胸闷痰多。

舌脉：舌质紫暗或有瘀斑，舌苔白腻，脉弦涩。

治法：化痰行瘀，蠲痹通络。

方药：双合汤加减。本方有活血化瘀、祛痰通络作用。

常用药：桃仁、红花、当归、川芎、白芍——活血化瘀，通络止痛；茯苓、半夏、陈皮、白芥子、竹沥、姜汁——健脾化痰。

4．肝肾亏虚证（肝肾不足，筋脉失于濡养）

主症：痹证日久不愈，关节屈伸不利，肌肉瘦削，腰膝酸软。

兼症：或畏寒肢冷，阳痿，遗精，或骨蒸劳热，心烦口干。

舌脉：舌质淡红，舌苔薄白或少津，脉沉细弱或细数。

治法：培补肝肾，舒筋止痛。

方药：独活寄生汤加减。本方有益肝肾、补气血、祛风湿、止痹痛作用。

常用药：独活、防风、秦艽、细辛、肉桂——祛风除湿，散寒止痛；人参、茯苓、甘草、当归、地黄、芍药——补益气血；杜仲、牛膝、桑寄生——补养肝肾。

[结语]

（1）痹证是临床常见的病证，其发生与体质因素、气候条件、生活环境有密切关系。

（2）正虚卫外不固是痹证发生的内在基础，感受外邪为引发本病的外在条件。风、寒、湿、热、痰、瘀等邪气滞留机体筋脉、关节、肌肉，经络闭阻，不通则痛是痹证的基本病机。

（3）临床辨证应根据热象之有无，首先辨清风寒湿痹与热痹。风寒湿痹中，风邪偏盛者为行痹，寒邪偏盛者为痛痹，湿邪偏盛者为着痹。

（4）痹证的治疗原则是祛风、散寒、除湿、清热和舒经通络。病久耗伤气血，则注意调气养血，补益肝肾；痰瘀相结，当化痰行瘀，畅达经络；若寒热并存、虚实夹杂者，当明辨标本虚实而兼顾之。

（5）本病预后与感邪的轻重、患者体质的强弱、治疗是否及时及病后颐养等因素密切相关。一般来说，痹证初发，正气尚未大虚，病邪轻浅，治疗及时有效，多可痊愈。若虽初发而感邪深重，或痹证反复发作，或失治、误治等，往往可使病邪深入，由肌肤而渐至筋骨脉络，甚至损及脏腑，病情缠绵难愈，预后较差。

第二节　痉　　证

一、概述

（一）含义

痉证是以项背强直，四肢抽搐，甚至口噤、角弓反张为主要临床表现的一种病证，古亦称为“痓”。

（二）病名释义

瘛疭：瘛者，筋脉拘急也；疭者，筋脉弛纵也，指手脚一伸一收的症状，俗称“抽风”。

刚痉：痉证外感表实无汗者。

柔痉：痉证外感表虚有汗者。

戴眼反折：指目睛上视而不能转动，是太阳经气将散的危重证候。

（三）讨论范围

西医学中各种原因引起的热性惊厥及某些中枢神经系统病变，如流行性脑脊髓膜炎、流行性乙型脑炎、中毒性脑病、脑脓肿、脑寄生虫病、脑血管疾病等出现痉证表现，符合本病临床特征者均可参照本节辨证论治。

二、病因病机示意图

（1）示意图：见图 7-2。

外邪
风寒湿邪
壅阻经络，气血不畅
温热时邪
侵入营血，伤津耗液
筋脉拘急
痉证
内伤
素体肝肾阴虚
水不涵木，阳亢化风
出血过汗误下
阴精耗散，津伤液脱
久病过劳
瘀血痰浊，阻滞经脉
筋脉失养

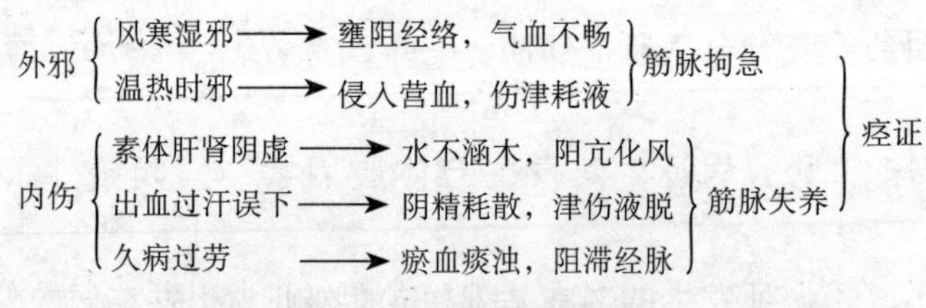

图 7-2　病因病机示意图

（2）病位：在筋脉，属肝所主，涉及心、脾、胃、肾。

（3）基本病机：阴虚血少，筋脉失养。

（4）病理性质：有虚实之分，两者可以相互转化。

虚：脏腑虚损，阴阳、气血、津液不足。

实：邪气壅盛。外感风、寒、湿、热。

（5）病理转化：取决于邪正相争的结果。

痉证日久——气血亏虚，阴液耗伤——实证转为虚证，或虚中夹实证。

虚证日久——脏腑功能失调——产生痰浊、瘀血，经脉闭阻——因虚致实证。

失治、误治——阴阳气血衰败，肝脾心肾俱损。

(6) 预后：多属危急重症，甚则可危及生命。部分患者可能后遗头痛、呆滞、痫证诸疾。

1) 风寒湿邪壅阻经络者，如治疗得当，可较快好转，若失治误治，也可化热传里。

2) 热甚发痉者，病情危重，尚可救治。

3) 热毒内陷，痉厥互见者，常危及生命。

4) 热盛伤阴，阴精涸竭者，为实中有虚，救治较难。

5) 阴血亏虚者，来势多缓，好转亦慢。

三、诊断与病证鉴别

(一) 诊断依据

(1) 多突然起病，以项背强急，四肢抽搐，甚至角弓反张为其证候特征。

(2) 部分危重患者可有神昏谵语等意识障碍。

(3) 发病前多有外感或内伤等病史。

(二) 病证鉴别

(1) 与痫证的鉴别：见第 2 章第五节“痫证”。

(2) 与中风的鉴别：见第 4 章第七节“中风”。

(3) 与颤证的鉴别：见表 7-5。

表 7-5　与颤证的鉴别

类型	颤证	痉证
症状	头颈、手足不自主颤动、振摇为主要症状，手足颤抖动作幅度小，频率较快，多呈持续性	肢体抽搐幅度大，抽搐多呈持续性，有时伴短阵性间歇，手足屈伸牵引，弛纵交替
神昏	无	有
发热	无	部分患者可有发热，两目上视

(4) 与破伤风的鉴别：见表 7-6。

表 7-6　与破伤风的鉴别

类型	痉证	破伤风
共同点	项背强直，四肢抽搐，角弓反张	
范畴	内科	外科
病史	外感六淫、久病体虚	金疮破伤、伤口不洁，感受风毒
症状	项背四肢、拘急抽搐	发痉多始于头面部，肌肉痉挛，口噤，苦笑面容，逐渐延及四肢或全身

四、辨证论治

（一）辨证要点

1. 辨外感内伤

(1) 外感致痉：多有恶寒、发热、脉浮等表证，即使热邪直中，虽无恶寒，但必有发热，肢体疼痛等表证。

(2) 内伤致痉：无表证，多有素体不足，误治损伤，失血夺汗等病史及诱因可查。

2. 辨虚证与实证

见表 7-7。

表 7-7　辨实证与虚证

类型	实证	虚证
病因	外感、瘀血、痰浊	内伤气血、阴津不足
症状特点	颈项强直，牙关紧闭，角弓反张，四肢抽搐频繁有力而幅度较大	手足蠕动，或抽搐时休时止，神疲倦息

（二）治疗原则

(1) 基本原则：急则舒筋解痉以治其标，缓则扶正益损以治其本。

(2) 治疗大法：滋养营阴。

实证：舒筋解痉以治其标（祛风、散寒、除湿、清热、豁痰、化瘀）。

虚证：养血滋阴以治其本（滋阴，养血，息风舒筋）。

虚实错杂：标本兼治，宜泄热存阴，益气化瘀。

保津液、养阴血、荣筋脉是最重要的治疗原则，切忌发汗、攻下之味，或镇潜息风之品。

（三）证治分类

1. 邪壅经络证（风寒湿邪，侵于肌表）

主症：头痛，项背强直，甚至口噤不能语，四肢抽搐。

兼症：恶寒发热，无汗或汗出，肢体酸重。

舌脉：舌苔薄白或白腻，脉浮紧。

治法：祛风散寒，燥湿和营。

方药：羌活胜湿汤加减。本方有祛风、散寒、燥湿、解肌和营作用。

常用药：羌活、独活、防风、藁本、川芎、蔓荆子——祛风胜湿；葛根、白芍、甘草——解肌和营，缓急止痉。

2. 肝经热盛证（邪热炽盛，动风伤津）

主症：高热头痛，口噤龂齿，手足躁动。

兼症：甚则项背强急，四肢抽搐，角弓反张。

舌脉：舌质红绛，舌苔薄黄或少苔，脉弦细而数。

治法：清肝潜阳，息风镇痉。

方药：羚角钩藤汤加减。本方有平肝息风、清热止痉作用。

常用药：水牛角、钩藤、桑叶、菊花——凉肝息风止痉；川贝母、竹茹——清热化痰以通络；茯神——宁神定志；白芍、生地黄、甘草——酸甘化阴，补养肝血，缓急止痉。

3．阳明热盛证（胃热亢盛，热盛伤津）

主症：壮热汗出，项背强急，手足挛急，口噤齘齿，甚则角弓反张。

兼症：腹满便结，口渴喜冷饮。

舌脉：舌质红，苔黄燥，脉弦数。

治法：清泄胃热，增液止痉。

方药：白虎汤合增液承气汤加减。前方清泄阳明实热；后方滋阴增液，泄热通便。两方合用有通腑泄热、存阴止痉作用。

常用药：生石膏、知母、玄参、生地黄、麦冬——清热养阴生津，濡润筋脉；大黄、芒硝——软坚润燥、荡涤胃府积热；粳米、甘草——和胃养阴。

4．心营热盛证（热入心营，扰动神明）

主症：高热烦躁，神昏谵语，项背强急。

兼症：四肢抽搐，甚则角弓反张。

舌脉：舌质红绛，苔黄少津，脉细数。

治法：清心透营，开窍止痉。

方药：清营汤加减。本方有清心凉血解毒，泄热养阴作用。

常用药：水牛角、莲子心、淡竹叶、连翘——清心泄热、凉血解毒；玄参、生地黄、麦冬——滋阴养津。

5．痰浊阻滞证（痰浊中阻，上蒙清窍）

主症：头痛昏蒙，神志呆滞，项背强急，四肢抽搐。

兼症：胸脘满闷，呕吐痰涎。

舌脉：舌苔白腻，脉滑或弦滑。

治法：豁痰开窍，息风止痉。

方药：导痰汤加减。本方有运脾豁痰作用。

常用药：制半夏、石菖蒲、陈皮、胆南星、姜汁、竹沥——豁痰化浊开窍；枳实、茯苓、白术——健脾化湿；全蝎、地龙、蜈蚣——息风止痉。

6．阴血亏虚证（阴血亏耗，筋脉失养）

主症：项背强急，四肢麻木，抽搦或筋惕肉瞤，直视口噤。

兼症：头目昏眩，自汗，神疲气短，或低热。

舌脉：舌质淡或舌红无苔，脉细数。

治法：滋阴养血，息风止痉。

方药：四物汤合大定风珠加减。前方为补血要方，后方滋液育阴、柔肝息风。

常用药：熟地黄、白芍、麦冬、阿胶、五味子、当归、麻子仁——补血滋阴柔肝；生龟板、生鳖甲、生牡蛎——息风止痉；鸡子黄——养阴宁心。

[结语]

(1) 痉证是以项背强急，四肢抽搐，甚则角弓反张为主要特征的急性病证。

(2) 其发病原因，外则风、寒、湿、热之邪，内则脏腑失调，气血亏虚，痰阻血瘀而筋脉失养。

(3) 本病应与痫证、厥证、中风、破伤风、颤证等病证相鉴别。

(4) 痉证治疗的原则是急则舒筋解痉以治其标，缓则扶正益损以治其本。同时，必须辨明外感与内伤、虚证与实证，切勿滥用潜镇息风之品。一般来说，外感发痉多属实证，治当先祛其邪，如属风寒湿邪，宜祛风、散寒、除湿；若邪热炽盛、热动肝风、风火相扇，宜清热息风止痉；若热邪入里而实热内结、消灼阴液致痉者，宜泄热存阴止痉；热入心营、扰动神明，宜清心透营止痉；痰浊壅阻经脉，蒙蔽清窍，宜息风止痉、豁痰开窍。内伤发痉，多属虚证，重在治本扶正，临证当辨其损及脏腑而调之，若属伤津脱液、阴血亏虚者，当增液、养阴、补血为主。临证中还当根据病理转化而兼顾其变证。

(5) 痉证多起病急，变化较快。外感发痉，属邪实正盛，若能迅速祛散外邪，痉证得以控制，则预后较好。内伤发痉，多虚中夹实，治疗较为困难，应细察病机，审慎调治。古代医家根据临床经验，认为痉证若见有口张目瞪、昏昧无知，或见有戴眼反折、遗尿，或见有汗出如油如珠等，均属预后不良的征象。

第三节 痿 证

一、概述

(一) 含义

痿证是指肢体筋脉弛缓，软弱无力，不能随意运动，或伴有肌肉萎缩的一种病证。临床以下肢痿弱较为常见，亦称“痿躄”。

(二) 病名释义

痿躄：痿指肢体痿弱不用，躄指下肢软弱无力，不能步履之意。

皮痿：因肺热叶焦所致皮毛枯痿、足痿的病证。

脉痿：指下肢肌肉萎缩无力，胫软不能站立，膝踝关节不能提屈。因心气热，气血走于上，或失血过多，经脉空虚所致。

筋痿：指肝热内盛，阴血不足，筋膜干枯，或阳痿不举。

肉痿：指肌肉痿软无力，麻痹不仁之证。

骨痿：指腰背酸软，难于直立，下肢痿弱无力，面色暗黑，牙齿干枯之证。因大热伤阴，或肾精亏损，使骨枯而髓减所致。

五痿：指皮痿、脉痿、筋痿、肉痿、骨痿五种痿证。

(三) 讨论范围

根据本病的临床表现，西医学中多发性神经炎、运动神经元疾病、脊髓病变、重症肌

无力、周期性麻痹等表现为肢体痿软无力，不能随意运动者，均可参照本节辨证论治。

二、病因病机

（1）示意图：见图 7-3。

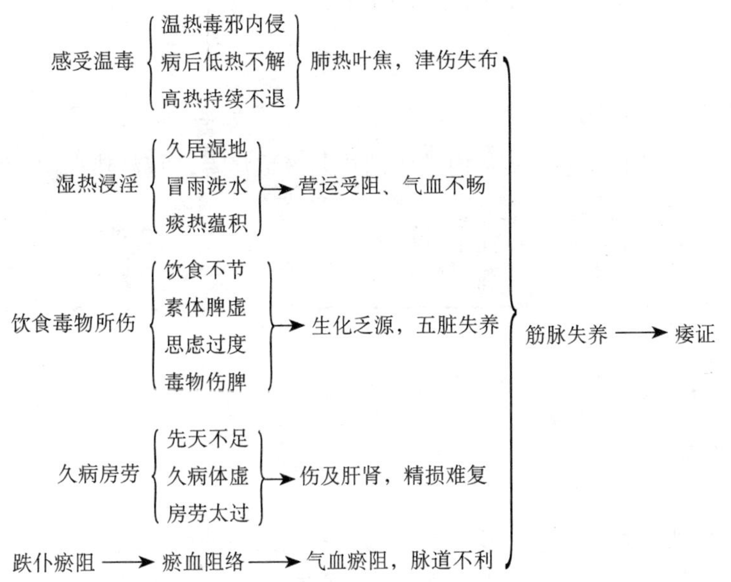

图 7-3　病因病机示意图

（2）病位：在筋脉肌肉，但根柢在于五脏虚损。

（3）基本病机：五脏精气耗伤，津液精血亏损，筋脉肌肉失养，弛纵不收，肌肉软弱无力，消瘦枯萎。

（4）病理性质：以热证、虚证为多，虚实夹杂者亦不少见。

（5）病理演变：五脏病变，皆可致痿，且可相互转变。久痿虚极，脾肾精气虚羸，可见舌体瘫软、吞咽、呼吸困难等凶险证候。

三、诊断与病证鉴别

（一）诊断依据

（1）肢体筋脉弛缓不收，下肢或上肢，一侧或双侧，软弱无力，甚则瘫痪，部分患者伴有肌肉萎缩。

（2）由于肌肉痿软无力，可有睑废，视歧，声嘶低喑，抬头无力等症状，甚则影响呼吸、吞咽。

（3）部分患者发病前有感冒、腹泻病史，有的患者有神经毒性药物接触史或家族遗传史。

（二）病证鉴别

痿证应与痹证、偏枯鉴别，见表 7-8。

表 7-8　与痹证、偏枯的鉴别

类型	痿证	痹证	偏枯
病因	外感（湿热、温毒）；内伤（正气亏虚）	外邪（风、寒、湿、热）为主	内因为主（风火痰瘀）
病机	五脏内伤，筋脉失养	外邪侵袭，经络痹阻	邪中经络
病位	筋脉肌肉	关节肌肉	经络
症状特点	肢体痿软不用，肌肉萎缩，痿废不用，以下肢多见	后期因肢体关节疼痛，不能运动，肢体长期废用，有类似痿证之瘦削枯萎者（痛而不用，日久萎缩）	一侧上下肢偏废不用，常伴有语言謇涩、口眼歪斜，久则患肢肌肉枯瘦，其瘫痪是由于中风而致
疼痛	不痛	疼痛	或有疼痛

四、辨证论治

（一）辨证要点

1．辨病位

病变在肺：痿证初起，发热，咳嗽，咽痛，或在热病之后出现肢体软弱不用。

病在脾胃：四肢痿软，食少便溏，面浮，下肢微肿，纳呆腹胀。

病在肝肾：下肢痿软无力明显，甚则不能站立，腰脊酸软，头晕耳鸣，遗精阳痿，月经不调，咽干目眩。

2．审虚实

痿证以虚为本，或本虚标实。

实证：起病急，发展快，肢体不用，伴拘急麻木，肌肉萎缩不明显，此为感受温热毒邪或湿热浸淫。

虚证：起病缓慢，病程较长，或经久不已，肢体弛缓不痛，肌肉萎缩明显，主要为肝肾阴虚和脾胃虚弱，但常兼夹郁热、湿热、痰浊、瘀血，而虚中有实。

（二）治疗原则

(1) 实证：祛邪和络。

肺热津伤者，宜清热润燥；湿热浸淫者，宜清热利湿；瘀阻脉络者，宜活血行瘀。

(2) 虚证：扶正补虚为主。

脾胃虚弱者，宜健脾益气；肝肾亏虚者，宜滋养肝肾；虚实夹杂者：兼顾调治。

（三）证治分类

1．肺热津伤证（肺燥伤津，五脏失润，筋脉失养）

主症：发病急，病起发热，或热后突然出现肢体软弱无力。

兼症：皮肤干燥，心烦口渴，咳呛少痰，咽干不利，小便黄赤或热痛，大便干燥，可较快发生肌肉瘦削。

舌脉：舌质红，苔黄，脉细数。

治法：清热润燥，养阴生津。

方药：清燥救肺汤加减。本方有清热润燥，养阴宣肺作用。

常用药：北沙参、西洋参、麦冬、生甘草——甘润生津养阴；阿胶、胡麻仁——养阴血以润燥；生石膏、桑叶、苦杏仁、炙枇杷叶——清热宣肺。

2．湿热浸淫证（湿热浸淫，壅遏经脉，营卫受阻）

主症：起病较缓，逐渐出现肢体困重，痿软无力，尤以下肢或两足痿弱为甚。

兼症：肢体微肿，手足麻木，扪及微热，喜凉恶热，或有发热，胸脘痞闷，小便赤涩热痛。

舌脉：舌质红，舌苔黄腻，脉濡数或滑数。

治法：清热利湿，通利经脉。

方药：加味二妙散加减。本方清利湿热，补肾通脉。

常用药：苍术、黄柏——清热燥湿；萆薢、防己、薏苡仁——渗湿分利；蚕砂、木瓜、牛膝——利湿，通经活络；龟板——滋阴益肾强骨。

3．脾胃虚弱证（脾虚不健，生化乏源，筋脉失养）

主症：起病缓慢，肢体软弱无力逐渐加重，纳呆便溏，肌肉萎缩。

兼症：神疲肢倦，少气懒言，面色㿠白或萎黄无华，面浮。

舌脉：舌淡苔薄白，脉细弱。

治法：补中益气，健脾升清。

方药：参苓白术散合补中益气汤加减。前方健脾益气利湿；后方健脾益气养血。

常用药：人参、白术、山药、白扁豆、莲肉、甘草、大枣——补脾益气；黄芪、当归——益气养血；薏苡仁、茯苓、砂仁、陈皮——健脾理气化湿；升麻、柴胡——升举清阳；神曲——消食行滞。

4．肝肾亏损证（肝肾亏损，阴精不足，筋脉失养）

主症：起病缓慢，渐见肢体痿软无力，尤以下肢明显，腰膝酸软，不能久立，甚至步履全废，腿胫大肉渐脱。

兼症：眩晕耳鸣，舌咽干燥，遗精或遗尿，或妇女月经不调。

舌脉：舌红少苔，脉细数。

治法：补益肝肾，滋阴清热。

方药：虎潜丸加减。本方滋阴降火，强壮筋骨。

常用药：虎骨（现为禁用药）、牛膝——壮筋骨利关节；熟地黄、龟板、知母、黄柏——填精补髓，滋阴补肾，清虚热；锁阳——温肾益精；当归、白芍——养血柔肝；陈皮、干姜——理气温中和胃，既防苦寒败胃，又使滋补而不滞。

5．脉络瘀阻证（气虚血瘀，阻滞经络，筋脉失养）

主症：久病体虚，四肢痿弱，肌肉瘦削，手足麻木不仁，四肢青筋显露。

兼症：肌肉活动时隐痛不适。

舌脉：舌萎不能伸缩，舌质暗淡或瘀点、瘀斑，脉细涩。

治法：益气养营，活血行瘀。

方药：圣愈汤合补阳还五汤加减。前方益气养血；后方补气活血通络。

常用药：人参、黄芪——益气；当归、川芎、熟地黄、白芍——养血和血；川牛膝、地龙、桃仁、红花、鸡血藤——活血化瘀通脉。

[结语]

(1) 痿证是指肢体痿弱无力，不能随意运动的一类病证。

(2) 病因有外感与内伤两类，外感多由温热毒邪或湿热浸淫，耗伤肺胃津液而成。内伤多为饮食或久病劳倦等因素，损及脏腑，导致脾胃虚弱、肝肾亏损。本病以虚为本，或虚实错杂。

(3) 临床虽以肺热津伤、湿热浸淫、脾胃虚弱、肝肾亏损、瘀阻络脉等证型常见，但各种证型之间常相互关联，如感受温热及湿热致痿，迁延日久可导致肝肾亏损；肝肾亏损，亦可阴损及阳，出现阳虚证候；经络是气血运行的通道，痿证日久，影响气血正常运行，经络瘀滞，使筋脉更失其濡养，而关节不利，肌肉萎缩明显。

(4) 临床治疗时务须结合标本虚实传变，时时注意祛邪不要伤正，补虚要兼顾祛邪，扶正主要是调养脏腑，补益气血阴阳，祛邪重在清利湿热与温热毒邪。在治疗过程中还要兼顾气血运行，以通利经络、濡养筋脉。

(5) 痿证的预后与病因、病程有关。外邪致痿，务要及时救治，免成痼疾。多数早期急性病例，病情较轻浅，治疗效果较好，功能较易恢复；若失治或治之不当，以及内伤致病或慢性病例，病势缠绵，渐至于百节缓纵不收，脏气损伤加重，大多沉痼难治。年老体衰发病者，预后较差。

(6)“治痿独取阳明”，临床可以从以下三方面来理解：一是不论选方用药，针灸取穴，都应重视补益脾胃；二是“独取阳明”尚包括清胃火、祛湿热，以调理脾胃；三是临证时要重视辨证施治。而“泻南方，补北方”，即指泻心火，补肾水的治疗方法。

第四节　颤　　证

一、概况

（一）含义

颤证是以头部或肢体摇动颤抖，不能自制为主要临床表现的一种病证。轻者表现为头摇动或手足微颤，重者可见头部振摇，肢体颤动不止，甚则肢节拘急，失去生活自理能力。本病又称“振掉”、“颤振”、“震颤”。

（二）讨论范围

西医学中帕金森病、肝豆状核变性、小脑病变的姿位性震颤、特发性震颤、甲状腺功能亢进等，凡具有颤证临床特征的锥体外系疾病和某些代谢性疾病，均可参照本节辨证论治。

二、病因病机

（1）示意图：见图 7-4。

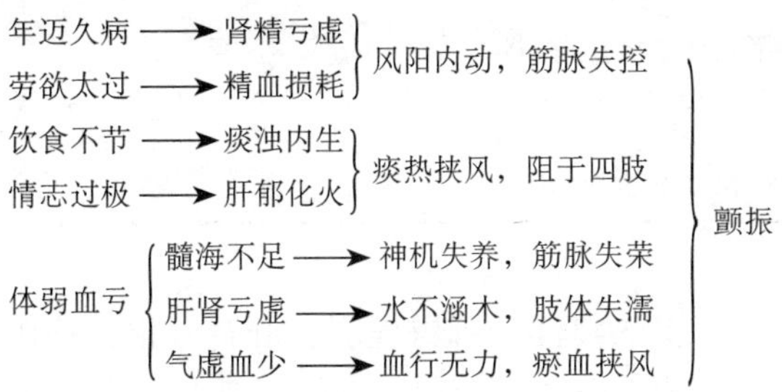

年迈久病 ⟶ 肾精亏虚
劳欲太过 ⟶ 精血损耗
风阳内动，筋脉失控
饮食不节 ⟶ 痰浊内生
情志过极 ⟶ 肝郁化火
痰热挟风，阻于四肢
体弱血亏
髓海不足 ⟶ 神机失养，筋脉失荣
肝肾亏虚 ⟶ 水不涵木，肢体失濡
气虚血少 ⟶ 血行无力，瘀血挟风
颤振

图 7-4　病因病机示意图

（2）病位：在筋脉，涉及肝、脾、肾。

（3）基本病机：肝风内动，筋脉失养。

（4）病理因素：风、痰、火、瘀。

风：以阴虚生风为主，也有阳亢风动，或痰热化风者。

痰：因脾虚不运，或热邪煎熬津液所致，痰邪多与肝风或热邪兼夹为患。

火：火有实火、虚火之分。虚火为阴虚生热化火，实火为五志过极化火。

瘀：久病多瘀，瘀血常与痰浊并病。

（5）病理性质：本虚标实。

本：气血阴阳亏虚，其中以阴津精血亏虚为主。

标：风、火、痰、瘀。

三、诊断与病证鉴别

（一）诊断依据

（1）头部及肢体颤抖、摇动，不能自制，甚者颤动不止，四肢强急。

（2）常伴动作笨拙，活动减少，多汗流涎，语言缓慢不清，烦躁不寐，神智呆滞等症状。

（3）多发生于中老年人，一般呈隐袭起病，逐渐加重，不能自行缓解。

（4）部分患者发病与情志有关，或继发于脑部病变。

（二）病证鉴别

颤证应与瘛疭鉴别，见表 7-9。

表 7-9　与瘛疭的鉴别

类型	颤证	瘛疭
共同点	手足不自主颤动	
病势	慢性，隐匿	急性
病因	内伤	急性热病或某些慢性疾病急性发作

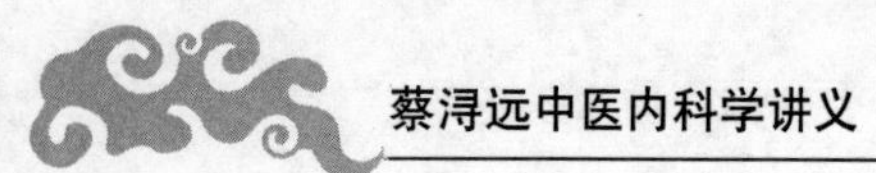

续表

类型	颤证	瘛疭
病机	肝风内动，筋脉失养	阴虚血少，筋脉失养
症状	以头颈、手足不自主颤动、振摇为主，手足颤抖动作幅度小，频率较快	抽搐多呈持续性，有时伴短阵性间歇，手足屈伸牵引，弛纵交替，肢体抽搐幅度大
兼症	无肢体抽搐牵引和发热、神昏	部分患者可有发热，两目上视，神昏

四、辨证论治

（一）辨证要点

辨标本虚实

(1) 本虚：肝肾阴虚、气血不足。症见：颤抖无力，缠绵难愈，腰膝酸软，体瘦眩晕，遇烦劳加重。

(2) 标实：风、火、痰、瘀。症见：震颤较剧，肢体僵硬，烦躁不宁，胸闷体胖，遇郁怒而发。

临床多虚实夹杂之证。

（二）治疗原则

(1) 分虚实。初起：清热、化痰、息风为主；久病：滋补肝肾，益气养血，调补阴阳，兼以息风通络。

(2) 重视补益肝肾。

（三）证治分类

1. 风阳内动证（肝郁阳亢，扰动筋脉）

主症：肢体颤动粗大，程度较重，不能自制，眩晕耳鸣，面赤烦躁，易激动，心情紧张时颤动加重。

兼症：伴有肢体麻木，口苦而干，语言迟缓不清，流涎，尿赤，大便干。

舌脉：舌质红，苔黄，脉弦。

治法：镇肝息风，舒筋止颤。

方药：天麻钩藤饮合镇肝息风汤加减。前方具有平肝息风、清热安神作用；后方具有镇肝息风、育阴潜阳、舒筋止颤作用。

常用药：天麻、钩藤、石决明、生代赭石、生龙骨、生牡蛎——镇肝息风止颤；生地黄、白芍、玄参、龟板、天冬——育阴清热，潜阳息风；牛膝、杜仲、桑寄生——滋补肝肾；黄芩、山栀子——清热泻火；夜交藤、茯神——宁心安神。

2. 痰热风动证（痰热内蕴，热极生风，筋脉失约）

主症：头摇不止，肢麻震颤，重则手不能持物。

兼症：头晕目眩，胸脘痞闷，口苦口黏，甚则口吐痰涎。

舌脉：舌体胖大，有齿痕，舌质红，舌苔黄腻，脉弦滑数。

治法：清热化痰，平肝息风。

方药：导痰汤合羚角钩藤汤加减。前方祛痰行气，后方清热平肝息风。两方合用清热化痰，平肝息风。

常用药：制半夏、胆南星、竹茹、川贝母、黄芩——清热化痰；羚羊角、桑叶、钩藤、菊花——平肝息风止颤；生地黄、生白芍、甘草——育阴清热，缓急止颤；橘红、茯苓、枳实——健脾理气。

3. 气血亏虚证（气血两虚，筋脉失养，虚风内动）

主症：头摇肢颤，面色㿠白，心悸健忘，神疲乏力，动则气短。

兼症：表情淡漠，眩晕，纳呆。

舌脉：舌体胖大，舌质淡红，舌苔薄白滑，脉沉濡无力或沉细弱。

治法：益气养血，濡养筋脉。

方药：人参养荣汤加减。本方益气养血，补益心脾。

常用药：熟地黄、当归、白芍、人参、白术、黄芪、茯苓、陈皮、炙甘草——健脾益气养血；肉桂——助阳，鼓舞气血生长；天麻、钩藤、珍珠母——平肝息风止颤；五味子、远志——养心安神。

4. 髓海不足证（髓海不足，神机失养，筋脉失主）

主症：头摇肢颤，持物不稳，腰膝酸软，头晕，耳鸣，善忘。

兼症：失眠心烦，老年患者常兼有神呆、痴傻。

舌脉：舌质红，舌苔薄白，或红绛无苔，脉象细数。

治法：填精补髓，育阴息风。

方药：龟鹿二仙膏合大定风珠加减。前方重在益气、填补精髓；后方增液滋阴息风。

常用药：龟板、鳖甲、生牡蛎、钩藤、鸡子黄、阿胶——育阴潜阳，平肝息风；枸杞子、鹿角、熟地黄、生地黄、白芍、麦冬、麻仁——补益肝肾，滋阴养血润燥；人参、山药、茯苓——健脾益气，化生气血；五味子、甘草——酸甘化阴以安神。

5. 阳气虚衰证（阳气虚衰，筋脉失于温煦）

主症：头摇肢颤，筋脉拘挛，畏寒肢冷，四肢麻木。

兼症：心悸懒言，动则气短，自汗，小便清长或自遗，大便溏。

舌脉：舌质淡，舌苔薄白，脉沉迟无力。

治法：补肾助阳，温煦筋脉。

方药：地黄饮子加减。本方主要补肾助阳，以温煦筋脉。

常用药：附子、肉桂、巴戟天——补肾温阳；山茱萸、熟地黄——补肾填精；党参、白术、茯苓、生姜——补气健脾，祛痰除湿；白芍、甘草——缓急止颤。

[结语]

(1) 颤证是以头部或肢体摇动、颤抖为主要临床表现的病证。其常见原因有年老体虚、情志过极、饮食失宜、劳逸失当或其他慢性病证致使肝脾肾病损。

(2) 肝藏血主筋，血虚筋脉失养，则风动而颤；脾为气血生化之源，主四肢、肌肉，脾虚则生化不足，不能濡养四肢筋脉；肾阳虚衰，筋脉失于温煦；肾虚精亏，筋脉失于润养，神机失用，而筋惕肉瞤，渐成颤证。

（3）治疗缓则以治本为主，急则以治标为主。治本予滋补肝肾、益气养血、调补阴阳；治标予息风、豁痰、化瘀。临床各种证型均可适当配伍息风止颤之品。风阳内动者，宜潜阳；痰热动风者，宜清热化痰息风；气血亏虚者，宜补益气血；髓海不足者，宜填精益髓；阳气虚衰者，宜补肾温阳。对本虚标实、虚实夹杂者，宜标本兼治，灵活变通。

（4）本病为难治病证，部分患者呈逐年加重倾向，因此，除药物治疗外，还应重视调摄。

第五节　腰　　痛

一、概述

（一）含义

腰痛又称“腰脊痛”，是指因外感、内伤或挫闪导致腰部气血运行不畅，或失于濡养，引起腰脊或脊旁部位疼痛为主要症状的一种病证。

（二）讨论范围

西医学的腰肌纤维炎、强直性脊柱炎、腰椎骨质增生、腰椎间盘病变、腰肌劳损等腰部病变及某些内脏疾病，凡以腰痛为主要症状者，可参考本节辨证论治。如因外科、妇科疾患引起的腰痛，应参照相关教材辨治，不属本节讨论范围。

二、病因病机示意图

（1）示意图：见图7-5。

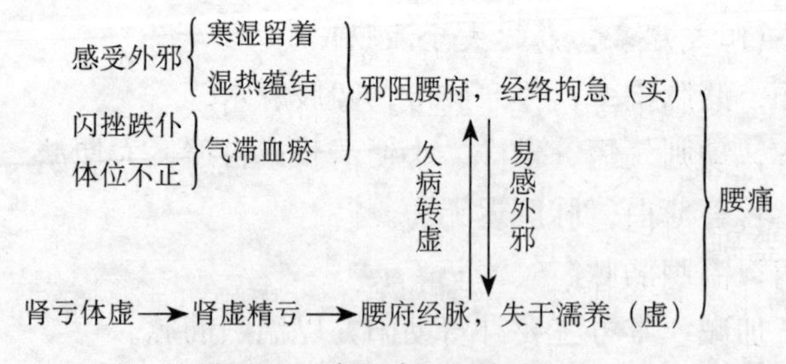

图7-5　病因病机示意图

（2）病位：在腰，与肾（足少阴）、膀胱（足太阳）及任、督、冲、带脉关系密切。

（3）基本病机：筋脉痹阻，腰府失养。

1）外感腰痛：寒、湿、热诸邪痹阻经脉，气血运行不畅。

2）内伤腰痛：肾精气亏虚，腰府失其濡养、温煦。内伤不外乎肾虚，而风、寒、湿、热诸邪，常因肾虚而乘客。

3）瘀血腰痛：跌仆挫扭，致腰部气血瘀滞。

（4）病理性质：有虚实的不同，但以虚为多，或本虚标实。

（5）病理转变：

实证——迁延不愈，邪留伤肾可由实证转为虚证腰痛。

虚证——常因肾虚外邪乘客而加重，多见本虚标实之候。

三、诊断与病证鉴别

（一）诊断依据

（1）急性腰痛，病程较短，轻微活动即可引起一侧或两侧腰部疼痛加重，脊柱两旁常有明显的按压痛。

（2）慢性腰痛，病程较长，缠绵难愈，腰部多隐痛或酸痛。本病常因体位不当，劳累过度，天气变化等因素而加重。

（3）本病常有居处潮湿、阴冷、涉水冒雨、跌仆挫闪或劳损等病史。

（二）病证鉴别

（1）与背痛、尻痛、胯痛的鉴别。

腰痛：指腰背及其两侧部位的疼痛。

背痛：背膂以上部位疼痛。

尻痛：尻骶部位的疼痛。

胯痛：指尻尾以下及两侧胯部的疼痛。

（2）与肾痹的鉴别：见表 7-10。

表 7-10　与肾痹的鉴别

类型	腰痛	肾痹
症状	以腰部疼痛为主	腰背强直弯曲，不能屈伸，行动困难
病因	外邪、肾虚、挫闪	骨痹不已，复感于邪，内舍于肾
治法	祛邪通络或补肾固本	益肾蠲痹

（3）腰痛症状的鉴别

1）腰痛以两侧为主，按之则舒，劳则为甚，多属腰肌或肾脏疾病。

2）腰一侧剧痛，发病急暴，或有闪挫损伤史，多属急性扭伤。

3）腰痛而伴有尿频急灼痛者，当与热淋鉴别；若腰一侧突发绞痛，坐立不安，伴有恶心呕吐，小便黄赤或血尿，应与石淋相鉴别。

4）腰部正中疼痛，弯腰不利，多属脊椎病变。

5）腰痛的发作，每因气候变化而加剧，多属风湿病。

四、辨证论治

（一）辨证要点

1. 腰痛分外感、内伤与外伤

见表 7-11。

表 7-11 辨外感腰痛、内伤腰痛与外伤腰痛

类型	外感腰痛	内伤腰痛	外伤腰痛
病势	起病较急	起病隐袭	起病急
症状	腰痛明显	腰部酸痛，病程缠绵	疼痛部位固定，瘀血症状明显
兼症	伴有感受寒湿之邪的症状	伴有脏腑虚损症状，多见于肾虚	有外伤史可鉴

2. 辨疼痛性质

（1）肾虚：痛势绵绵，酸楚如折，遇劳加剧，得逸则缓，揉按痛减。

（2）湿甚：痛而重着，卧时不能转身，行时重痛无力，阴雨天加重。

（3）寒甚：腰部冷痛，得温痛减，足寒逆冷，洒淅拘急。

（4）湿热：腰部热痛，弛痛烦扰，喜冷拒按，遇热痛甚。

（5）瘀血：痛处固定，或胀痛不适，或痛如锥刺，按之痛甚。

（6）风甚：走注强痛。

（7）痰甚：痛在一处。

（8）虚甚：忧愁思虑而痛。

（9）气滞：郁怒而痛发。

（10）闪挫：局部刺痛或肿痛，按之益甚。

（二）治疗原则

邪实者——祛邪通络；寒湿者——温散；湿热者——清利；外伤属实——宜活血祛瘀，通络止痛为主；内伤属虚——宜补肾固本为主，兼顾肝脾；虚实兼见者——宜辨主次轻重，标本兼顾。

（三）证治分类

1. 寒湿腰痛证（寒湿闭阻，滞碍气血）

主症：腰部冷痛重着，转侧不利，逐渐加重，寒冷和阴雨天则加重。

兼症：静卧病痛不减。

舌脉：舌质淡，苔白腻，脉沉而迟缓。

治法：散寒行湿，温经通络。

方药：甘姜苓术汤加味。本方有温中、散寒、化湿作用。

常用药：干姜、桂枝、甘草、牛膝——温经散寒、通络止痛；茯苓、白术——健脾渗湿；杜仲、桑寄生、续断——补肾壮腰。

2．湿热腰痛证（湿热壅遏，筋脉失舒）

主症：腰部疼痛，重着而热，暑湿阴雨天气症状加重，活动后或可减轻。

兼症：身体困重，小便短赤。

舌脉：苔黄腻，脉濡数或弦数。

治法：清热利湿，舒筋止痛。

方药：四妙丸加味。本方有清利湿热，舒筋通络，强壮腰脊作用。

常用药：苍术、黄柏、薏苡仁——清利下焦湿热；木瓜、络石藤——舒筋通络止痛；川牛膝——通利筋脉，引药下行，兼能强壮腰脊。

3．瘀血腰痛证（瘀血阻络，经脉痹阻）

主症：腰痛如刺，痛有定处，痛处拒按，日轻夜重。

兼症：轻者俯仰不便，重则不能转侧。

舌脉：舌质暗紫，或有瘀斑，脉涩。

治法：活血化瘀，通络止痛。

方药：身痛逐瘀汤加减。本方有活血通络止痛作用。

常用药：当归、川芎、桃仁、红花、䗪虫——活血祛瘀，疏通经脉；香附、没药、五灵脂、地龙——行气活血，通络止痛，祛瘀消肿；牛膝——活血化瘀，引药下行，并能强壮腰脊。

4．肾虚腰痛证

（1）肾阴虚（肾阴不足，不能濡养腰脊）

主症：腰部隐隐作痛，缠绵不愈，酸软无力，面色潮红，手足心热。

兼证：心烦少寐，口燥咽干。

舌脉：舌红少苔，脉弦细数。

治法：滋补肾阴，濡养筋脉。

方药：左归丸加减。本方有滋阴补肾，强壮腰脊作用。

常用药：熟地黄、枸杞子、山茱萸、山药、龟板胶——滋补肾阴；菟丝子、鹿角胶、牛膝——温肾壮腰，阳中求阴。

（2）肾阳虚（肾阳不足，不能温煦筋脉）

主症：腰部隐隐作痛，酸软无力，缠绵不愈，局部发凉，喜温喜按，肢冷畏寒。

兼症：常反复发作，遇劳更甚，卧则减轻，少腹拘急，面色㿠白。

舌脉：舌质淡，脉沉细无力。

治法：补肾壮阳，温煦经脉。

方药：右归丸加减。本方有补肾壮腰，温养命门火作用。

常用药：肉桂、附子、鹿角胶、杜仲、菟丝子——温阳补肾，强壮腰脊；熟地黄、山药、山茱萸、枸杞子——滋阴益肾，阴中求阳。

[结语]

（1）腰痛病因有外感、内伤、跌仆挫闪。其发病常以肾虚为本，感受外邪、跌仆挫闪为标。肾虚或为肾阳不足，或为阴精亏虚，腰府失养，属虚；寒湿、湿热、瘀血阻滞经脉，气血运行不畅，属实。实证延久可致正虚，虚证又易感邪致病。

（2）腰痛治疗时实证重在祛邪通脉活络，寒湿腰痛当温经散寒祛湿，湿热腰痛当清热利湿舒筋，瘀血腰痛当活血化瘀通络。虚证重在扶正，补肝肾、强腰脊、健脾气是常用治法。

（3）腰痛日久，虚实夹杂，治疗应掌握标本虚实，选用祛邪和培本的方法。一般初起以祛邪为主，病久则予补益肝肾，健脾培本，或祛邪与扶正并用，以达到扶正祛邪的目的。

（4）治疗本病，除内治外，尚可配合针灸、按摩、理疗、拔火罐、膏贴、药物熏洗等方法综合治疗，疗效较好。

附录 中医内科学常用方剂

一 画

一贯煎（《柳洲医话》） 沙参 麦冬 当归 生地黄 枸杞子 川楝子

二 画

二冬膏（《中华人民共和国药典》） 天冬 麦冬

二冬汤（《医学心悟》） 天冬 麦冬 天花粉 黄芩 知母 甘草 人参 荷叶

二陈汤（《太平惠民和剂局方》） 半夏 陈皮 茯苓 炙甘草

二陈平胃散（《太平惠民和剂局方》） 半夏 茯苓 陈皮 甘草 苍术 川厚朴

二阴煎（《景岳全书》） 生地黄 麦冬 酸枣仁 生甘草 玄参 茯苓 黄连 木通 灯心草 竹叶

二妙丸（《丹溪心法》） 黄柏 苍术

十灰散（《十药神书》） 大蓟 小蓟 侧柏叶 荷叶 茜草根 山栀子 白茅根 大黄 牡丹皮 棕榈皮

十枣汤（《伤寒论》） 芫花 甘遂 大戟 大枣

丁香散（《古今医统》）丁香 柿蒂 炙甘草 高良姜

丁香柿蒂汤（《症因脉治》）丁香 柿蒂 人参 生姜

丁香透膈汤（《医学入门》） 丁香 木香 麦芽 青皮 肉豆蔻 沉香 藿香 陈皮 厚朴 人参 茯苓 砂仁 香附 白术 生姜 大枣

七福饮（《景岳全书》） 熟地黄 当归 人参 白术 炙甘草 远志 杏仁

七味苍柏散（《医学入门》） 苍术 黄柏 杜仲 补骨脂 川芎 当归 白术

七味都气丸（《医宗己任编》） 地黄 山茱萸 山药 茯苓 牡丹皮 泽泻 五味子

七味白术散（《小儿药证直诀》） 人参 白茯苓 白术 甘草 藿香叶 木香 葛根

人参益气汤（《杂病源流犀烛》） 黄芪 人参 防风 升麻 地黄 川芎 炙甘草 五味子 肉桂

人参养荣汤（《太平惠民和剂局方》） 人参 熟地黄 当归 白芍 白术 茯苓 炙甘草 黄芪 陈皮 五味子 桂心 炒远志

八珍汤（《正体类要》） 人参 白术 茯苓 甘草 当归 白芍药 川芎 熟地黄 生姜 大枣

八正散（《太平惠民和剂局方》） 木通 车前子 萹蓄 瞿麦 滑石 甘草梢 大黄 山栀子 灯心草

三 画

三拗汤（《太平惠民和剂局方》） 麻黄 杏仁 甘草 生姜

三仁汤（《温病条辨》） 杏仁 飞滑石 白通草 白蔻仁 竹叶 厚朴 生薏苡仁 半夏

三圣散（《儒门事亲》） 防风 瓜蒂 藜芦

三才封髓丹（《卫生宝鉴》） 天冬 熟地黄 人参 黄柏 砂仁 甘草

三子养亲汤（《韩氏医通》） 苏子 白芥子 莱菔子

三物备急丸（《金匮要略》） 大黄 干姜 巴豆

大补元煎（《景岳全书》） 人参 炒山药 熟地黄 杜仲 枸杞子 当归 山茱萸 炙甘草

大黄附子汤（《金匮要略》） 大黄 附子 甘草

大黄䗪虫丸（《金匮要略》） 䗪虫 干漆 干地黄 甘草 水蛭 芍药 杏仁 黄芩 桃仁 虻虫 蛴螬 大黄

大承气汤（《伤寒论》） 大黄 枳实 厚朴 芒硝

大补阴丸（《丹溪心法》） 知母 黄柏 熟地黄 龟板 猪骨髓

大柴胡汤（《伤寒论》） 柴胡 黄芩 半夏 枳实 白芍药 大黄 生姜 大枣

大建中汤（《金匮要略》） 川椒 干姜 人参 饴糖

大黄硝石汤（《金匮要略》） 大黄 黄柏 硝石 栀子

大定风珠（《温病条辨》） 白芍药 阿胶 生龟板 生地黄 火麻仁 五味子 生牡蛎 麦冬 炙甘草 鸡子黄 生鳖甲

大青龙汤（《伤寒论》） 麻黄 桂枝 杏仁 甘草 石膏 生姜 大枣

川芎茶调散（《太平惠民和剂局方》） 川芎 荆芥 薄荷 羌活 细辛 白芷 甘草 防风

己椒苈黄丸（《金匮要略》） 防己 椒目 葶苈子 大黄

小青龙汤（《伤寒论》） 麻黄 桂枝 芍药 甘草 干姜 细辛 半夏 五味子

小青龙加石膏汤（《金匮要略》） 麻黄 桂枝 芍药 甘草 干姜 细辛 半夏 五味子 生石膏

小半夏加茯苓汤（《金匮要略》） 半夏 生姜 茯苓

小承气汤（《伤寒论》） 大黄 枳实 厚朴

小半夏汤（《金匮要略》） 半夏 生姜

小建中汤（《伤寒论》） 桂枝 生姜 芍药 饴糖 炙甘草 大枣

小蓟饮子（《济生方》） 生地黄 小蓟 滑石 通草 炒蒲黄 藕节 当归 山栀子 甘草 淡竹叶

四 画

天王补心丹（《校注妇人良方》） 人参 玄参 丹参 茯苓 五味子 远志 桔梗 当归 天冬 麦冬 柏子仁 酸枣仁 生地黄 朱砂

天台乌药散（《医学发明》） 乌药 木香 茴香 青皮 高良姜 槟榔 川楝子 巴豆

天麻钩藤饮（《杂病证治新义》） 天麻 钩藤 生石决明 川牛膝 桑寄生 杜仲 山栀子 黄芩 益母草 朱茯神 夜交藤

无比山药丸（《太平惠民和剂局方》） 山药 肉苁蓉 熟地黄 山茱萸 茯神 菟丝子 五味子 赤石脂 巴戟天 泽泻 杜仲 牛膝

开噤散（《医学心悟》） 人参 黄连 石菖蒲 丹参 石莲子 茯苓 陈皮 冬瓜子 陈米 荷叶蒂

木香顺气散（《沈氏尊生书》） 木香 青皮 陈皮 甘草 枳壳 川朴 乌药 香附 苍术 砂仁

肉桂心　川芎

木防己汤（《金匮要略》）　木防己　石膏　桂枝　人参

木香槟榔丸（《医方集解》）　木香　香附　青皮　陈皮　枳壳　牵牛子　槟榔　黄连　黄柏　三棱　莪术　大黄　芒硝

不换金正气散（《太平惠民和剂局方》）　厚朴　藿香　甘草　半夏　苍术　陈皮　生姜　大枣

五磨饮子（《医方集解》）　乌药　沉香　槟榔　枳实　木香

五苓散（《伤寒论》）　桂枝　白术　茯苓　猪苓　泽泻

五生饮（《世医得效方》）　生天南星　生半夏　生白附子　川乌　黑豆

五仁丸（《世医得效方》）　桃仁　杏仁　柏子仁　松子仁　郁李仁　陈皮

五汁安中饮（验方）　韭汁　牛乳　生姜汁　梨汁　藕汁

五皮饮（《中藏经》）　桑白皮　陈皮　生姜皮　大腹皮　茯苓皮

五味消毒饮（《医宗金鉴》）　金银花　野菊花　蒲公英　紫花地丁　紫背天葵

止嗽散（《医学心悟》）　紫菀　百部　荆芥　桔梗　甘草　陈皮　白前

止嗽定喘口服液（《中华人民共和国药典》）　麻黄　苦杏仁　甘草　石膏

中和汤（《丹溪心法》）　苍术　半夏　黄芩　香附

中满分消丸（《兰室秘藏》）　厚朴　枳实　黄连　黄芩　知母　半夏　陈皮　茯苓　猪苓　泽泻　砂仁　干姜　姜黄　人参　白术　炙甘草

少腹逐瘀汤（《医林改错》）　小茴香　干姜　延胡索　当归　川芎　肉桂　赤芍　蒲黄　五灵脂　没药

六一散（《伤寒标本心法类萃》）　滑石　甘草

六君子汤（《校注妇人良方》）　人参　炙甘草　茯苓　白术　陈皮　制半夏　生姜　大枣

六味地黄丸（《小儿药证直诀》）　熟地黄　山药　茯苓　牡丹皮　泽泻　山茱萸

六磨汤（《证治准绳》）　沉香　木香　槟榔　乌药　枳实　大黄

牛黄清心丸（《痘疹世医心法》）　牛黄　朱砂　黄连　黄芩　山栀子　郁金

化虫丸（《太平惠民和剂局方》）　鹤虱　槟榔　苦楝根皮　炒胡粉　枯矾

化肝煎（《景岳全书》）　牡丹皮　栀子　白芍　青皮　陈皮　泽泻　土贝母

化积丸（《类证治裁》）　三棱　莪术　阿魏　海浮石　香附　雄黄　槟榔　苏木　瓦楞子　五灵脂

月华丸（《医学心悟》）　沙参　麦冬　天冬　生地黄　熟地黄　阿胶　山药　茯苓　桑叶　菊花　獭肝　百部　三七　川贝母

丹参饮（《时方歌括》）　丹参　檀香　砂仁

丹栀逍遥散（《医统》）　牡丹皮　栀子　当归　白芍　柴胡　茯苓　白术　甘草　薄荷　生姜

乌头汤（《金匮要略》）　川乌　麻黄　芍药　黄芪　甘草

乌头桂枝汤（《金匮要略》）　桂枝　芍药　甘草　生姜　大枣　乌头

乌梅丸（《伤寒论》）　乌梅　细辛　干姜　当归　附子　川椒　桂枝　黄连　黄柏　人参

双合汤（《杂病源流犀烛》）　桃仁　红花　地黄　芍药　当归　川芎　半夏　茯苓　陈皮　甘草　白芥子　鲜竹沥　生姜汁

孔圣枕中丹（《医方集解》）　龟甲　远志　龙骨　石菖蒲

五　画

玉屏风散（《世医得效方》）　黄芪　白术　防风

玉真散（《外科正宗》）　防风　天南星　白芷　天麻　羌活　白附子

玉枢丹（《百一选方》）　山慈菇　千金子　大戟　麝香　腰黄　朱砂　五倍子

玉女煎（《景岳全书》）　石膏　熟地黄　麦冬　知母　牛膝

玉泉丸（《回春方》）　黄连　干葛根　天花粉　知母　麦冬　人参　五味子　生地黄汁　莲肉　乌梅肉　当归　甘草　人乳汁　牛乳汁　甘蔗叶　梨汁　藕汁

正柴胡冲剂（《中医方剂大辞典》）　柴胡　防风　陈皮　芍药　甘草　生姜

正气天香散（《保命歌括》）　乌药　香附　陈皮　紫苏　干姜

石韦散（《证治汇补》）　石韦　冬葵子　瞿麦　滑石　车前子

龙胆泻肝丸（《兰室秘藏》）　龙胆草　泽泻　木通　车前子　当归　柴胡　生地黄（近代方中有黄芩、栀子）

左归丸（《景岳全书》）　熟地黄　山药　山茱萸　菟丝子　枸杞子　川牛膝　鹿角胶　龟板胶

左金丸（《丹溪心法》）　黄连　吴茱萸

右归丸（《景岳全书》）　熟地黄　山药　山茱萸　枸杞子　杜仲　菟丝子　附子　肉桂　当归　鹿角胶

平喘固本汤（验方）　党参　五味子　冬虫夏草　胡桃肉　沉香　灵磁石　坎脐　苏子　款冬花　法半夏　橘红

平胃散（《太平惠民和剂局方》）　苍术　厚朴　陈皮　甘草　生姜　大枣

平补镇心丹（《太平惠民和剂局方》）　龙齿　朱砂　人参　山药　肉桂　五味子　天冬　生地黄　熟地黄　远志　茯神　酸枣仁　茯苓　车前子

甘草干姜汤（《金匮要略》）　甘草　干姜

甘姜苓术汤（《金匮要略》）　甘草　干姜　茯苓　白术

甘遂半夏汤（《金匮要略》）　甘遂　半夏　芍药　甘草

甘露消毒丹（《温热经纬》）　滑石　茵陈　黄芩　石菖蒲　川贝母　木通　藿香　射干　连翘　薄荷　白蔻仁

甘麦大枣汤（《金匮要略》）　甘草　淮小麦　大枣

四神丸（《证治准绳》）　补骨脂　肉豆蔻　吴茱萸　五味子　生姜　大枣

四味回阳饮（《景岳全书》）　人参　制附子　炮姜　炙甘草

四君子汤（《太平惠民和剂局方》）　党参　白术　茯苓　甘草

四七汤（《太平惠民和剂局方》引《简易方》）　苏叶　制半夏　厚朴　茯苓　生姜　大枣

四海舒郁丸（《疡医大全》）　海蛤粉　海带　海藻　海螵蛸　昆布　陈皮　青木香

四苓散（《丹溪心法》）　猪苓　泽泻　白术　茯苓

四物汤（《太平惠民和剂局方》）　当归　白芍药　川芎　熟地黄

四妙丸（《成方便读》）　苍术　黄柏　牛膝　薏苡仁

四逆散（《伤寒论》）　炙甘草　枳实　柴胡　白芍药

生脉地黄汤（《医宗金鉴》）　人参　麦冬　五味子　地黄　山茱萸　山药　茯苓　牡丹皮　泽泻

生脉散（《备急千金要方》）　人参　麦冬　五味子

生姜甘草汤（《备急千金要方》）　生姜　甘草　人参　大枣

生脉散（《医学启源》）　人参　麦冬　五味子

生铁落饮（《医学心悟》）　天冬　麦冬　贝母　胆南星　橘红　远志　石菖蒲　连翘　茯苓　茯神　玄参　钩藤　丹参　朱砂　生铁落

失笑散（《太平惠民和剂局方》）　蒲黄　五灵脂

代抵当汤（《证治准绳》）　大黄　当归尾　生地黄　穿山甲　芒硝　桃仁　肉桂

白及枇杷丸（《证治要诀》）　白及　蛤粉炒阿胶　生地黄　藕节　枇杷叶

白金丸（《本事方》）　明矾　郁金

白头翁汤（《伤寒论》）　白头翁　秦皮　黄连　黄柏

白虎汤（《伤寒论》）　知母　石膏　甘草　粳米

白虎加人参汤（《伤寒论》）　知母　石膏　甘草　粳米　人参

白虎加桂枝汤（《金匮要略》）　知母　石膏　甘草　粳米　桂枝

半夏秫米汤（《黄帝内经》）　半夏　秫米

半夏白术天麻汤（《医学心悟》）　半夏　白术　天麻　橘红　茯苓　甘草　生姜　大枣

半夏泻心汤（《伤寒论》）　半夏　黄芩　干姜　人参　甘草　黄连　大枣

半夏厚朴汤（《金匮要略》）　半夏　厚朴　茯苓　生姜　紫苏

半硫丸（《太平惠民和剂局方》）　半夏　硫黄

归脾汤（《济生方》）　白术　茯神　黄芪　龙眼肉　酸枣仁　人参　木香　甘草　当归　远志　生姜　大枣

加减葳蕤汤（《通俗伤寒论》）　葳蕤　葱白　桔梗　白薇　淡豆豉　薄荷　炙甘草　大枣

加减泻白散（《医学发明》）　桑白皮　地骨皮　粳米　甘草　知母　黄芩　桔梗　青皮　陈皮

加味桔梗汤（《医学心悟》）　桔梗　甘草　贝母　橘红　金银花　薏苡仁　葶苈子　白及

加味四物汤（《金匮翼》）　白芍　当归　生地黄　川芎　蔓荆子　菊花　黄芩　甘草

加减复脉汤（《温病条辨》）　炙甘草　生地黄　生白芍　麦冬　阿胶　火麻仁

加味四斤丸（《三因极一病证方论》）　肉苁蓉　牛膝　菟丝子　木瓜　鹿茸　熟地黄　天麻　五味子

加味二妙散（《丹溪心法》）　黄柏　当归　苍术　牛膝　防己　萆薢　龟板

加味四君子汤（《三因极一病证方论》）　人参　茯苓　白术　炙草　黄芪　白扁豆

加味不换金正气散（验方）　厚朴　苍术　陈皮　甘草　藿香　佩兰　草果　半夏　槟榔　石菖蒲　荷叶

圣愈汤（《医宗金鉴》）　人参　黄芪　当归　白芍药　熟地黄　川芎

六　画

地黄饮子（《宣明论方》）　生地黄　巴戟天　山茱萸　石斛　肉苁蓉　五味子　肉桂　茯苓　麦冬　炮附子　石菖蒲　远志　生姜　大枣　薄荷

地榆散（验方）　地榆　茜草根　黄芩　黄连　山栀子　茯苓

百合固金汤（《医方集解》）　生地黄　熟地黄　麦冬　贝母　百合　当归　芍药　甘草　玄参　桔梗

芎芷石膏汤（《医宗金鉴》） 川芎 白芷 石膏 菊花 藁本 羌活

再造散（《伤寒六书》） 黄芪 人参 桂枝 甘草 熟附子 细辛 羌活 防风 川芎 煨生姜 大枣 炒芍药

芍药甘草汤（《伤寒论》） 芍药 甘草

芍药汤（《素问病机气宜保命集》） 黄芩 芍药 炙甘草 黄连 大黄 槟榔 当归 木香 肉桂

当归六黄汤（《兰室秘藏》） 当归 生地黄 熟地黄 黄连 黄芩 黄柏 黄芪

当归四逆汤（《伤寒论》） 当归 桂枝 芍药 细辛 炙甘草 大枣 通草

当归龙荟丸（《宣明论方》） 当归 龙胆草 栀子 黄连 黄芩 黄柏 大黄 青黛 芦荟 木香 麝香

当归补血汤（《内外伤辨惑论》） 黄芪 当归

回阳急救汤（《伤寒六书》） 附子 干姜 肉桂 人参 白术 茯苓 陈皮 甘草 五味子 半夏

如金解毒散（《景岳全书》） 桔梗 甘草 黄芩 黄柏 山栀子 黄连

至宝丹（《太平惠民和剂局方》） 朱砂 麝香 安息香 金箔 银箔 犀牛角（现用水牛角代） 牛黄 琥珀 雄黄 玳瑁龙脑

安宫牛黄丸（《温病条辨》） 牛黄 郁金 犀牛角（现用水牛角代） 黄连 朱砂 冰片 珍珠 山栀子 雄黄 黄芩麝香 金箔衣

安神定志丸（《医学心悟》） 人参 茯苓 茯神 石菖蒲 姜远志 龙齿

竹叶石膏汤（《伤寒论》） 竹叶 石膏 麦冬 人参 半夏 甘草 粳米

竹茹汤（《本事方》） 竹茹 半夏 干姜 甘草 生姜 大枣

朱砂安神丸（《医学发明》） 朱砂 黄连 炙甘草 生地黄 当归

华盖散（《太平惠民和剂局方》） 麻黄 桑白皮 紫苏子 杏仁 赤茯苓 陈皮 甘草

血府逐瘀汤（《医林改错》） 当归 生地黄 桃仁 红花 枳壳 赤芍药 柴胡 甘草 桔梗 川芎 牛膝

舟车丸（《景岳全书》） 甘遂 芫花 大戟 大黄 牵牛子 木香 青皮 陈皮 轻粉 槟榔

交泰丸（《韩氏医通》） 黄连 肉桂

导赤散（《小儿药证直诀》） 生地黄 木通 竹叶 甘草

导痰汤（《校注妇人良方》）半夏 陈皮 枳实 茯苓 甘草 制天南星 生姜

阳和汤（《外科证治全生集》） 熟地黄 麻黄 鹿角胶 白芥子 肉桂 生甘草 炮姜炭

防己茯苓汤（《金匮要略》） 防己 桂枝 黄芪 茯苓 甘草

防己黄芪汤（《金匮要略》） 防己 黄芪 白术 甘草 生姜 大枣

防风汤（《宣明论方》） 防风 麻黄 秦艽 桂枝 葛根 当归 茯苓 甘草 生姜 大枣 杏仁 黄芩

防风通圣散（《宣明论方》） 防风 川芎 当归 芍药 大黄 芒硝 连翘 薄荷 麻黄 石膏 桔梗 黄芩 白术 栀子 荆芥穗 滑石 甘草 生姜

七 画

麦门冬汤（《金匮要略》） 麦冬 人参 半夏 甘草 粳米 大枣

麦味地黄汤（《医级》）　熟地黄　山茱萸　山药　牡丹皮　泽泻　茯苓　麦冬　五味子

杜仲丸（《医学入门》）　杜仲　龟板　黄柏　知母　枸杞子　五味子　当归　芍药　黄芪　补骨脂　猪脊髓

苍术二陈汤（《杂病源流犀烛》）　苍术　白术　茯苓　陈皮　甘草　半夏

苏子降气汤（《太平惠民和剂局方》）　苏子　陈皮　半夏　当归　前胡　厚朴　肉桂　甘草　生姜

苏合香丸（《太平惠民和剂局方》）　白术　青木香　犀牛角（现用水牛角代）　香附　朱砂　诃子　檀香　安息香　沉香　麝香　丁香　荜茇　苏合香油　熏陆香　冰片

杞菊地黄丸（《医级》）　枸杞子　菊花　熟地黄　山茱萸　山药　泽泻　牡丹皮　茯苓

苇茎汤（《备急千金要方》）　苇茎　生薏苡仁　冬瓜子　桃仁

杏苏散（《温病条辨》）　苏叶　杏仁　前胡　半夏　茯苓　陈皮　桔梗　枳壳　生姜　大枣　甘草

杏苏二陈丸（验方）　杏仁　半夏　陈皮　茯苓　苏子　甘草

更衣丸（《先醒斋医学广笔记》）　芦荟　朱砂

吴茱萸汤（《伤寒论》）　吴茱萸　人参　生姜　大枣

还少丹（《医方集解》）　熟地黄　枸杞子　山茱萸　肉苁蓉　巴戟天　小茴香　杜仲　怀牛膝　楮实子　茯苓　山药　大枣　石菖蒲　远志　五味子　人参

连朴饮（《霍乱论》）　黄连　厚朴　石菖蒲　制半夏　芦根　栀子　香豉

连理汤（《张氏医通》）　人参　白术　干姜　炙甘草　黄连　茯苓

牡蛎散（《太平惠民和剂局方》）　煅牡蛎　黄芪　麻黄根　浮小麦

羌活胜湿汤（《内外伤辨惑论》）　羌活　独活　川芎　蔓荆子　甘草　防风　藁本

沉香散（《金匮翼》）　沉香　石韦　滑石　当归　陈皮　白芍　冬葵子　甘草　王不留行

沙参麦冬汤（《温病条辨》）　沙参　麦冬　玉竹　桑叶　甘草　天花粉　生白扁豆

沙参清肺汤（验方）　北沙参　生黄芪　太子参　合欢皮　白及　生甘草　桔梗　薏苡仁　冬瓜子

良附丸（《良方集腋》）　高良姜　香附

启膈散（《医学心悟》）　丹参　沙参　贝母　茯苓　郁金　荷叶蒂　砂仁壳　杵头糠

启阳娱心丹（《辨证录》）　茯苓　石菖蒲　甘草　人参　远志　橘红　砂仁　柴胡　菟丝子　白术　生枣仁　当归　白芍　山药　神曲

补肺汤（《永类钤方》）　人参　黄芪　熟地黄　五味子　紫菀　桑白皮

补肝汤（《医宗金鉴》）　当归　白芍　川芎　熟地黄　酸枣仁　木瓜　炙甘草

补中益气汤（《脾胃论》）　人参　黄芪　白术　甘草　当归　陈皮　升麻　柴胡

补天大造丸（《医学心悟》）　人参　白术　当归　黄芪　酸枣仁　远志　芍药　山药　茯苓　枸杞　熟地黄　紫河车　龟板　鹿角

补络补管汤（《医学衷中参西录》）　牡蛎　龙骨　山茱萸　三七

补阳还五汤（《医林改错》）　当归尾　川芎　黄芪　桃仁　地龙　赤芍　红花

补气运脾汤（《统旨方》）　人参　黄芪　白术　茯苓　甘草　砂仁　陈皮　半夏　生姜　大枣

补血荣筋丸（《杏苑》）　肉苁蓉　牛膝　天麻　木瓜　鹿茸　熟地黄　菟丝子　五味子

补髓丹（《百一选方》）　杜仲　补骨脂　鹿茸　没药　胡桃肉

补阴益气煎（《景岳全书》）　人参　当归　山药　熟地黄　陈皮　炙甘草　升麻　柴胡　生姜

何人饮（《景岳全书》） 何首乌 人参 当归 陈皮 生姜

身痛逐瘀汤（《医林改错》） 秦艽 川芎 桃仁 红花 甘草 羌活 没药 香附 五灵脂 牛膝 地龙 当归

龟鹿二仙胶（《医便》） 鹿角 龟板 人参 枸杞子

附子理中汤（《太平惠民和剂局方》） 炮附子 人参 白术 炮姜 炙甘草

附子粳米汤（《金匮要略》） 炮附子 粳米 半夏 甘草 大枣

附子理苓汤（《内经拾遗》） 人参 白术 干姜 甘草 黑附子 猪苓 泽泻 白术 茯苓 桂枝

妙香散（《沈氏尊生书》） 山药 茯苓 茯神 远志 黄芪 人参 桔梗 甘草 木香 朱砂 麝香

八　画

青麟丸（《邵氏经验良方》） 大黄 鲜侧柏叶 绿豆芽 黄豆芽 槐枝 桑叶 桃叶 柳叶 车前 鲜茴香 陈皮 荷叶 金银花 苏叶 白术 艾叶 半夏 厚朴 黄芩 香附 砂仁 甘草 泽泻 猪苓 牛乳 梨汁 姜汁 童便 陈酒

青娥丸（《太平惠民和剂局方》） 补骨脂 杜仲 胡桃肉 大蒜头

枇杷叶膏（《中华人民共和国药典》） 枇杷叶

板蓝根冲剂（《中华人民共和国药典》） 板蓝根

苓桂术甘汤（《金匮要略》） 茯苓 桂枝 白术 甘草

苓甘五味姜辛汤（《金匮要略》） 茯苓 甘草 五味子 细辛 干姜

转呆丹（《辨证录》） 人参 当归 半夏 柴胡 附子 生酸枣仁 石菖蒲 茯神 白芍 神曲 柏子仁 天花粉

肾气丸（《金匮要略》） 桂枝 附子 熟地黄 山茱萸 山药 茯苓 牡丹皮 泽泻

虎潜丸（《丹溪心法》） 龟板 黄柏 知母 熟地黄 白芍药 锁阳 陈皮 干姜 虎骨（现为禁用药）

明目地黄丸（《中药成方配本》） 熟地黄 山茱萸 淮山药 牡丹皮 茯苓 泽泻 当归 白芍 枸杞子 白菊花 白蒺藜 石决明

河车大造丸（《扶寿精方》） 紫河车 熟地黄 杜仲 天冬 麦冬 龟板 黄柏 牛膝

泻心汤（《金匮要略》） 大黄 黄连 黄芩

泻白散（《小儿药证直诀》） 桑白皮 地骨皮 甘草 粳米

定喘汤（《摄生众妙方》） 白果 麻黄 桑白皮 款冬花 半夏 杏仁 苏子 黄芩 甘草

定痫丸（《医学心悟》） 天麻 川贝 胆南星 姜半夏 陈皮 茯神 丹参 麦冬 石菖蒲 远志 全蝎 僵蚕 琥珀 朱砂 茯苓 竹沥 生姜汁 甘草

实脾饮（《济生方》） 厚朴 白术 木瓜 木香 草果仁 大腹子 附子 白茯苓 干姜 甘草

知柏地黄丸（《医宗金鉴》） 知母 黄柏 熟地黄 山茱萸 山药 茯苓 牡丹皮 泽泻

金水六君煎（《景岳全书》） 当归 茯苓 半夏 熟地黄 陈皮 炙甘草

金铃子散（《素问病机气宜保命集》） 金铃子 延胡索

金锁固精丸（《医方集解》） 沙苑蒺藜 芡实 莲须 龙骨 牡蛎 莲肉

炙甘草汤（《伤寒论》） 炙甘草 人参 桂枝 生姜 阿胶 生地黄 麦冬 火麻仁 大枣

驻车丸（《备急千金要方》） 黄连 阿胶 当归 干姜

参苏饮（《太平惠民和剂局方》）　人参　紫苏叶　葛根　前胡　法半夏　茯苓　枳壳　橘红　桔梗　甘草　木香　生姜　大枣

参蚧散（《济生方》）　人参　蛤蚧

参附汤（《妇人良方》）　人参　熟附子　生姜　大枣

参苓白术散（《太平惠民和剂局方》）　人参　白术　茯苓　甘草　山药　莲肉　白扁豆　砂仁　薏苡仁　桔梗　陈皮

参茸地黄丸（成方）　人参　鹿茸　熟地黄　山茱萸　山药　茯苓　牡丹皮　泽泻

参附龙牡汤（验方）　人参　炮附子　龙骨　牡蛎

九　画

春泽汤（《医方集解》）　白术　桂枝　猪苓　泽泻　茯苓　人参

枳实薤白桂枝汤（《金匮要略》）　枳实　厚朴　薤白　桂枝　瓜蒌实

枳实导滞丸（《内外伤辨惑论》）　大黄　枳实　黄芩　黄连　神曲　白术　茯苓　泽泻

枳实消痞丸（《兰室秘藏》）　炙枳实　半夏　厚朴　黄连　干生姜　麦芽　白茯苓　白术　党参　炙甘草

枳术丸（《脾胃论》）　枳实　白术　荷叶

栀子柏皮汤（《伤寒论》）　栀子　甘草　黄柏

栀子清肝汤（《类证治裁》）　栀子　牡丹皮　柴胡　当归　白芍　茯苓　川芎　牛蒡子　甘草

荆防达表汤（《时氏处方》）　荆芥　防风　苏叶　白芷　橘红　杏仁　赤苓　生姜　葱头　炒神曲

荆防败毒散（《外科理例》）　荆芥　防风　羌活　独活　前胡　柴胡　桔梗　枳壳　茯苓　川芎　甘草

茵陈五苓散（《金匮要略》）　茵陈蒿　桂枝　茯苓　白术　泽泻　猪苓

茵陈术附汤（《医学心悟》）　茵陈蒿　白术　附子　干姜　炙甘草　肉桂

茵陈蒿汤（《伤寒论》）　茵陈蒿　栀子　大黄

茵栀黄注射液（《实用中成药手册》）　茵陈　山栀子　黄芩

茜根散（《景岳全书》）　茜草根　黄芩　阿胶　侧柏叶　生地黄　甘草

柏叶汤（《金匮要略》）　侧柏叶　干姜　艾叶　马通汁

牵正散（《杨氏家藏方》）　白附子　僵蚕　全蝎

厚朴麻黄汤（《金匮要略》）　厚朴　麻黄　石膏　杏仁　半夏　五味子　干姜　细辛

胃苓汤（《丹溪心法》）　甘草　茯苓　苍术　陈皮　白术　肉桂　泽泻　猪苓　厚朴　生姜　大枣

香砂六君子汤（《古今名医方论》）　木香　砂仁　陈皮　半夏　党参　白术　茯苓　甘草

香苏散（《太平惠民和剂局方》）　香附　紫苏茎叶　陈皮　甘草

香附旋覆花汤（《温病条辨》）　生香附　旋覆花　苏子霜　薏苡仁　半夏　茯苓　陈皮

复元活血汤（《医学发明》）　柴胡　瓜蒌根　当归　红花　甘草　穿山甲　大黄　桃仁

顺气导痰汤（验方）　半夏　陈皮　茯苓　甘草　生姜　胆南星　枳实　木香　香附

保真汤（《十药神书》）　人参　黄芪　白术　赤茯苓　白茯苓　大枣　天冬　麦冬　生地黄　熟地黄　五味子　当归　赤芍药　莲须　地骨皮　柴胡　陈皮　生姜　黄柏　知母　甘草　厚朴

保元汤（《博爱心鉴》）　人参　黄芪　肉桂　甘草　生姜

保和丸（《丹溪心法》） 山楂 六神曲 半夏 茯苓 陈皮 连翘 莱菔子

独活寄生汤（《备急千金要方》） 独活 桑寄生 秦艽 防风 细辛 当归 芍药 川芎 干地黄 杜仲 牛膝 人参 茯苓 甘草 肉桂心

独参汤（《伤寒大全》） 人参

济川煎（《景岳全书》） 当归 牛膝 肉苁蓉 泽泻 升麻 枳壳

济生肾气丸（《济生方》） 附子 车前子 山茱萸 山药 牡丹皮 牛膝 熟地黄 肉桂 白茯苓 泽泻

洗心汤（《辨证录》） 人参 甘草 半夏 陈皮 附子 茯神 生酸枣仁 神曲 石菖蒲

养心汤（《证治准绳》） 黄芪 茯苓 茯神 当归 川芎 炙甘草 半夏曲 柏子仁 酸枣仁 远志 五味子 人参 肉桂

宣痹汤（《温病条辨》） 防己 杏仁 连翘 滑石 薏苡仁 半夏 蚕砂 赤小豆皮 栀子

祛风导痰汤（《中国医学大辞典》） 防风 羌活 茯苓 半夏 陈皮 甘草 天南星 枳实 白术 姜汁 竹茹

神犀丹（《温热经纬》） 犀角 石菖蒲 黄芩 生地黄 金银花 金汁 连翘 板蓝根 淡豆豉 玄参 天花粉 紫草

十 画

秦艽鳖甲散（《卫生宝鉴》） 秦艽 鳖甲 柴胡 当归 地骨皮 青蒿 知母 乌梅

真武汤（《伤寒论》） 炮附子 白术 茯苓 芍药 生姜

真人养脏汤（《太平惠民和剂局方》） 诃子 罂粟壳 肉豆蔻 白术 人参 木香 肉桂 炙甘草 当归 白芍

真方白丸子（《瑞竹堂方》） 半夏 白附子 天南星 天麻 川乌 全蝎 木香 枳壳

桂枝茯苓丸（《金匮要略》） 桂枝 茯苓 芍药 牡丹皮 桃仁

桂枝甘草龙骨牡蛎汤（《伤寒论》） 桂枝 炙甘草 煅龙骨 煅牡蛎

桂枝甘草汤（《伤寒论》） 桂枝 甘草

桂枝芍药知母汤（《金匮要略》） 桂枝 芍药 炙甘草 麻黄 白术 知母 防风 炮附子 生姜

桂枝加黄芪汤（《金匮要略》） 桂枝 芍药 甘草 生姜 大枣 黄芪

桃仁红花煎（《素庵医案》） 丹参 赤芍 桃仁 红花 香附 延胡索 青皮 当归 川芎 生地黄

桃仁承气汤（《伤寒论》） 桃仁 大黄 桂枝 芒硝 甘草

桃花汤（《伤寒论》） 赤石脂 干姜 粳米

桃红四物汤（《医宗金鉴》） 桃仁 红花 当归 赤芍 熟地黄 川芎

桃红饮（《类证治裁》） 桃仁 红花 川芎 当归尾 威灵仙

桔梗杏仁煎（《景岳全书》） 桔梗 杏仁 甘草 金银花 贝母 枳壳 红藤 连翘 夏枯草 百合 麦冬 阿胶

桔梗白散（《外台秘要》） 桔梗 贝母 巴豆

瓜蒌薤白半夏汤（《金匮要略》） 瓜蒌 薤白 半夏 白酒

瓜蒌桂枝汤（《金匮要略》） 瓜蒌根 桂枝 芍药 甘草 生姜 大枣

柴胡清骨散（《医宗金鉴》）　秦艽　鳖甲　柴胡　地骨皮　青蒿　知母　胡黄连　薤白　甘草　童便　猪脊髓　猪胆汁

柴胡疏肝散（《景岳全书》）　陈皮　柴胡　枳壳　芍药　炙甘草　香附　川芎

柴胡截疟饮（《医宗金鉴》）　柴胡　黄芩　人参　甘草　半夏　常山　乌梅　槟榔　桃仁　生姜　大枣

柴胡桂枝干姜汤（《伤寒论》）　柴胡　桂枝　干姜　黄芩　瓜蒌根　牡蛎　炙甘草

柴枳半夏汤（《医学入门》）　柴胡　半夏　黄芩　瓜蒌仁　枳壳　桔梗　杏仁　青皮　甘草

蛇胆川贝散（《中华人民共和国药典》）　蛇胆汁　川贝母

蛇胆陈皮散（《中华人民共和国药典》）　蛇胆汁　陈皮（蒸）

脏连丸（《中药制剂手册》）　黄连　黄芩　赤芍　当归　阿胶珠　荆芥穗　炒槐花　地榆　槐角　地黄　猪大肠

皱肺丸（《百一选方》）　五味子　人参　桂枝　款冬花　紫菀　白石英　羯羊肺　杏仁

海藏紫菀散（《医学心悟》）　紫菀　知母　贝母　桔梗　阿胶　五味子　茯苓　甘草　人参

海藻玉壶汤（《医宗金鉴》）　海藻　昆布　海带　半夏　陈皮　青皮　连翘　象贝母　当归　川芎　独活　甘草

润肠丸（《沈氏尊生书》）　当归　生地黄　麻仁　桃仁　枳壳

涤痰汤（《济生方》）　制半夏　制天南星　陈皮　枳实　茯苓　人参　石菖蒲　竹茹　甘草　生姜

消瘰丸（《医学心语》）　玄参　牡蛎　浙贝母

消渴方（《丹溪心法》）　黄连末　天花粉末　生地汁　藕汁　人乳汁　姜汁　蜂蜜

凉膈散（《太平惠民和剂局方》）　连翘　大黄　甘草　芒硝　栀子　黄芩　薄荷　竹叶　蜂蜜

益胃汤（《温病条辨》）　沙参　麦冬　生地黄　玉竹　冰糖

调胃承气汤（《伤寒论》）　大黄　甘草　芒硝

调营饮（《证治准绳》）　莪术　川芎　当归　延胡索　赤芍药　瞿麦　大黄　槟榔　陈皮　大腹皮　葶苈　赤茯苓　桑白皮　细辛　肉桂　炙甘草　姜　枣　白芷

射干麻黄汤（《金匮要略》）　射干　麻黄　细辛　紫菀　款冬花　半夏　五味子　生姜　大枣

逍遥散（《太平惠民和剂局方》）　柴胡　白术　白芍　当归　茯苓　生甘草　薄荷　煨生姜

通窍活血汤（《医林改错》）　赤芍药　川芎　桃仁　红花　麝香　老葱　鲜姜　大枣　酒

通脉四逆汤（《伤寒论》）　生附子　干姜　炙甘草　葱白

通幽汤（《兰室秘藏》）　生地黄　熟地黄　当归　桃仁　红花　甘草　升麻

通瘀煎（《景岳全书》）　当归尾　山楂　香附　红花　乌药　青皮　泽泻　木香

桑菊饮（《温病条辨》）　桑叶　菊花　薄荷　杏仁　桔梗　甘草　连翘　芦根

桑白皮汤（《景岳全书》）　桑白皮　半夏　苏子　杏仁　贝母　黄芩　黄连　山栀子

桑杏汤（《温病条辨》）　桑叶　淡豆豉　杏仁　象贝母　南沙参　梨皮　山栀子

十一画

理中汤（《伤寒论》）　人参　白术　干姜　甘草

菖蒲郁金汤（《温病条辨》）　石菖蒲　郁金　炒栀子　鲜竹叶　牡丹皮　连翘　灯心草　木通　淡竹

沥　紫金片

黄连温胆汤（《备急千金要方》）　半夏　陈皮　茯苓　甘草　枳实　竹茹　黄连　大枣

黄连阿胶汤（《伤寒论》）　黄连　黄芩　阿胶　白芍　鸡子黄

黄连解毒汤（《外台秘要》）　黄连　黄柏　黄芩　大黄

黄芪建中汤（《金匮要略》）　黄芪　桂枝　芍药　炙甘草　饴糖　大枣　生姜

黄芪汤（《金匮翼》）　黄芪　陈皮　火麻仁　白蜜

黄连清心饮（《沈氏尊生书》）　黄连　生地黄　当归　甘草　酸枣仁　茯神　远志　人参　莲子肉

黄芪鳖甲散（《卫生宝鉴》）　黄芪　鳖甲　天冬　地骨皮　秦艽　柴胡　紫菀　半夏　茯苓　知母　生地黄　白芍　桑白皮　人参　肉桂　桔梗　甘草

控涎丹（《三因极一病证方论》）　甘遂　大戟　白芥子

银翘散（《温病条辨》）　金银花　连翘　桔梗　薄荷　牛蒡子　竹叶　荆芥穗　淡豆豉　甘草　鲜芦根

麻黄汤（《伤寒论》）　麻黄　杏仁　桂枝　炙甘草

麻子仁丸（《伤寒论》）　麻子仁　芍药　枳实　大黄　厚朴　杏仁

麻黄连翘赤小豆汤（《伤寒论》）　麻黄　杏仁　生梓白皮　连翘　赤小豆　甘草　生姜　大枣

麻杏石甘汤（《伤寒论》）　麻黄　杏仁　石膏　甘草

旋覆代赭汤（《伤寒论》）　旋覆花　半夏　人参　代赭石　炙甘草　生姜　大枣

旋覆花汤（《金匮要略》）　旋覆花　新绛　葱

鹿角胶丸（《医学正传》）　鹿角胶　鹿角霜　熟地黄　川牛膝　白茯苓　菟丝子　人参　当归　白术　杜仲　虎胫骨　龟板

羚角钩藤汤（《通俗伤寒论》）　羚羊角　桑叶　川贝　鲜生地黄　钩藤　菊花　白芍药　生甘草　鲜竹茹　茯神

清金化痰汤（《统旨方》）　黄芩　山栀子　桔梗　甘草　贝母　知母　麦冬　桑白皮　瓜蒌仁　橘红　茯苓

清肺饮（《证治汇补》）　茯苓　黄芩　桑白皮　麦冬　车前子　山栀子　木通

清肺抑火丸（《中华人民共和国药典》）　黄芩　栀子　知母　浙贝母　黄柏　苦参　桔梗　前胡　天花粉　大黄

清燥汤（《脾胃论》）　苍术　白术　黄芪　白茯苓　黄连　陈皮　当归　生地黄　人参　甘草　黄柏　麦冬　神曲　猪苓　泽泻　升麻　柴胡　五味子

清燥救肺汤（《医门法律》）　桑叶　石膏　杏仁　甘草　麦冬　人参　阿胶　炒胡麻仁　炙枇杷叶

清中汤（《医学统旨》）　黄连　栀子　半夏　茯苓　陈皮　草豆蔻　甘草

清开灵（《新编中成药临床应用》）　胆酸　水牛角　黄芩苷　珍珠层粉　栀子　板蓝根　金银花

清瘴汤（验方）　青蒿　柴胡　茯苓　知母　陈皮　半夏　黄芩　黄连　枳实　常山　竹茹　益元散

清营汤（《温病条辨》）　犀角　生地黄　玄参　竹叶心　麦冬　丹参　黄连　金银花　连翘

清瘟败毒饮（《疫疹一得》）　生石膏　生地黄　玄参　犀牛角（现用水牛角代）　黄连　栀子　桔梗　知母　连翘　甘草　牡丹皮　鲜竹叶　黄芩

清暑益气汤（《温热经纬》）　西洋参　石斛　麦冬　黄连　竹叶　荷梗　知母　甘草　粳米　西瓜翠衣

清骨散（《证治准绳》）　柴胡　胡黄连　秦艽　鳖甲　地骨皮　青蒿　知母　甘草

清脏汤（《万病回春》）　当归　川芎　生地黄　白芍　黄连　黄芩　栀子　黄柏　地榆　槐角　侧柏叶　阿胶

萆薢分清饮（《医学心悟》）　萆薢　车前子　茯苓　莲子心　石菖蒲　黄柏　丹参　白术

十二画

琥珀养心丹（《证治汇补》）　琥珀　龙齿　远志　牛黄　石菖蒲　茯神　人参　酸枣仁　生地黄　当归身　黄连　柏子仁　朱砂　金箔

琼玉膏（《洪氏集验方》）　生地黄汁　茯苓　人参　白蜜

椒目瓜蒌汤（《医醇賸义》）　川椒目　瓜蒌仁　葶苈子　桑白皮　苏子　半夏　茯苓　橘红　蒺藜

葛根芩连汤（《伤寒论》）　葛根　炙甘草　黄芩　黄连

葛根汤（《伤寒论》）　葛根　麻黄　桂枝　生姜　炙甘草　芍药　大枣

葶苈大枣泻肺汤（《金匮要略》）　葶苈子　大枣

葱豉桔梗汤（《通俗伤寒论》）　葱白　淡豆豉　薄荷　连翘　栀子　竹叶　桔梗　甘草

越婢汤（《金匮要略》）　麻黄　石膏　甘草　大枣　生姜

越婢加半夏汤（《金匮要略》）　麻黄　石膏　生姜　大枣　甘草　半夏

越婢加术汤（《金匮要略》）　麻黄　石膏　甘草　大枣　白术　生姜

越鞠丸（《丹溪心法》）　川芎　苍术　香附　神曲　栀子

硝石矾石散（《金匮要略》）　硝石　矾石

紫雪丹（《外台秘要》）　寒水石　石膏　滑石　磁石　朱砂　玄参　羚羊角　犀牛角（现用水牛角代）　丁香　麝香　升麻　沉香　青木香　甘草　朴硝　黄金　硝石

黑锡丹（《太平惠民和剂局方》）　黑锡　生硫黄　川楝子　胡芦巴　木香　附子（制）　肉豆蔻　补骨脂（盐水炒）　沉香　小茴香（盐水炒）　阳起石　肉桂

痛泻要方（《景岳全书》引刘草窗方）　白术　白芍　防风　炒陈皮

温胆汤（《备急千金要方》）　枳实　竹茹　半夏　陈皮　茯苓　甘草　生姜　大枣

温脾汤（《备急千金要方》）　附子　人参　大黄　甘草　干姜

滋水清肝饮（《医宗己任编》）　熟地黄　山茱萸　茯苓　当归身　山药　牡丹皮　泽泻　柴胡　白芍　山栀子　酸枣仁

滋肾通关丸（《兰室秘藏》）　知母　黄柏　肉桂

犀黄丸（《外科证治全生集》）　牛黄　麝香　没药　乳香　黄米饭

犀角地黄汤（《备急千金要方》）　犀角　生地黄　赤芍　牡丹皮

犀角散（《备急千金要方》）　犀角　黄连　升麻　山栀子　茵陈

疏凿饮子（《济生方》）　商陆　茯苓　椒目　木通　泽泻　赤小豆　大腹皮　槟榔　羌活　秦艽　生姜皮

猴枣散（《古今名方》）　猴枣　羚羊角　月石　沉香　青礞石　川贝母　天竺黄　麝香

十三画

暖肝煎（《景岳全书》）　肉桂　小茴香　茯苓　乌药　枸杞子　当归　沉香　生姜

解语丹（《医学心悟》） 白附子 石菖蒲 远志 天麻 全蝎 羌活 天南星 木香 甘草

新加香薷饮（《温病条辨》） 香薷 金银花 鲜扁豆花 厚朴 连翘

十四画

截疟七宝饮（《杨氏家藏方》） 常山 草果 厚朴 槟榔 青皮 陈皮 炙甘草

槐角丸（《丹溪心法》） 槐角 地榆 黄芩 当归 炒枳壳 防风

酸枣仁汤（《金匮要略》） 酸枣仁 知母 川芎 茯苓 甘草

膈下逐瘀汤（《医林改错》） 五灵脂 当归 川芎 桃仁 牡丹皮 京赤芍 延胡索 甘草 香附 红花 枳壳 乌药

膏淋汤（《医学衷中参西录》） 山药 芡实 龙骨 牡蛎 生地黄 党参 白芍

十五画

增液汤（《温病条辨》） 玄参 麦冬 生地黄

增液承气汤（《温病条辨》） 玄参 麦冬 生地黄 大黄 玄明粉

镇肝熄风汤（《医学衷中参西录》） 怀牛膝 生代赭石 生龙骨 生牡蛎 生龟板 生杭芍 玄参 天冬 川楝子 生麦芽 茵陈 甘草

十六画

橘皮汤（《备急千金要方》） 陈皮 麻黄 柴胡 紫苏 杏仁 生姜 石膏

橘皮竹茹汤（《金匮要略》） 陈皮 竹茹 大枣 生姜 甘草 人参

薏苡仁汤（《类证治裁》） 薏苡仁 苍术 羌活 独活 防风 麻黄 桂枝 制川乌 当归 川芎 甘草 生姜

赞育丹（《景岳全书》） 熟地黄 当归 杜仲 巴戟肉 肉苁蓉 淫羊藿 蛇床子 肉桂 白术 枸杞子 仙茅 山茱萸 韭子 附子（或加人参、鹿茸）

薯蓣丸（《金匮要略》） 薯蓣 当归 桂枝 六神曲 干地黄 豆黄卷 甘草 人参 川芎 芍药 白术 麦冬 杏仁 柴胡 桔梗 茯苓 阿胶 干姜 白蔹 防风 大枣

十七画以上

黛蛤散（《中药成方配本》） 青黛 海蛤壳

藿香正气散（《太平惠民和剂局方》） 藿香 厚朴 苏叶 陈皮 大腹皮 白芷 茯苓 白术 半夏曲 桔梗 甘草 生姜 大枣

藿朴夏苓汤（《湿温时疫治疗法》） 杜藿香 真川朴 姜半夏 光杏仁 白蔻仁 生薏苡仁 带皮茯苓 猪苓 建泽泻 通草

鳖甲煎丸（《金匮要略》） 鳖甲 乌扇 黄芩 柴胡 鼠妇 干姜 大黄 芍药 桂枝 葶苈子 石韦 厚朴 牡丹皮 瞿麦 紫葳 半夏 人参 䗪虫 阿胶 蜂房 赤硝 蜣螂 桃仁

癫狂梦醒汤（《医林改错》） 桃仁 柴胡 香附 木通 赤芍 半夏 大腹皮 青皮 陈皮 桑白皮 苏子 甘草

蠲痹汤（《杨氏家藏方》） 酒当归 羌活 姜黄 炙黄芪 白芍 防风 生姜 甘草